Psychische Gesundheit von Kindern und Jugendlichen

Psychische Gesundheit von Kindern und Jugendlichen

Susan Bazyk, Marian Arbesman

Programmbereich Gesundheitsberufe

Susan Bazyk
Marian Arbesman

Psychische Gesundheit von Kindern und Jugendlichen

Leitlinien der Ergotherapie Band 12

Deutschsprachige Ausgabe herausgegeben von Mieke le Granse

Aus dem Amerikanischen von Jutta Berding

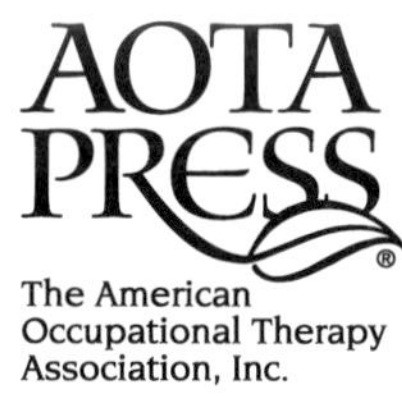

Mit freundlicher Unterstützung von ergotherapie austria

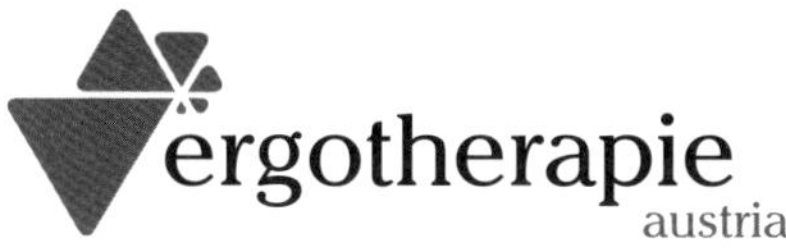

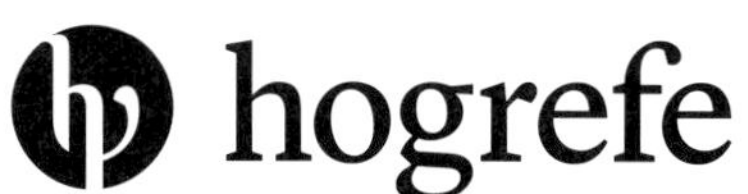

Susan Bazyk, PhD, OTR/L, FAOTA, Professor, Occupational Therapy Program, Cleveland State University, School of Health Sciences, Cleveland, OH

Marian Arbesman, PhD, OTR/L, President, ArbesIdeas, Inc., Consultant, AOTA Evidence-Based Practice Project, Clinical Assistant Professor, Department of Rehabilitation Science, State University of New York at Buffalo, New York

The American Occupational Therapy Association, Inc.
4720 Montgomery Lane
Bethesda, MD 20814
301-652-AOTA (2682)
TDD: 800-377-8555
Fax: 301-652-7711
http://www.aota.org

Bibliografische Information der Deutschen Nationalbibliothek
Die Deutsche Nationalbibliothek verzeichnet diese Publikation in der Deutschen Nationalbibliografie; detaillierte bibliografische Daten sind im Internet über http://www.dnb.de abrufbar.

Anregungen und Zuschriften bitte an:
Hogrefe AG
Lektorat Gesundheitsberufe
z.Hd.: Barbara Müller
Länggass-Strasse 76
3012 Bern
Schweiz
Tel: +41 31 300 45 00
E-Mail: verlag@hogrefe.ch
Internet: http://www.hogrefe.ch

Lektorat: Barbara Müller
Bearbeitung: Mieke le Granse, Barbara Müller
Herstellung: Daniel Berger
Umschlagabbildung: © kernel, fotolia.com
Umschlag: Claude Borer, Riehen
Satz: Claudia Wild, Konstanz
Druck und buchbinderische Verarbeitung: AZ Druck und Datentechnik GmbH, Kempten
Printed in Germany

Dieses Buch ist eine Übersetzung aus dem Amerikanischen. Der Originaltitel lautet: Bazyk, S., Arbesman, M. (2013). *Occupational Therapy Practice Guidelines for Mental Health Promotion, Prevention and Intervention for Children and Youth.* Bethesda, MD: AOTA Press.

ISBN-13: 978-1-56900-446-3 (ebook)

1. Auflage 2019

(E-Book-ISBN_PDF 978-3-456-95790-6)
ISBN 978-3-456-85790-9
http://doi.org/10.1024/85790-000

Inhaltsverzeichnis

Danksagung

The series editor for this Practice Guideline is

Deborah Lieberman, MHSA, OTR/L, FAOTA
Director, Evidence-Based Practice Staff Liaison to the Commission on Practice
American Occupational Therapy Association Bethesda, MD

The authors acknowledge the following individuals for their contribution to the evidence-based literature review:

Susan Nochajski, PhD, OTR/L
Aarti Rego-Pereira, MS, OTR/L
Rachel Acquard Eising, MS, OTR/L
Jessica Williams Hoffarth, MS, OTR/L
Sara Zarinkelki, MS, OTR/L
Kelly Todd, MS, OTR/L
Diana Minardo, MS, OTR/L
Kyleen King, MS, OTR/L

The authors acknowledge and thank the following individuals for their participation in the content review and development of this publication:

Jan Hollenbeck, OTD, OTR/L
Leslie L. Jackson, MEd, OT/L, FAOTA
Tracy Jirikowic, PhD, OTR/L
Susan Nochajski, PhD, OTR/L
Sharon A. Ray, ScD, OTR/L
Deborah A. Whitcomb, MBA, MS, OTR/L
Tim Nanof, MSW
Sandy Schefkind, MS, OTR/L
Judy Thomas, MGA
Madalene Palmer

Note. The authors of this Practice Guideline have signed a Conflict of Interest statement indicating that they have no conflicts that would bear on this work.

Geleitwort

Mieke le Granse

Vor ihnen liegt eine der Praxisrichtlinie aus der Reihe *The AOTA Practice Guidelines Series* des amerikanischen Berufsverbandes der Ergotherapie, der AOTA. Diese Reihe von Praxisrichtlinien wurde entwickelt als eine Antwort auf die Veränderungen der Gesellschaft, des Gesundheitswesens und damit natürlich auch der Ergotherapie.

Durch diese Entwicklung von Praxisrichtlinien erhofft man sich, die Qualität der ergotherapeutischen evidenzbasierten Angebote zu verbessern, die Zufriedenheit der Klienten zu erweitern, den Gewinn und Nutzen der Inhalte der Praxisrichtlinien zu unterstützen und durch effektive und effiziente ergotherapeutische Angebote die Kosten im Gesundheitswesen zu reduzieren.

Viele amerikanische Experten aus der ergotherapeutischen Praxis, Lehre und Forschung haben diese AOTA-Praxisrichtlinien entwickelt, um so eine hohe Qualität zu gewährleisten und fortlaufend die Praxisrichtlinien zu aktualisieren oder neue zu entwickeln und herauszugeben. Sie bieten einen Überblick über den ergotherapeutischen Prozess und den dazugehörenden möglichen Interventionen bei einer Anzahl von Krankheitsbildern und beruhen alle auf der Perspektive von Evidence based Practice.

Ziel der AOTA ist, durch das Entwickeln von Praxisrichtlinien, die Ergotherapeutinnen zu unterstützen, ihre Angebote zu verbessern und Entscheidungen zu erleichtern, sodass die ergotherapeutischen Angebote sich optimal dem Bedarf der Klienten und der Angehörigen der Berufsgruppe anpassen und für sie zugänglich sind. Daneben entspricht es der Intention der AOTA, nicht nur die Ergotherapeutinnen, sondern auch den Klienten, Studenten, Dozenten, Forscher, andere professionelle Berufsgruppen und Dienstleister wie Krankenkassen optimal begreifbar und verstehbar zu machen, was Ergotherapie zu bieten hat.

Und Ergotherapie hat viel zu bieten, sie ist die Expertin für das tägliche Handeln! Und damit wird sie immer mehr ein wichtiger Team Player im Gesundheitswesen. Ergotherapeutinnen sind überall präsent, zeigen ihre Bedeutung und ihren Einfluss im interprofessionellen Team als Generalisten und Spezialisten. Die Ergotherapeutinnen, die wissenschaftlich arbeiten, werden immer mehr herausgefordert, Nachweise zu liefern für eine betätigungsorientierte Ergotherapie. Mit Hilfe der vielen wissenschaftlichen Nachweise sind Ergotherapeutinnen in der Lage, den Wert der von ihnen angebotenen Dienstleistungen zu rechtfertigen und ihre Qualität zu zeigen.

Für die Praxis bedeutet die Entwicklung und die Verwendung der Praxisrichtlinien, dass es immer mehr signifikante Evidenz gibt für die zahlreichen Interventionen innerhalb des ergotherapeutischen Prozesses, welche die Betätigungsperformanz des Klienten effektiv verbessern. Dies bedeutet auch, dass Ergotherapeutinnen sach- und fachkundig sein müssen auf dem Gebiet der evidenzbasierten Forschungsergebnisse: Sie müssen sie verstehen und ethisch und angemessen anwenden können, um die Ergotherapie mit den besten Praxisansätzen durchführen zu können.

Diese Entwicklungen haben Auswirkungen auf die ergotherapeutische Ausbildung: die Dozenten sollten ihre Auszubildenden und Studierenden die aktuellsten evidenzbasierten Praktiken lehren, damit sichergestellt wird, dass sie gut vorbereitet werden auf eine evidenzbasierte Praxis. Durch den Einsatz von wissenschaftlicher Literatur in der Lehre kann man nicht nur den Wert der ergotherapeutischen Angebote legitimieren und argumentieren, sondern die Auszubildenden und Studierenden lernen, wie sie die Ergebnisse aus der wissenschaftliche Literatur in der Praxis anwenden können.

Da diese Praxisrichtlinien so wichtig sind für die Weiterentwicklung der Ergotherapie, hat sich der Hogrefe Verlag entschieden, diese Praxisrichtlinien übersetzen zu lassen durch Ergotherapie-Experten aus der Praxis, Lehre und Forschung aus Deutschland, Österreich und der Schweiz, und sie zu publizieren, damit auch die deutschsprachigen Ergotherapeutinnen profitieren können von dem schon erforschten Wissen der amerikanischen Kolleginnen.

So publiziert der Hogrefe Verlag seit Herbst 2017 für die deutschsprachigen Länder alle Praxisrichtlinien der AOTA. Zeitgleich erschien im Januar 2018 die erste deutsche Übersetzung des OTPF[1] inklusive vieler Praxisbeispiele aus den Settings und Bereichen der Ergotherapie.

Das *Framework der AOTA* (OTPF) dient als wichtige Basis für alle Praxisrichtlinien. Es beschreibt das zentrale Konzept der Ergotherapie-Praxis (die Betätigungsperformanz) und die positive Beziehung zwischen Handeln, Gesundheit und Wohlbefinden. Das OTPF gibt einen Einblick über den Anteil der Ergotherapeutinnen, um gemeinsam mit ihren Klienten die Gesundheit zu verbessern, die Partizipation und soziale Teilhabe von Menschen zu erhöhen und Organisationen und Populationen durch Engagement in das tägliche Handeln zu ermutigen. Diese dritte Ausgabe des OTPFs baut auf der ersten und zweiten Ausgabe aus und begründet sich auf den *Uniform Terminology for Occupational Therapists* (AOTA, 1994) und der *International Classification of Functioning, Disability and Health* (ICF; WHO, 2001).

Folgende Praxisrichtlinien sind bereits erschienen:
- Menschen mit einer Autismus-Spektrum-Störung
- Menschen mit Schlaganfall
- Wohnraumanpassung
- Menschen mit schweren psychischen Erkrankungen
- Menschen mit neurodegenerativen Erkrankungen
- Aktives Altern zuhause
- Menschen mit Alzheimer-Erkrankung
- Menschen mit arbeitsbedingten Verletzungen und Erkrankungen
- Menschen mit Sehbeeinträchtigungen
- Menschen mit Schädel-Hirn-Trauma

Folgende Praxisrichtlinien sind geplant:
- Frühe Kindheit
- Autofahren und kommunale Mobilität für ältere Menschen
- Sensorische Integration bei Kindern und Jugendlichen
- Rehabilitation bei Krebserkrankungen
- Musculoskeletale Erkrankungen
- Arthritis

Die Praxisrichtlinien sind so aufgebaut, dass sie mit einer Einführung beginnen, in der Ziel und Zweck der Praxisrichtlinien beschrieben wird und einer Kurzversion vom Gegenstandsbereich und Prozess der Ergotherapie. Danach folgt eine Darstellung des spezifischen Krankheitsbildes bzw. Krankheitsbilder, gefolgt von der Darstellung von und der Auseinandersetzung mit dem ergotherapeutischen Prozess (von Überweisung bis zu Evaluation, Intervention und Ergebnis). Ein weiterer Textteil umfasst die Best Practices und Zusammenfassungen der Evidenz und die Implikationen der Evidenz für die ergotherapeutische Praxis, Ausbildung und Forschung. Jede Praxisrichtlinie hat verschiedene Anhänge, unter anderen eine sehr ausführliche Evidenztabelle, mit vielen Beispiele von überwiegend Forschungsartikeln (meist mit einem Evidenzlevel von I, II oder III), welche die auf Handeln und Partizipation basierte ergotherapeutische Interventionen in Bezug zu dem betreffenden Krankheitsbild darstellen.

Da die Praxisrichtlinien übersetzt werden aus den Situationen der amerikanischen Ergotherapie, bedeutet dies, dass der Leser auch Inhalten begegnen wird, die vielleicht anders sind als man im eigenen Umgang gewohnt ist. Einerseits bereichert dies natürlich das eigene Vorgehen um neue Perspektiven, aber erfordert auch vom Leser den Transfer von den Praxisrichtlinien zur eigenen Tätigkeit. Wo es notwendig erscheint, unterstützen Fußnoten der Übersetzerinnen, der Herausgeberin und des Lektorats diesen Transferprozess, um den Unterschied aufzuzeigen zwischen der amerikanischen Praxis und der ergotherapeutischen Praxis in den deutschsprachigen Ländern. Beispielsweise wird in den USA unterschieden zwischen den ausführenden Aktivitäten von Ergotherapeutinnen und Ergotherapie Assistentinnen. Auch gibt es viele Unterschiede in den gesetzlichen Vorgaben und den Institutionen. Auch die verwendete Terminologie ist in der Übersetzung verschieden. So ist jeder Praxisleitlinie ein Glossar an-

1 Marotzki, Ulrike; Reichel, Kathrin (2018). Das Framework der AOTA. Gegenstandbereich, Prozesse und Kontexte in der ergotherapeutischen Praxis.

gehängt mit den wichtigsten Begriffen aus der Terminologie des OTPF.
Die Praxisrichtlinien sind in der weiblichen Form geschrieben, wenn sie die Person im Singular ansprechen, da die Mehrheit der Ergotherapeutinnen Frauen sind, bei der Beschreibung der Klienten wechselt die Anrede. Selbstverständlich ist in jedem Fall das jeweilig andere Geschlecht miteinbezogen und gleichermaßen benannt.

Ein ganz großes Dankeschön geht an die Kolleginnen der Ergotherapie, die die unterschiedlichen Praxisrichtlinien übersetzt haben und ihre Zeit, Engagement und Expertise eingebracht und geschenkt haben, um den Beruf weiterzuentwickeln und ihren Kollegen das umfassende Material und Wissen der Praxisleitlinien in ihrer eigenen Sprache zur Verfügung zu stellen. Ein weiteres großes Dankeschön gilt den Kolleginnen von Hogrefe Verlag, Barbara Müller und Diana Goldschmid, die mit großem Einsatz unermüdlich dafür gesorgt haben, dass diese wichtige und höchst interessante Reihe an Praxisrichtlinien publiziert werden.

Wir wünschen allen Lesern viel Inspiration beim Lesen der Praxisrichtlinien und sind offen für Feedback, Verbesserungsvorschläge und Tipps.

„Wissen schafft Nutzen – wenn es erschlossen, in eine anwendbare Form gebraucht und verbreitet wird. Erst dann ermöglicht es einen konstruktiven Austausch, der wiederum neues Wissen hervorbringt" (Vision Hogrefe Verlag).

Ihre Herausgeberin
Mieke le Granse

1 Einführung

1.1 Zweck und Verwendung dieser Veröffentlichung

„Die Erziehung von Kindern .... ist weitaus mehr als das Fokussieren dessen, was mit ihnen nicht stimmt. Es geht darum, ihre Stärken zu identifizieren und zu fördern, die sie ausmachen und wo sie am besten sind und ihnen zu helfen, Nischen zu finden, in denen sie sich bewegen können, um diese Stärken am besten entfalten können." (Seligman & Csikszentmihalyi, 2000, S. 6)

Praxisleitlinien sind vielfach als Antwort auf die Gesundheitsreformbewegung in den Vereinigten Staaten entwickelt worden. Solche Leitlinien können ein nützliches Instrument sein, um die Qualität der Gesundheitsversorgung zu verbessern, die Zufriedenheit der Verbraucher zu steigern, den angemessenen Einsatz der Dienstleistungen zu fördern und die Kosten zu reduzieren. Der Amerikanische Ergotherapieverband (American Occupational Therapy Association, AOTA der nahezu 150 000 Ergotherapeuten, Ergotherapie-Assistenten (siehe **Anhang A**) und Ergotherapie-Studenten vertritt, möchte Informationen bereitstellen, um Entscheidungen zu unterstützen, die ein hochqualifiziertes System der Gesundheitsversorgung fördern, das für alle erschwinglich und zugänglich ist.

Mit einer evidenzbasierten Perspektive und dem Einbezug der Schlüsselkonzepte aus der zweiten Auflage des *Occupational Therapy Practice Framework: Domain und Process* (AOTA, 2008)[2] bietet diese Leitlinie einen Überblick über den ergotherapeutischen Prozess für die Förderung der psychischen Gesundheit, Prävention und Intervention für Kinder und Jugendliche im Alter von 3 bis 21 Jahren. Diese Praxisleitlinie ist eine Aktualisierung der 2005 veröffentlichten ursprünglichen Version (Jackson & Arbesman, 2005) und wurde um neu verfügbare Evidenzen erweitert. Sie definiert den ergotherapeutischen Gegenstandsbereich und Prozess und die Interventionen, die innerhalb der Grenzen akzeptabler Praxis vorgenommen werden. Diese Leitlinie behandelt nicht alle Methoden der Versorgung, die möglich sind; sie empfiehlt zwar einige spezifische Methoden der Versorgung, aber welche der möglichen Interventionen angemessen ist für die Gegebenheiten einer bestimmten Person oder Gruppe, für ihre Bedürfnisse und die verfügbare Evidenz, beurteilt letztendlich die Ergotherapeutin[3].

Mit dieser Publikation möchte der AOTA Ergotherapeuten und Ergotherapie-Assistenten und auch denjenigen, die die Kosten tragen oder die ergotherapeutischen Dienstleistungen regeln, helfen, den Beitrag der Ergotherapie zur Förderung der psychischen Gesundheit von Kindern und Jugendliche im Alter von 3 bis 21 Jahren zu verstehen. Diese Leitlinie kann ebenfalls als Empfehlung für Leistungserbringer und Heimleiter aus dem Gesundheitsbereich, Gesetzgeber für Gesundheit und Ausbildung, Kostenträger und Pflegeorganisationen dienen. Diese Publikation kann angewandt werden, um:

- Ergotherapeuten und Ergotherapie-Assistenten zu helfen, sich mit externen Institutionen über ihre Behandlung auszutauschen
- Praktikern in anderen Gesundheitsberufen, Fallmanagern, Klienten, Familien und Angehörigen und Heimleitern aus dem Gesundheitsbereich bei der Entscheidung zu helfen, ob eine Überweisung zur Ergotherapie angemessen ist

2 Die vorliegende Guideline beruht noch auf der Version des OTPF von 2008 (AOTA). Das einführende Kapitel wurde jedoch aus dem Framework von 2014 übernommen, das 2017 in der deutschen Version im Hogrefe Verlag (Bern) erschienen ist.

3 Personenbezeichnungen der Ergotherapie im Singular stehen in diesem Dokument in weiblicher Form, im Plural in der allgemeinen männlichen Form. Sie gelten selbstverständlich auch für das jeweilige andere Geschlecht.

- Kostenträger bei der Entscheidung zu unterstützen, ob medizinische Notwendigkeit für Ergotherapie gegeben ist
- Gesetzgebern, Kostenträgern, Bundes-, Landes- und lokalen Agenturen zu helfen, die Ausbildung und die Fertigkeiten von Ergotherapeuten und Ergotherapie-Assistenten zu verstehen
- Planungsteams in Sozial- und Gesundheitsdiensten zu helfen, die Notwendigkeit von Ergotherapie festzustellen
- Entwicklern von Gesundheitsprogrammen, Verwaltungen, Gesetzgebern, Landes- und kommunalen Agenturen und Kostenträgern zu helfen, das Spektrum ergotherapeutischer Dienstleistungen zu verstehen
- Forschern, Ergotherapeuten, Ergotherapie-Assistenten, Programmauswertern und -analysten in diesem Praxisbereich zu helfen, Ergebnismessinstrumente festzulegen, die die Effektivität von ergotherapeutischer Intervention analysieren
- Bewertern von Planung, Ausbildung und Gesundheitsfinanzierung zu helfen, die Angemessenheit ergotherapeutischer Interventionen für Erwachsene mit Sehbeeinträchtigungen zu verstehen
- Um Analysten der Politik, Bildung und Gesundheitsversorgung dahingehend zu unterstützen, die Angemessenheit von ergotherapeutischen Leistungen in der Förderung der psychischen Gesundheit von Kindern und Jugendlichen zu verstehen
- Um Lehrpersonal in der Ergotherapie-Ausbildung bei der Gestaltung von geeigneten Curricula zu unterstützen, in denen die Rolle der Ergotherapie in der Gesundheitsförderung bei Kindern und Jugendlichen berücksichtigt wird.

Lesende auf der Suche nach Evidenzen zur Ergotherapie für Kinder unter drei Jahren sollten sich an der *Leitlinie der Ergotherapie: Frühe Kindheit: Von der Geburt bis 5 Jahre*[4] orientieren (Frolek Clark & Kingsley, 2013).

Die Einführung dieser Leitlinie erläutert im Folgenden kurz den Gegenstandsbereich und den Prozess der Ergotherapie. Es folgt eine detaillierte Beschreibung des ergotherapeutischen Prozesses zur Förderung der psychischen Gesundheit, einschließlich der Zusammenfassungen der Evidenzen aus den Literaturreviews bezüglich ergotherapeutischer Interventionen und ihrer Best practice. Eingebettet in diese Beschreibungen sind die Ergebnisse der systematischen Reviews aus der wissenschaftlichen Literatur, welche die Best practice der ergotherapeutischen Interventionen für diese Bevölkerungsgruppe betrachtet.

Darüber hinaus enthält **Anhang B** eine Beschreibung der evidenzbasierten ergotherapeutischen Praxis und gibt Einblick in das EBP-Review-Verfahren in Bezug auf psychische Gesundheit bei Kindern. Der **Anhang C** enthält zusätzliche Informationen zu weiteren Themen, die im Zusammenhang mit psychischer Gesundheit von Kindern stehen, wie Mobbing und Freundschaftsangelegenheiten, Adipositas, psychische Gesundheitskompetenz, sensorische Verarbeitung, strukturierte Freizeitteilnahme und Prävention von riskantem Verhalten von Jugendlichen. Alle im Rahmen der Überprüfung identifizierten Studien, einschließlich der in diesem Abschnitt nicht ausdrücklich beschriebenen, sind in den Evidenztabellen in **Anhang D** zusammengefasst. Lesende sollen ermutigt werden, die vollständigen Artikel bzgl. weiterer Informationen zu lesen.

1.2 Gegenstandsbereich und Prozess der Ergotherapie

Die Fachkompetenz von Ergotherapeuten[5] liegt in ihrem Wissen über Betätigung und wie das Betätigen genutzt werden kann, um zu Gesundheit und Teilhabe zuhause, in der Schule, am Arbeitsplatz und in der Gemeinde beizutragen. Die Delegiertenversammlung des AOTA nahm 2013 das *Occupational Therapy Practice Framework: Domain und Process* (3rd ed.; AOTA, 2014) an. Auf der Grundlage der ersten und zweiten Ausgabe des *Occupational Therapy Practice Framework: Domain und Process* (AOTA, 2002, 2008), der früheren *Uniform Terminology for Occupational Therapy* (AOTA, 1989, 1994) und der *International Classification of Functioning, Disability and Health* (ICF; WHO, 2001) der WHO legt das Framework den Gegenstandsbereich des Berufes und den darin enthaltenen Therapieprozess dar.

4 Diese Leitlinie erscheint im Jahr 2019 unter dem Titel. *Leitlinien der Ergotherapie. Frühe Kindheit* im Hogrefe Verlag (Bern).

5 *Ergotherapeuten* sind für alle Aspekte der ergotherapeutischen Behandlung verantwortlich und zuständig für die Sicherheit und Effektivität des ergotherapeutischen Behandlungsprozesses. *Ergotherapie-Assistenten* behandeln ergotherapeutisch unter der Supervision von und in Partnerschaft mit einem Ergotherapeuten (AOTA, 2009).

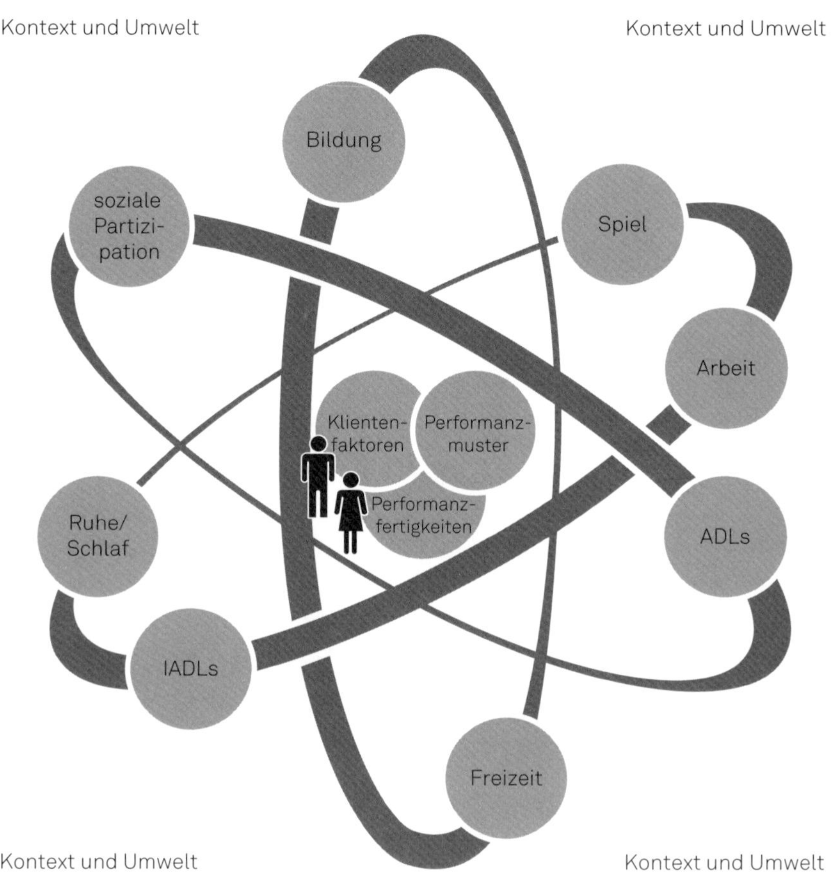

Abbildung 1-1: Ergotherapeutischer Gegenstandsbereich
Zur Beachtung. ADLs = Aktivitäten des täglichen Lebens. IADLs = Instrumentelle Aktivitäten des täglichen Lebens. Quelle: Occupational Therapy Practice Framework: Domain und Process (3rd ed. S. 55) des Amerikanischen Ergotherapieverbandes, 2014, American Journal of Occupational Therapy, 68 (Suppl. 1) S1-S48. Abdruck mit freundlicher Genehmigung.

Tabelle 1-1: Aspekte des ergotherapeutischen Gegenstandsbereichs

Betätigung	Klientenfaktoren	Performanz-fertigkeiten	Performanz-muster	Kontext und Umwelt
Aktivitäten des täglichen Lebens (ADLs)*	Werte, Überzeugungen und Spiritualität	Motorische Fertigkeiten	Gewohnheiten	Kulturell
Instrumentelle Aktivitäten des täglichen Lebens (IADLs)	Körperfunktionen	Prozessbezogene Fertigkeiten	Routinen	Personbezogen
Ruhe und Schlaf	Körperstrukturen	Soziale Interaktions-fertigkeiten	Rituale	Physisch
Bildung			Rollen	Sozial
Arbeit				Zeitlich
Spiel				Virtuell
Freizeit				
Soziale Teilhabe				

*auch als Basisaktivitäten des täglichen Lebens (BADLs) oder personbezogene Aktivitäten des täglichen Lebens (PADLs) bezeichnet. Quelle. Occupational Therapy Practice Framework : Domain und Process (3rd ed. S. S4) des Amerikanischen Ergotherapieverbandes, 2014, American Journal of Occupational Therapy, 68 (Suppl. 1) S1-S48. Abdruck mit freundlicher Genehmigung.

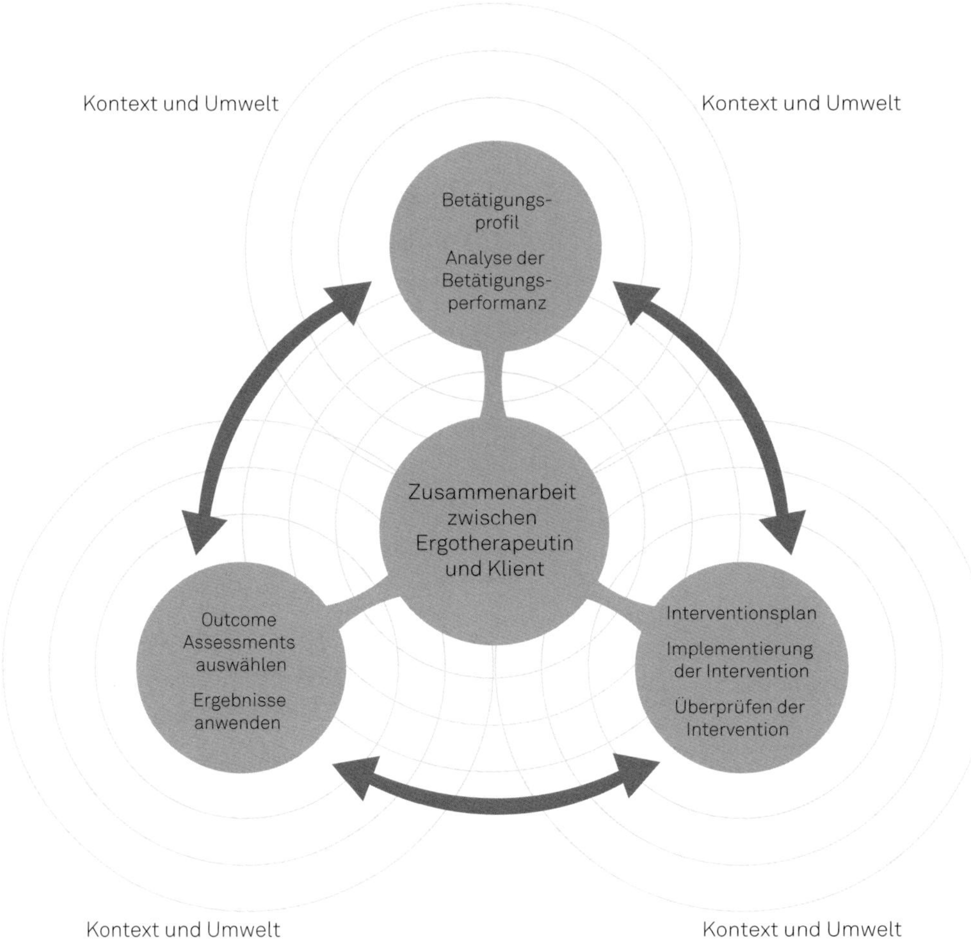

Abbildung 1-2: Ergotherapeutischer Prozess
Quelle. Occupational Therapy Practice Framework: Domain und Process (3rd ed. S. 55) des Amerikanischen Ergotherapieverbandes, 2014, American Journal of Occupational Therapy, 68 (Suppl. 1) S1-S48. Abdruck mit freundlicher Genehmigung.

1.2.1 Gegenstandsbereich

Der Gegenstandsbereich eines Berufes gliedert dessen Wissensbereich, seinen gesellschaftlichen Beitrag und seine intellektuellen oder wissenschaftlichen Aktivitäten. Der Gegenstandsbereich der Ergotherapie richtet sich darauf, anderen zur Teilhabe an alltäglichen Aktivitäten zu verhelfen. Der übergeordnete Begriff, den der Beruf zur Beschreibung von alltäglichen Aktivitäten nutzt ist *Betätigung*. Wie im *Framework* dargelegt, arbeiten Ergotherapeuten und Ergotherapie-Assistenten zusammen mit Personen, Organisationen und Populationen (Klienten), damit diese sich an Aktivitäten oder Betätigungen, die sie tun möchten oder tun müssen, so beteiligen können, dass Gesundheit und Partizipation unterstützt werden (**siehe Abb. 1-1**). Ergotherapeuten nutzen Betätigung sowohl als erwünschtes Ergebnis der Intervention, als auch als Methode für die Intervention selbst; Ergotherapeuten[6] sind erfahren darin, die subjektiven und die objektiven Aspekte von Performanz zu erfassen, und sie verstehen Betätigung aus dieser zweifachen, aber dennoch ganzheitlichen Sicht. Die übergeordnete Aufgabe, Gesundheit, Wohlbefinden und Teilhabe am Leben durch Beteiligung an Betätigung zu unterstützen, umreißt den Gegenstandsbereich des Berufes, und sie betont, wie wichtig der Einfluss von Umwelt- und Lebensbedingungen darauf ist, wie Menschen ihre Betätigungen ausführen. Schlüsselaspekte des ergotherapeutischen Gegenstandsbereiches werden in **Tabelle 1-1** definiert.

6 Wenn hier der Begriff *Ergotherapeuten* gebraucht wird, sind sowohl Ergotherapeuten als auch Ergotherapie-Assistenten gemeint.

1.2.2 Prozess

Viele Berufe nutzen den Prozess der Evaluation, Intervention und Outcome, der im *Framework* dargestellt wird. Die Anwendung dieses Prozesses durch die Ergotherapie ist jedoch durch seine Fokussierung auf Betätigung einzigartig (**siehe Abb. 1-2**). Der Prozess klientenzentrierter ergotherapeutischer Behandlung beginnt üblicherweise mit dem Betätigungsprofil einer Erhebung der Betätigungsbedürfnisse, -probleme und -anliegen des Klienten und der Analyse der Betätigungsperformanz. Zu letzterer gehören Fertigkeiten, Muster, Kontext und Umwelt, Aktivitätsanforderungen und Klientenfaktoren, die zur Zufriedenheit des Klienten mit seiner Fähigkeit, an wertgeschätzten Alltagsaktivitäten teilzunehmen, beitragen oder sie behindern. Die Analyse von Betätigungsperformanz erfordert nicht nur, die komplexe und dynamische Interaktion zwischen Klientenfaktoren, Performanzfertigkeiten, Performanzmustern und Kontext und Umwelt zu durchschauen, sondern auch die Aktivitätsanforderungen der ausgeführten Betätigung. Therapeuten planen die Intervention und setzen sie mit vielerlei Ansätzen und Methoden um, bei denen Betätigung sowohl das Mittel als auch der Zweck ist (Trombly, 1995).

Ergotherapeuten überprüfen ständig die Effektivität der Intervention und die Fortschritte auf die vom Klienten erwünschten Ergebnisse. Von der Gesamtsicht auf die Intervention hängt die Entscheidung ab, ob letztere fortgeführt oder beendet und eine Überweisung an andere Gesundheitsdienstleister oder -berufe empfohlen wird.

2 Psychische Gesundheitsförderung, Prävention und Interventionen für Kinder und Jugendliche

2.1 Hintergrund

Im Laufe der Jahre hat sich die Sichtweise auf die psychische Gesundheitsversorgung bei Kindern verändert. Dieser Wandel in der Denkweise hat zudem Änderungen nach sich gezogen, wie die ergotherapeutischen Leistungen wahrgenommen und umgesetzt werden. Während frühere Ansichten dazu tendierten, sich eng auf Leistungen zu konzentrieren, die nur Kindern mit diagnostizierten psychischen Erkrankungen in psychiatrischen Einrichtungen zur Verfügung gestellt wurden, haben neuere Ansätze deren Umfang erweitert. Nach Bazyk (2011c) fokussieren Leistungen nunmehr auch die psychische Gesundheit von Kindern, die darauf abzielen, ihnen bei der Entwicklung und Erhaltung der psychischen Gesundheit zu helfen. In diesem Rahmen bieten Ergotherapeuten Leistungen für alle Kinder mit und ohne identifizierte psychische Gesundheitsprobleme, in Schule, Gemeinden und Gesundheitseinrichtungen an. Erläuterungen zu den Komponenten psychischer Gesundheit umfassen üblicherweise vier Merkmale:

- Positiver affektiver oder emotionaler Zustand (z.B. subjektives Wohlbefinden, sich glücklich fühlen)
- Positive psychische und soziale Funktionen (z.B. Selbstakzeptanz, erfüllte Beziehungen, Selbstkontrolle)
- Produktive (erfüllende und nutzbringende) Aktivitäten/Hobbies
- Resilienz in schwierigen Lebenssituationen und die Fähigkeit, mit Stressoren umzugehen (U.S. Department of Health and Human Services, 1999; WHO, 2004).

Vereinfacht gesagt, psychische Gesundheit bezieht sich auf „sich gut fühlen“ und „gut zurechtkommen“ (Miles, Espiritus, Horen, Sebian & Waetzig, 2010). Der Begriff *psychische Krankheit* ist ein Oberbegriff für alle Störungen, die ein Kontinuum von schwersten Störungen bis hin zu leichten Symptomen unterschiedlicher Dauer und Intensität miteinschließen. (Barry & Jenkins, 2007). Die Begriffe *psychische Erkrankung* und *psychische Störungen* werden gewöhnlich verwendet, um auf diagnostizierbare psychiatrische Zustände zu verweisen, die das Funktionieren einer Person erheblich beeinträchtigen, wie z.B. bipolare Störungen, Schizophrenie und Demenz. Psychische Gesundheitsprobleme beziehen sich häufig auf übergeordnete gemeinsame Themen, wie z.B. Angst und Depression, die weniger schwerwiegend und kürzer verlaufen, sich aber zu ernsthafteren Verläufen entwickeln können, wenn sie unbehandelt bleiben. (Barry & Jenkins, 2007).

Die psychische Gesundheit wird auch als ein dynamischer Funktionszustand wahrgenommen, der im Laufe des Lebens eines Menschen aufgrund von unterschiedlichen biologischen (z.B. Genetik), umweltbedingten (z.B. Armut), situativen (z.B. Tod eines Elternteils) oder entwicklungsbedingten Faktoren variieren kann (Barry & Jenkins, 2007). „Insbesondere die psychische Gesundheit von Kindern muss in einem etwas anderen Zusammenhang als die psychische Gesundheit von Erwachsenen verstanden werden“ (Miles et al., 2010, S. 21). Das Wissen über die Entwicklung und wie sie durch die komplexe Interaktion zwischen verschiedenen biologischen, psychologischen und sozialen Faktoren beeinflusst wird, ist entscheidend.

2.2 Beeinflussende Entwicklungsfaktoren psychischer Gesundheit

Da Entwicklung in den Kontexten Familie, Schule, Nachbarschaft und Gesellschaft erfolgt, wird eine umweltbezogene Perspektive der Intervention weitgehend akzeptiert. Das Verständnis von Entwicklungsverläufen ermöglicht es Forschenden und Praktizierenden im Arbeitsfeld der Prävention Möglichkeiten zur Veränderung pathologischer Verläufe zu identifizieren.

Individuelle, familiäre, schulische und gesellschaftliche Merkmale, welche die Entwicklung der psychischen Gesundheit in verschiedenen Entwicklungsstadien fördern, sind in **Tabelle 2-1** zusammengefasst. Die Bemühungen der psychischen Gesundheitsförderung konzentrieren sich auf ihre Verbesserung, um Entwicklungskompetenzen zu gewinnen und Fertigkeiten von Personen zu verbessern.

Die *Entwicklungspsychopathologie* ist ein integrativer multidisziplinärer Forschungsbereich, bei dem ein Entwicklungsansatz zur Anwendung kommt, der zum Verständnis der Wege zu oder weg von psychischen Gesundheitsproblemen und -störungen bei Kindern und Jugendlichen beitragen soll (Masten, 2006).

Die Entwicklung der psychischen Gesundheit ist durch altersbedingte Veränderungen in unterschiedlichen Bereichen gekennzeichnet, einschließlich kognitiver, emotionaler Fähigkeiten und Verhaltensfertigkeiten. Wenn Kinder älter werden, führt die erfolgreiche Vollendung von Entwicklungsaufgaben zu einer insgesamt ausgewogenen Sicht auf Stärken und Schwächen (Catalano, Hawkins, Berglund, Pollard, & Arthur, 2002). Kompetenzen, die in einem Entwicklungsstadium gewonnen werden, bieten eine Basis für zukünftige Kompetenzen, wenn der junge Mensch vor neuen Herausforderungen und Chancen steht. Das Verstehen von altersbedingten Kompetenz- und Störungsmustern ist wichtig für die Entwicklung von Maßnahmen zur Förderung und Prävention (National Research Council [NRC] & Institute of Medicine [IOM], 2009).

Die Aufmerksamkeit auf den Beginn der verschiedenen psychischen Störungen ist ebenfalls wichtig. Zum Beispiel haben Längsschnittstudien festgestellt, dass das Durchschnittsalter des Beginns für Angst- und Impulskontrollstörungen 11 Jahre beträgt, mit Drogenmissbrauchsstörungen im Alter von 20 Jahren und Stimmungsstörungen im Alter von 30 Jahren (Kessler et al., 2005). Forschungen zeigen, dass die ersten Symptome in der Regel zwei bis vier Jahre vor dem Beginn einer voll ausgereiften Störung auftreten, was für die Wichtigkeit eines frühzeitigen Screenings und Intervention spricht.

Das Konzept der *Entwicklungskaskaden* bezieht sich auf die Wechselwirkung zwischen Problemen und Kompetenzen im Laufe der Zeit (Masten et al., 2005). Zum Beispiel führt die Externalisierung von Verhaltensproblemen (z.B. Verhaltensstörung) zu einer niedrigeren akademischen Leistung in der Adoleszenz, was zu einer erhöhten Internalisierung von emotionalen Problemen (z.B. Angst, Depression) im jungen Erwachsenenalter führen kann. Die Förderung der psychischen Gesundheit umfasst die Bemühungen, die Fähigkeit jedes Individuums zu verbessern, entwicklungsgerechte Aufgaben zu verwirklichen, während Präventionsprogramme darauf abzielen, die Risiken auf biologischer, psychologischer, familiärer und gesellschaftlicher Ebene zu reduzieren. Zu den Interventionen gehören möglicherweise Programme zur Stärkung der Schutzfaktoren für Familien und Kinder oder zur Verringerung von Risikofaktoren (siehe **Tabelle 2-2**).

Erkenntnisse der Entwicklungspsychopathologie leiten Prävention und Intervention. „Da Entwicklungsmuster sowie Zeitpunkte spezifischer Probleme und Störungen zunehmend bekannt sind, insbesondere in Bezug auf Risiken, Schutzmechanismen, Kaskaden und Progressionen, ist es möglich, vermehrt mit strategischen Zeitplänen und Zielen zu intervenieren" (Masten, 2006, S. 5).

2.3 Prävalenz von Beeinträchtigungen und Störungen

Der U.S. Surgeon General schätzt, dass zwischen 5% und 11% der Kinder im schulpflichtigen Alter psychische Störungen haben, die zu einer „extremen" oder „signifikanten" Funktionsstörung führen (NRC & IOM, 2009, US Department of Health and Human Services, 1999). Dies deutet darauf hin, dass von den 70 Millionen Kindern und Jugendlichen in den Vereinigten Staaten 6 bis 9 Millionen eine ernste emotionale Störung haben. Nur eines von fünf Kindern/Jugendlichen erhält jedoch professionelle Hilfe, was darauf hinweist, dass ein erheblicher Teil dieser Bevölkerung unterversorgt ist.

2.4 Risiko und Schutzfaktoren

Risikofaktoren erhöhen die Wahrscheinlichkeit, dass sich psychische Gesundheitsprobleme entwickeln, und Schutzfaktoren verringern die Wahrscheinlichkeit, dass sich eine Störung entwickeln wird. Risiko- und Schutzfaktoren treten auf mehreren Ebenen auf, einschließlich der individuellen, familiären, gemeinschaftlichen und gesellschaftlichen Ebenen (siehe **Tabelle 2-3**; Definitionen von Faktoren). Negative (ungünstige, nachteilige) Kindheitserfahrungen, die Kindesmissbrauch/-vernachlässigung und andere

Tabelle 2-1: Faktoren die im Zusammenhang mit positiver Entwicklung und Prävention von psychischen Gesundheitsproblemen im Laufe der Zeit in Beziehung stehen

	Individuum	Familie	Schule & Gesellschaft
Säuglingsalter und frühe Kindheit	Sichere Bindung Emotionale Regulierung Angemessenes Benehmen Freundschaften schließen Die eigenen oder die Gefühle anderer erkennen	Angemessene pränatale (vorgeburtliche) und postnatale (nachgeburtliche) Gesundheitsvorsorge Fürsorgliche Beziehung zur Bezugsperson (zuverlässig, ansprechbar, liebevoll) Unterstützung bei der Entwicklung neuer Fertigkeiten	Verfügbarkeit hochwertiger Kinderbetreuung Unterstützung für frühzeitiges Lernen Zugriff auf Zusatzangebote, z. B. Untersuchungen des Sehens und Hörens Unzureichendes Betreuer-zu-Kinder-Verhältnis
Mittlere Kindheit	Bildungserfolg Angemessenes Verhalten Gute Beziehungen zu Gleichaltrigen Resilience (Adaptionsfähigkeit in stressigen Lebenssituationen) Einfühlungsvermögen Zufriedenstellende Freundschaften	Emotional ansprechende Interaktion mit Kindern Gleichbleibende Disziplin Sprachgebundene anstelle von physisch basierter Disziplinierung Ressourcen der Eltern, einschließlich positiver persönlicher Wirksamkeit und Anpassungsfertigkeiten	Hohe schulische Standards und starke Führung Unterstützung von Lehrern Effektive Klassenführung Positive Familien-Schule-Beziehungen Schulstrategien und Methoden für die Reduzierung von Mobbing
Jugendalter	Physische Gesundheit Intellektuelle Entwicklung Psychologische und emotionale Entwicklung Soziale Entwicklung Kontakt zu Gleichaltrigen, zur Familie und zur Gesellschaft	Physische und psychische Sicherheit Angemessene Strukturen (Grenzen, Regeln, Planbarkeit) Unterstützende Beziehungen Chancen/Gelegenheiten nutzen Positive soziale Normen (Erwartungen, Werte) Gelegenheiten zum Ausbau von Fertigkeiten Integration von Familie, Schule und Gesellschaft	Physische und psychische Sicherheit Angemessene Strukturen (Grenzen, Regeln, Planbarkeit) Unterstützende Beziehungen Chancen/Gelegenheiten, zu nutzen Positive soziale Normen (Erwartungen, Werte) Gelegenheiten zum Ausbau von Fertigkeiten Integration von Familie, Schule und Gesellschaft
Frühes Erwachsenenalter	Erkunden der eigenen Persönlichkeit in Liebe, Arbeit und Weltansichten (z. B. Werte), um breite Lebenserfahrungen zu erlangen sowie Verpflichtungen einzugehen, die das Erwachsenenleben strukturieren Subjektives Empfinden des Erwachsenenstatus bzgl. Selbstversorgung, Treffen von eigenständigen Entscheidungen und finanzielle Selbstversorgung Zukunftsorientierung und Leistungsmotivation	Verhaltens- und emotionale Autonomie Gleichgewicht zwischen Selbstbestimmtheit und Bezug zur Familie	Chancen für Verwirklichung in Ausbildung und Arbeit Verbundenheit zu Erwachsenen außerhalb der Familie

Quelle: aus „Using a Developmental Framework to Guide Prevention and Promotion," in Preventing Mental, Emotional, and Behavioral Disorders Among Young People: Progress and Possibilities (S. 78–80), by Mary Ellen O'Connell, Thomas Boar, and Kenneth E. Warner (Hrsg.), 2009, Washington, DC: National Academies Press. Copyright © 2009 by the National Academies Press. Verwendet mit freundlicher Genehmigung.

Tabelle 2-2: Interventionen in der Entwicklungsphase.

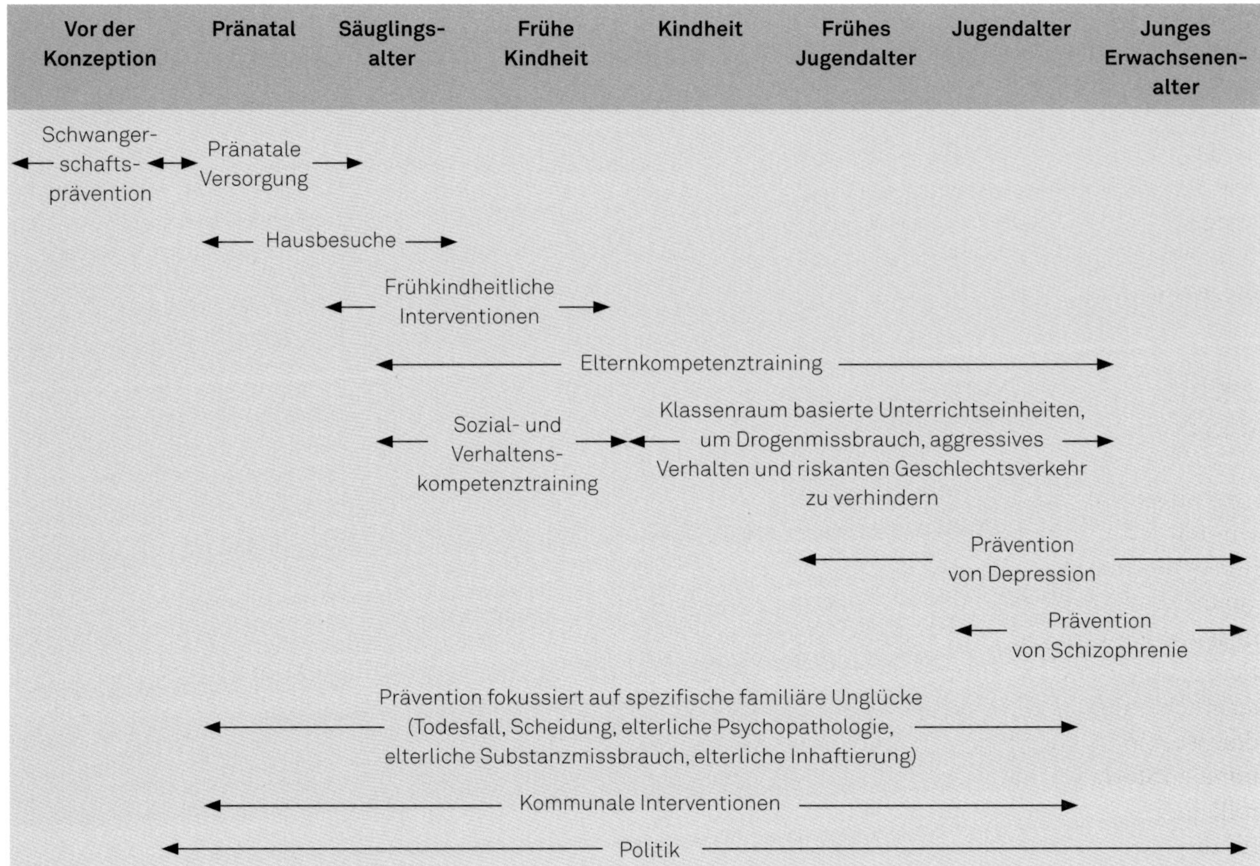

Quelle: „Using a Developmental Framework to Guide Prevention and Promotion" in *Preventing Mental, Emotional, and Behavioral Disorders Among Young People: Progress and Possibilities* (S. 155), von Mary Ellen O'Connell, Thomas Baot, und Kennnth E. Warner (Hrsg.), 2009, Washington, DC: National Academics Press. Copyright © 2009 von National Academics Press. Mit Genehmigung angepasst.

Tabelle 2-3: Risiko- und Schutzfaktoren, die mit einer positiven psychischen Gesundheit in Verbindung gebracht werden

	Schutzfaktoren	Risikofaktoren
Individuell	Positive Selbstwahrnehmung Gute physische Gesundheit Wirksame Sozialkompetenzen Enge Beziehung zu der Familie Gute Bewältigungskompetenzen	Geringes Selbstbewusstsein Chronische Krankheit oder körperliche Behinderung Geringe soziale Kompetenzen Oberflächliche Beziehung zur Familie Schlechte Bewältigungsstrategien
Sozial	Fürsorgliche und unterstützende Eltern Positive frühe Bindung Gefühl der sozialen Zugehörigkeit Unterstützende Beziehungen Teilnahme an der Gemeinschaft	Soziale Isolation Missbrauch, Vernachlässigung, und/oder Gewalttätigkeit Ablehnung von Gleichaltrigen Trennung oder Verlust
Systeme	Sicheres häusliches Umfeld Ökonomische Sicherheit Positive Bildungserfahrung Zugang zur Gesundheitsförderung und andere Unterstützungen	Gewalt und Kriminalität in der Nachbarschaft Armut Arbeitslosigkeit Obdachlosigkeit Schulversagen Mangel an Gesundheitsförderung und anderen Supportleistungen

Quelle: *Implementing Mental Health Promotion* (S. 6), von Margaret M. Barry & Rachel Jenkins, 2007, Edinburgh, Schottland: Churchill Livingston/Elsevier. Copyright © 2007 von Elsevier. Mit Genehmigung angepasst.

traumatische Stressoren auslösen, führen häufig zu einer Vielzahl kurz- und langfristiger emotionaler, physischer und sozialer Probleme (Felitti et al., 1998).

Da eine Vielzahl von sozialen, gemeinschaftlichen und familiären Faktoren die psychische Gesundheit beeinflussen, wurden Forderungen nach umfassenden Programmen zur Förderung der geistigen Gesundheit und Präventionsprogrammen gestellt, die über einen individuellen Fokus hinausgehen (Barry & Jenkins, 2007, WHO, 2001).

2.5 Staatliche gesetzliche Grundlagen und die Rolle der Ergotherapie

Leistungen für psychische Gesundheit bei Kindern wurden früher ausschließlich von Krankenhäusern und gemeinschaftlichen psychiatrischen Zentren angeboten, aber das *Education for All Handicapped Children Act* (Gesetz, welches die Bildung für beeinträchtigte Kinder betrifft; 1975, Pub. L. 94–142) – die erste staatliche Initiative, die Schulen dazu verpflichtete, den psychischen Bedürfnissen von Schülern mit emotionalen Störungen nachzugehen – hat eine Schlüsselrolle dabei gespielt, die Grenzen der Verantwortung für die Bereitstellung solcher Dienste zu verwischen (Bazyk, 2007; Kutash, Duchnowski, & Lynn, 2006).

Das Bildungsgesetz *Individuals with Disabilities Education Act – IDEA* (Bildungsgesetz für Individuen mit Behinderungen; 1997, IDEA 1997; Pub. L. 105–117) konzentriert sich ausschließlich auf Schüler mit identifizierbaren Behinderungen, deren schulische Leistungen beeinträchtigt sind. Hierdurch wird nur einem kleinen Prozentsatz Kindern, die psychische Gesundheitsleistungen benötigen, eine solche Betreuung in der Schule garantiert. Dennoch erhalten die meisten Kinder, welche psychische Gesundheitsleistungen in Anspruch nehmen, diese Betreuung in den Schulen, was die Schulen zu einem „De-facto-System für psychische Gesundheit für Kinder in diesem Land“ macht (Kutash et al., 2006, S. 62).

Das IDEA von 1997 legte einen größeren Schwerpunkt auf die Inklusion von Schülern mit Behinderungen in die allgemeine Schulbildung durch die Verankerung von Sonderpädagogik und entsprechenden Leistungen im Klassenzimmer und bei außerschulischen Aktivitäten. Allgemeine und sonderpädagogische Praktiken haben sich infolge des IDEA von 2004 (Pub L. 108–446) und des *No Child Left Behind Acts* von 2001 (Pub L. 107–110) angepasst. Dadurch wurde dem Schulpersonal einschließlich der Ergotherapie die Möglichkeit gegeben, ihre Rolle in Schulen zu erweitern, insbesondere im Bereich der Prävention (Cahill, 2007).

Eine andere Änderung wird es für Kinder geben, die gemäß dem Patientenschutzgesetz *Patient Protection and Affordable Care Acts* von 2010 neu versichert sind (Pub. L. 111–148). Der Großteil der neu versicherten Bevölkerung wird in Programme aufgenommen, die erforderlich sind, um psychische und verhaltensbedingte Interventionen als „wesentlichen Nutzen für die Gesundheit“ abzudecken.

Aufgrund der hohen Prävalenz der psychischen Bedürfnisse unter den Jugendlichen und des Bewusstseins, dass Jugendliche gerade in Schulen erreicht werden können, ist eine nationale Bewegung gewachsen, um die schulischen Leistungen im Bereich der psychischen Gesundheit zu entwickeln und zu erweitern (Masia-Warner, Nangle & Hansen, 2006; Weist & Paternite, 2006). Bekannte staatliche Initiativen (*President's New Freedom Commission on Mental Health*, 2003; U.S. Department of Health and Human Services, 1999) haben Lücken in den Leistungen festgestellt, und staatliche und lokale Kinderbetreuungseinrichtungen aufgefordert, sich den Gesundheitsbedürfnissen der Schulkinder zu widmen (Weist & Paternite, 2006).

Schulen müssen hinsichtlich der psychischen Gesundheit ein aktiver Partner von Kindern sein, da mittlerweile bekannt ist, dass nicht unbedingt nur kognitive Beeinträchtigungen, sondern auch Lernschwierigkeiten und unreife oder begrenzte sozial-emotionale Fertigkeiten eine Barriere darstellen (Koller & Bertel, 2006).

Psychische Gesundheit in Schulen kann als ein Rahmen für Ansätze gedacht werden, welcher traditionelle Methoden zur Förderung der psychischen Gesundheit von Kindern erweitert, indem Prävention, positive Jugendentwicklung und schulweite Ansätze betont werden.

Dieser schulische Rahmen für psychische Gesundheit fördert eine interdisziplinäre Zusammenarbeit zwischen psychischen Gesundheitsdiensten, damit verbundenen Dienstleistern, Lehrern und Schulleitungen, um die mentalen Gesundheitsbedürfnisse aller Schüler zu erfüllen. Auch Gesetzesänderungen haben Schulen dazu veranlasst, zu einem mehrstufigen Leistungsmodell zu wechseln, das sich mit Erfolg allen Schülern widmet, indem eine Früherkennung und frühe intervenierende Leistungen zur Verfügung gestellt werden. Aufgrund der Reautorisierung der IDEA im Jahr 1997 verminderte sich das traditionelle Denken, dass Sonderpädagogik und Allgemeinbildung zwei getrennte Programme sind, die separaten Bevölkerungsgruppen dienen (Spencer, Turkett, Vaughan, & Koenig, 2006).

Das IDEA von 1997 betonte stärker die Inklusion von Schülern mit Behinderungen in die allgemeine Schulbildung durch die Verankerung von Sonderpädagogik und entsprechenden Leistungen im Klassenzimmer und bei außerschulischen Aktivitäten. Neben dem Schulgesetz wird Ergotherapie gemäß Medicaid[7] – Vorsorgeuntersuchung, Diagnose und Behandlung für Kinder angeordnet.

Insbesondere in Bildungseinrichtungen ist der Bereich der Ergotherapie gut positioniert, um Leistungen für Kinder und Jugendliche mit Verhaltens- und psychosozialen Bedürfnissen und deren Familien anzubieten. Die psychosoziale Dimension der menschlichen Leistungsfähigkeit ist grundlegend für alle Aspekte der Ergotherapie mit jeder Klientel und in allen Praxissituationen. Die Ergotherapie schätzt die dynamische und interaktive Beziehung zwischen dem Klienten und seiner Performanz, den Anforderungen dieser Aktivität und den physischen und sozialen Kontexten, innerhalb welcher die Aktivität ausgeführt wird.

Störungen in der persönlichen Fähigkeit, sich zu engagieren und in notwendigen und geschätzten Betätigungen erfolgreich zu sein, ruft emotionale und psychologische Reaktionen hervor, die wesentlich dafür sind, wie die Person reagiert und sich letztendlich anpasst. Ergotherapeuten verstehen sowohl die beobachtbaren als auch die nicht beobachtbaren Aspekte einer individuellen Performanz und berücksichtigen sie, wenn sie die betätigungsbasierte Evaluation durchführen und relevante Ergebnisse sowie wirksame Interventionen ermitteln (Kannenberg & Greene, 2003). Praktizierende Ergotherapeuten sind darauf vorbereitet, auf mehreren Ebenen zu intervenieren: mit einzelnen Kindern und ihren Familien, in ihrem Namen auf Institutionsebene und kommunaler Ebene und im Bereich der Politikgestaltung.

2.6 Ein Public-Health-Ansatz der psychischen Gesundheit von Kindern

Die Aufgabe des öffentlichen Gesundheitswesens (Public Health) ist es, das gesellschaftliche Interesse zu erfüllen, indem es sicherstellt, dass es Voraussetzungen gibt, in denen Menschen gesund sein können (IOM, *Committee for the Study of the Future of Public Health, Division of Health Care Services*, 1988). Dies wird erreicht, indem „zusammengearbeitet [wird], um Fachkenntnisse, Informationen und Werkzeuge zu schaffen, die Menschen und Gemeinschaften brauchen, um ihre Gesundheit zu schützen – durch Gesundheitsförderung, Prävention von Krankheiten, Verletzungen und Beeinträchtigungen, und Vorbereitung auf neue Gesundheitsgefahren."[8]

Angesichts der zuvor beschriebenen Perspektive der psychischen Gesundheit hat sich die WHO (2001) für einen Public-Health-Ansatz der psychischen Gesundheit ausgesprochen, der die Förderung der psychischen Gesundheit sowie die Prävention und Intervention bei psychischen Erkrankungen in den Vordergrund stellt. Nationale Führungskräfte im Bereich der psychischen Gesundheit von Kindern haben in aktuellen hochrangigen Veröffentlichungen ebenfalls die Umsetzung eines Public-Health-Ansatzes für Kinder mit psychischen Erkrankungen gefordert (Atkins, Hoagwood, Kutash, & Seidman, 2010; Barry & Jenkins, 2007; Bershad & Blaber, 2011; Miles et al., 2010; Stiffman et al., 2010; Substance Abuse and Mental Health-Services Administration, 2012).

Obwohl die Ergotherapie über langjährige Erfahrungen und Berufspraxis in allen Bereichen der Förderung der psychischen Gesundheit verfügt, wurde sie in Bezug auf die psychische Gesundheit von Kindern traditionell als Intervention zur Vorbeugung und/oder Behandlung von psychischen Gesundheitsproblemen verstanden (Davidson, 2005; Lougher, 2001). Neuere Interpretationen der psychischen Gesundheit von Kindern sind zusätzlich zu den Interventionen erweitert worden, um die Bedürfnisse aller Kinder durch Förderung und Prävention von psychischen Erkrankungen zu berücksichtigen (AOTA, 2010a, 2010b; Bazyk, 2011c).

Eine positive psychische Gesundheit wird als grundlegend für die allgemeine Gesundheit und die Lebensqualität betrachtet und trägt zur Funktionsfähigkeit von Individuen, Familien, Gemeinden und Gesellschaften bei (Barry & Jenkins, 2007). Als solche kann die psychische Gesundheit innerhalb eines gesundheitsfördernden Rahmens verortet werden, der sich auf einen stärkenden, teilnehmenden und gemeinschaftlichen Prozess stützt, um Menschen zu helfen, die Kontrolle für ihre Gesundheit zu übernehmen und diese zu verbessern. Barry und Jenkins (2007) haben diesen Rahmen zur Förderung der psychischen Gesundheit in den folgenden fünf Bereichen verdeutlicht:

7 US-Gesundheitsdienst für Bedürftige

8 Siehe http://www.cdc.gov/about/organization/mission.htm

- Aufbau einer gesundheitsfördernden Politik
- Schaffung eines unterstützenden Umfelds
- Stärkung der Gemeindearbeit
- Entwicklung persönlicher Fertigkeiten
- Neuorientierung des Gesundheitswesens (siehe **Kasten 3-1**).

Kasten 3-1: Sozioökonomische Rahmenbedingungen für psychische Gesundheitsförderung

Die Ottawa Charta für Gesundheitsförderung (Weltgesundheitsorganisation, 1986) nennt die folgenden fünf Bereiche als bedeutsam für die psychische Gesundheitsförderung:

Aufbau einer gesundheitsfördernden Politik
Fordert alle Entscheidungsträger dazu auf, die psychische Gesundheitsförderung auf die Tagesordnung zu setzen, um koordinierte Maßnahmen bezüglich Gesundheits-, Wirtschafts- und Sozialpolitik zu fördern und dadurch die psychische Gesundheit zu verbessern. Über Politik, die sich beispielsweise mit Arbeit, Unterkunft, Bildung und Kinderbetreuung beschäftigt, wird gesagt, dass sie die psychische Gesundheit der ganzen Bevölkerung beeinflusst.

Schaffung eines unterstützenden Umfelds
Fokussiert sich auf die Interaktion zwischen Menschen und ihrer Umwelt, einschließlich der sozialen, physischen, kulturellen und wirtschaftlichen Aspekte bezüglich der Umwelt. Wesentliche Zusammenhänge, um eine positive psychische Gesundheit zu schaffen und zu fördern, beinhalten das Zuhause, Schulen, Arbeitsplätze und kommunale Einrichtungen. Beispiele: Förderung der psychischen Gesundheit in Schulen; Reduktion von Benachteiligung und Vorbeugen von Stigmata.

Stärkung der Gemeindearbeit
Betont die Stärkung der Gemeinschaft durch aktive Bemühungen, um ihre eigenen Bedürfnisse zu erkennen, Prioritäten zu setzen und Verfahren zu planen und umzusetzen, um eine optimale Gesundheit zu fördern. Konzepte zur kommunalen Entwicklung stärken die öffentliche Teilhabe und erweitern die Kapazität zur Verbesserung der psychischen Gesundheit auf der Gemeinschaftsebene.

Entwicklung persönlicher Fertigkeiten
Beinhaltet die Förderung der persönlichen und sozialen Entwicklung, indem Informationen, Schulungen und das Training der Fertigkeiten zur Verfügung gestellt werden. Informationen und Bildung, die dabei helfen, die psychische Gesundheitskompetenz zu fördern, können Schulen und Familien als Zielgruppen haben, sodass Kinder und Jugendliche eine positive psychische Gesundheit als einen integralen Bestandteil der allgemeinen Gesundheit verstehen. Beispiele: Unterricht der Kinder in den Schulen zur positiven mentalen Gesundheit; Lehre der Eltern, wie sie die mentale Gesundheit ihrer Kinder stärken können.

Neuorientierung des Gesundheitswesens
Fordert eine psychische Gesundheitsversorgung, die Förderaktivitäten und Präventionsarbeit hervorhebt sowie die Behandlung psychischer Erkrankungen innerhalb einer Vielzahl von Gruppen, zum Beispiel bei Kindern, jungen Müttern und Menschen mit chronischen Gesundheitsproblemen, Behinderungen oder beidem. Die Neuorientierung des Gesundheitswesens mit dem Ziel, die psychische Gesundheit zu fördern, erfordert eine größere Aufmerksamkeit hinsichtlich der Ausbildung von Gesundheitsdienstleistern und einer Reorganisation des Gesundheitswesens.

Quelle: *Implementing Mental Health Promotion* (S. 16), von Margaret M. Barry & Rachel Jenkins, 2007, Edinburgh, Schottland: Churchill Livingston/Elsevier. Copyright © 2007 von Elsevier. Mit Genehmigung angepasst.

3 Der ergotherapeutische Prozess: Public-Health-Ansatz zur psychischen Gesundheit in Kindheit und Jugend

In dieser Praxisleitlinie wird ein allgemeines Gesundheitsmodell vorgestellt, welches die ergotherapeutischen Leistungen in Richtung Förderung von psychischer Gesundheit, Prävention und Interventionen psychischer Erkrankungen in Schulen, der Gesellschaft und Gesundheitseinrichtungen lenken und aufzeigen soll. Dieser Rahmen unterstützt ein Umdenken vom traditionellen individuell-fokussierten, defizitbasierten Modell der psychischen Gesundheitsinterventionen hin zu einem Ansatz, der darauf abzielt, die gesamte Bevölkerung zu stärken.

3.1 Populationen und Settings

Eine solches Umdenken erfordert ein sorgfältiges Nachdenken über verschiedene Fragen: *Wem* soll Ergotherapie angeboten werden und *wo*, gefolgt von einer strategischen Konzeptualisierung bezüglich der Frage, *was* die ergotherapeutischen Leistungen beinhalten könnten. Hinsichtlich der Frage nach dem *wem*, in der Annahme eines Public-Health-Ansatzes für psychische Gesundheit, können Ergotherapeuten *allen* Kindern diese Leistungen anbieten – sowohl denjenigen mit als auch denjenigen ohne Behinderungen und psychischen Störungen.

Obwohl Leistungen in verschiedenen Settings angeboten werden können, sind Schulen, Gesundheitspflege und Gemeindeeinrichtungen hervorragende Umfelder für die Versorgung von Kindern und Jugendlichen durch ergotherapeutische Leistungen und werden in dieser Praxisleitlinie hervorgehoben. Wenngleich sich der Bereich und Prozess unserer Leistungen in den Settings sehr ähneln, wird sich der Fokus unterscheiden. Beispielsweise ist die Aufgabe der Ergotherapie in Schulen, Kindern dabei zu helfen, Nutzen aus ihrer Bildung ziehen zu können und erfolgreich in der Lebenswelt Schule gefördert zu werden. Im Gegensatz dazu, gewährleisten die Angebote, die in der Gemeinde bereitgestellt werden und in der schulfreien Zeit stattfinden, die Aufmerksamkeit auf die Entwicklung von bedeutsamen, strukturierten Freizeitinteressen, Freundschaften, unabhängigen Lebensfertigkeiten und beginnenden Arbeitsfertigkeiten zu richten.

3.2 Betätigungsbasierte Praxis

In Bezug darauf, *was* unsere Leistungen beinhalten, auch wenn die Schwerpunkte der Ergotherapie sehr vom Kontext abhängen, teilen alle ergotherapeutischen Bemühungen die gemeinsame Überzeugung, dass eine positive Beziehung zwischen Teilhabe in ausgewogenen bedeutungsvollen Betätigungen und Gesundheit besteht. Obwohl die zweite Auflage des *Frameworks* nicht als Theorie oder Modell betrachtet wird[9], ist es ein nützliches Werkzeug, indem es die ergotherapeutische Praxis rahmt und wird nachfolgend in dieser Praxisleitlinie zur Beschreibung der ergotherapeutischen Leistungen genutzt. Die Kombination aus dem Gegenstandsbereich und dem Prozess der Ergotherapie leitet Praktiker in der Förderung der *Betätigungsperformanz*, welche sich aus der dynamischen Schnittmenge von Klient, Kontext und und Betätigung ergibt (AOTA, 2008, 2014). Dieses umweltbezogene Modell, welches das langjährige und vorherrschende Verständnis der Beziehung zwischen Person, Betätigung und Umwelt reflektiert, wurde aus zahlreichen Perspektiven sowohl innerhalb als auch außerhalb der Ergotherapie beschrieben (Dunn, Brown, & Youngstrom, 2003; Law et al., 1996; Rogers & Holm, 2009).

---

9 Bitte beachten Sie, dass diese Leitlinie noch auf dem *Framework* von 2008 aufbaut. Im ersten Kapitel zum Gegenstandsbereich und Prozess der Ergotherapie ist dies angepasst worden an die dritte Auflage von 2014, die ebenfalls im Hogrefe Verlag als Übersetzung vorliegt. Auch im vorliegenden Text wird auf das *Framework* von 2014 Bezug genommen, unter Angabe der Jahreszahl (Anmerkung der Herausgeberin und des Lektorats).

So wie die Faktoren einer Person die Betätigungsperformanz unterstützen oder behindern können, kann auch die Umwelt einen positiven oder negativen Einfluss haben. Eine Kernkompetenz aller Ergotherapeuten ist die *Aktivitätsanalyse*: die Fähigkeit, die Beziehung zwischen Person, Umwelt und Aktivität zu analysieren und Faktoren, die für eine erfolgreiche Teilhabe benötigt werden, zu bestimmen. Wenn Anforderungen der Umgebung, in der eine Aufgabe bewältigt werden muss, größer sind als die Fertigkeiten der Person, sollte die Intervention ein Entwickeln der Fertigkeiten und/oder die Anpassung der Umwelt oder der Aufgabe beinhalten, um erfolgreiche Teilhabe zu fördern (Rogers & Holm, 2009). Der therapeutische Einsatz von Betätigung wird als Mittel genutzt, um Betätigungsperformanz herbeizuführen. Obwohl es wichtig ist, mehrere spezifische Ansätze der psychischen Gesundheitsförderung zu kennen und anzuwenden, teilen alle ergotherapeutischen Leistungen einen gemeinsamen Schwerpunkt in Bezug auf bedeutungsvolle Betätigung zur Förderung von Betätigungsperformanz (Bildung, Spiel, Freizeit, Arbeit, soziale Teilhabe, Aktivitäten des täglichen Lebens [ADL], instrumentale Aktivitäten des täglichen Lebens [IADL], Schlaf/Ruhen in einer Vielzahl von Kontexten; AOTA, 2008, 2014). Da alle ergotherapeutischen Leistungen die Verbesserung von Kompetenzen verfolgen, gibt es scheinbar endlose Möglichkeiten, betätigungsorientierte Strategien in der Schule, zuhause und in gesellschaftlichen Kontexten zu nutzen, um die psychische Gesundheit zu fördern. In Schulen können betätigungsbasierte Leistungen in verschiedenen natürlichen Kontexten eingebettet werden, inbegriffen sind Klassenräume, die Cafeteria (Mittagsgruppen), Pausen (Spielclubs), Kunst und der Sportunterricht. Der Schwerpunkt liegt hier auf einer Beteiligung/Partizipation an außerschulischen Aktivitäten. Dies eröffnet Ergotherapeuten Türen, um Kindern und Jugendlichen dabei zu helfen, sich zu entwickeln und an strukturierten Freizeitinteressen während ihrer Schulfreizeit teilzuhaben. Die Teilhabe in verschiedenen gemeindeorientierten Aktivitäten, die Kunst, Entspannung, Musik, Sport oder Club-Aktivitäten einschließen, kann mittels Coaching-Strategien gefördert werden.

3.3 Interventionen

Ein Public-Health-Modell für psychische Gesundheit umfasst drei Hauptebenen

1. Ebene 1: Die *allgemeine* oder die Gesamtpopulation betreffende Ebene
2. Ebene 2: Die Ebene der *gezielten* oder ausgewählten Leistungen
3. Ebene 3: Die Ebene der *intensiven* Leistungen (siehe **Abbildung 3-1**).

Auch wenn auf jeder Ebene Interventionen vorgesehen sind, variiert der Fokus. Entsprechend dem *Framework* besteht der Interventionsprozess aus qualifizierten Handlungen des Ergotherapeuten in Zusammenarbeit mit Klienten (Person, Bevölkerung, Gesellschaft), um die Beteiligung an Betätigung (Betätigungsengagement) in Bezug auf Gesundheit und Teilhabe zu fördern (AOTA, 2008).

Verantwortliche Personen im Bereich der psychischen Gesundheitsförderung und Prävention nutzen ebenfalls den Begriff *Intervention*, um ihre Bemühungen zu beschreiben (Miles et al., 2010; NRC & IOM, 2009). In dieser Praxisleitlinie wird der Begriff *Intervention* breit definiert, um auf eine Vielzahl von Leistungen (fördernde, präventive, intensive) Bezug zu nehmen, welche auf den verschiedenen Ebenen bereitgestellt werden. Diese Interventionen sollen positive Veränderungen der psychischen Gesundheit von Kindern und Jugendlichen auf der Ebene des Individuums, der Gruppe, der Teilpopulation oder Population erzeugen (AOTA, 2008; Miles et al., 2010).

Eine Vielzahl an Interventionsansätzen sind innerhalb und außerhalb des Feldes der Ergotherapie verfügbar und können genutzt werden, um Performanzfertigkeiten zu behandeln, indem Symptome reduziert, Risiken minimiert und spezifische Kompetenzen für die psychische Gesundheit von Kindern gebildet werden. Diese Praxisleitlinie präsentiert innerhalb des Gegenstandsbereichs der ergotherapeutischen Praxis verschiedene nützliche Ansätze, um psychische Gesundheitsprobleme zu minimieren und Kompetenzen aufzubauen.

Es ist nicht beabsichtigt, umfassende und vollständige Informationen über alle verfügbaren Ansätze aufzuzeigen, sondern es sollen gundlegende Informationen, Strategien für die Implementierung und nützliche Ressourcen für das weitere Lernen bereitgestellen werden.

3.3.1 Fördernde Interventionen

Da ein Public-Health-Ansatz für psychische Gesundheit die Förderung, Prävention und intensive Interventionen beinhaltet, ist es wichtig, Unterschiede zwischen diesen Ansätzen zu machen. Die Maßnahmen zur Förderung der psychischen Gesundheit konzentrieren sich auf die Kompetenzerweiterung: auf

	Schule		Gesellschaft
Ebene 1	• Unterstützen schulumfassender Präventionsbestrebungen, inklusive sozialen und emotionalen Lernens (SEL), positiver Verhaltensinterventionen und Unterstützung (PBS), Mobbing-Präventionsprogrammen, usw. • Zusammenarbeit mit dem Personal der Schule, um eine positive Umwelt zu entwickeln und so psychische Gesundheit zu unterstützen (Pflegen von Beziehungen und Programme, die den Kompetenzerwerb fördern, sensorisch freundlich (sensory-friendly). • Informelle Beobachtung des Verhaltens aller Kinder, mögliche Hinweise und Bedenken bezüglich psychischer Gesundheitsprobleme sollen ins Team gebracht werden. • Den Anwendungsbereich der Ergotherapie hinsichtlich der psychischen Gesundheitsförderung, Prävention und Interventionen auf allen Ebenen verdeutlichen und thematisieren.		• Fördern von Teilhabe in bedeutungsvoll strukturierten Freizeitaktivitäten. • Unterstützen von zufriedenstellenden Freundschaften. • Schulen von Jugendlichen, Familien und Lehrern hinsichtlich der Vorteile von Freizeitteilhabe. • Unterstützen gesellschaftlicher Bemühungen, um die psychische Gesundheit von Jugendlichen zu fördern. • Den Anwendungsbereich der Ergotherapie hinsichtlich der psychischen Gesundheitsförderung, Prävention und Interventionen auf allen Ebenen verdeutlichen und thematisieren.
Ebene 2	• Entwickeln und Durchführen von Gruppenprogrammen, um soziale Teilhabe bei Schülern mit Schwierigkeiten in der Interaktion mit Gleichaltrigen zu fördern. • Befragen von Lehrern, um Lernanforderungen und schulische Routinen für gefährdete Schüler zu modifizieren.		• Anbieten von Freizeit-Coaching für Jugendliche mit Risiko eingeschränkter Freizeitteilhabe. Teilhabe im Freizeitbereich. • Befragen von kommunalen Einrichtungen, Jugendclubs, Sport- und Kunst-Programmen, um die Inklusion von Jugendlichen mit Behinderungen und/oder psychischen Gesundheitsproblemen zu fördern und zu unterstützen. • Identifizieren von Möglichkeiten, um Gruppeninterventionen für gefährdete Jugendliche anzubieten, die mit Armut, Mobbing, Verlusten, Adipositas umgehen müssen.
Ebene 3	• Einzel- oder Gruppeninterventionen für Schüler mit identifizierten psychischen Gesundheitsproblemen anbieten. • Zusammenarbeit von Anbietern mit schulbasierten Angeboten für psychische Gesundheit, um ein koordiniertes Versorgungssystem für Schüler, die intensive Interventionen benötigen, sicherzustellen.		• Individuelle Interventionen zur Unterstützung der Betätigungsperformanz und der psychischen Gesundheit in Gemeindesettings mit dem Fokus auf Freizeit, Arbeit und übergangsbedingte Aktivitäten.

Abbildung 3-1: Ebenen der Schule und Gesellschaft

den Aufbau von Stärken und Ressourcen in der gesamten Bevölkerung (Barry & Jenkins, 2007).

Als solcher betont dieser Rahmen die Optimierung der Gesundheit durch die Verbesserung der sozialen, physischen und ökonomischen Umwelt, welche die psychische Gesundheit von Einzelnen und der Bevölkerung bestimmt (Miles et al., 2010). Zudem dass die psychische Gesundheitsförderung die Bedürfnisse der gesamten Bevölkerung thematisiert, behandelt sie auch die Bedürfnisse derer, die psychische Erkrankungen durchleben, was das Schaffen einer unterstützenden Umwelt, das Reduzieren von Stigmata und die Unterstützung der sozialen und emotionalen Gesundheit von Klienten und deren Familien beinhaltet (Barry & Jenkins, 2007).

3.3.2 Präventive Interventionen

Präventive Interventionen wurden während der letzten zwei Jahrzehnte entwickelt und fokussieren in traditioneller Weise die Reduktion des Auftretens und des Ausmaßes von Problemverhalten und psychischen Störungen (Barry & Jenkins, 2007; Catalano et al., 2002). Frühe Präventionsprogramme tendierten dazu, in erster Linie die Reduktion von Risikofaktoren zu betonen (z. B. familiäre Geschichte von Substanzmissbrauch, Armut); jedoch erkennen aktuelle Ansätze ebenfalls die Bedeutung an, psychische Gesundheitsprobleme durch Verbesserung protektiver Faktoren zu minimieren (z. B. soziale und emotionale Kompetenzen, klare Verhaltensstandards; Miles et al., 2010).

3.3.3 Intensive individualisierte Interventionen

Intensive individualisierte Interventionen werden angeboten, um die Effekte eines identifizierten psychischen Gesundheitsproblems zu reduzieren und um einen optimalen Funktionszustand des Kindes wiederherzustellen. Interventionen auf dieser Ebene sind häufig abhängig von dem spezifischen psychischen Gesundheitsproblem und/oder der formellen Diagnose. Neben der Reduzierung von Problemen ist es auf dieser Ebene wichtig, sich auch auf die Förderung oder Optimierung der positiven Faktoren zum Aufbau der psychischen Gesundheit zu konzentrieren (Miles et al., 2010).

4 Drei Hauptebenen der Gesundheitsleistung

Der in den folgenden Abschnitten beschriebene ergotherapeutische Prozess unterscheidet die Leistungserbringung auf den einzelnen Ebenen hinsichtlich der spezifischen Evaluation und Intervention eindeutig voneinander ab.

4.1 Ebene 1: Allgemeine psychische Gesundheitsförderung und Prävention

Dienstleitungen auf dieser Ebene sind abgestimmt auf die Gesamtbevölkerung, einschließlich Kindern und Jugendlichen mit oder ohne psychische Gesundheits- oder Verhaltensauffälligkeiten sowie mit anderen Einschränkungen und Krankheiten. Auf dieser Ebene konzentriert sich der ergotherapeutische Prozess weniger auf die direkte individuelle Versorgung, sondern mehr auf indirekte Angebote, welche auf die Gruppen von Kindern und Jugendlichen abgestimmt sind.

4.1.1 Evaluation

Die Evaluation erfolgt auf breiter Institutions- oder Gemeindeebene. Wie zuvor erwähnt, besteht das Betätigungsprofil darin, Informationen über schulweite und gemeindebasierte Förderungs- und Präventionsinitiativen zu erhalten, wie das *Social and Emotional Learning* (soziales und emotionales Lernen) (SEL) und das *Positive Behavioral Intervention and Supports* (positive Verhaltensinterventionen und Unterstützungen) (PBS). Es ist wichtig, dass Ergotherapeuten Schulteams in solchen Whole-School-Ansätzen unterstützen. Die Evaluation sollte auch die Aufmerksamkeit auf die kindlichen und jugendlichen Emotionen hinsichtlich der Betätigungen richten, die sie benötigen oder wünschen. Unterstützt die physische und soziale Umwelt erfolgreich Teilhabe und Wohlbefinden? Wenn nicht, welche Anpassungen und Adaptionen, basierend auf einer Person-Betätigung-Umwelt-Analyse, könnten die Ergotherapeuten anbieten? Zum Beispiel: wie unterstützt die Schulcafeteria eine positive soziale Interaktion und erfolgreiche Teilhabe an Betätigungen der Essenszeiten? Sind Pausen so organisiert, dass altersgerechte Aktivitäten und soziale Beteiligungen gefördert werden? Wie wird ein positives Verhalten in Schulfluren, Klassenräumen, Toiletten und im Bus gefördert? Welche Gemeindesettings bieten inklusive Möglichkeiten zur Teilhabe an Sport, Tanzen, Musik oder kreativ-künstlerischen Programmen? Zusätzlich ist es wichtig, Wissen zu erwerben über die rechtlichen und gesetzlichen Grundlagen, welche Prävention und Gesundheitsförderung beeinflussen.

Zum Beispiel hat die *President's New Freedom Commission on Mental Health*[10] (2003) eine fragmentarische und lückenhafte Versorgung festgestellt und ausdrücklich empfohlen, dass alle bundesstaatlichen, staatlichen und lokalen Einrichtungen für Kinderbetreuung die psychische Gesundheit Heranwachsender im Bildungssystem ansprechen (siehe auch Weist & Paternite, 2006). Die Kommission „betont den Aufbau eines Systems für psychische Gesundheit, das evidenzbasiert, recovery-fokussiert und konsumenten- sowie familiengesteuert ist" (Moherek Sopko, 2006). Letztlich ist es wichtig, mit seriösen Fachzentren vertraut zu werden, um Informationen bezüglich der psychischen Gesundheitsförderung zu entwickeln und zu pflegen (siehe **Kasten 4-1**).

10 Eine Kommission, die sich mit psychischer Gesundheit befasst. (Anmerkung der Übersetzerin)

Kasten 4-1: Internet Adressen zur psychischen Gesundheit

- **Bundesregierung**
- *Sustance Abuse and Mental Health Services Administration* (SAMHSA): „Caring for Every Child's Mental Health" ist eine sensibilisierende Öffentlichkeitsarbeit, durch die jährlichen am National Children's Mental Health Awareness Day (Nationaler Fürsorgetag der psychischen Gesundheit von Kindern) im Mai das Bewusstsein über die Bedeutung der positiven psychischen Gesundheit als ein wesentlicher Aspekt einer gesunden Entwicklung erhöht werden soll. www.samhsa.gov/children
- *National Institute of Mental Health (NIMH):* NIMH Mission des Insitut ist es, die Belastung durch psychische Erkrankungen durch Forschung zu vermindern. www.NiMH.nih.gov
- *Office of the U.S. Surgeon General:* 1999 Surgeon gab General David Satcher einen umfassenden Bericht über die psychische Gesundheit; das Kapitel 3 behandelt Kinder und Jugendliche. http://profiles.nlm.nih.gov/ps/retrieve/Resource/Metadata/NNBBHS
- **Unterstützende Organisationen und Fachliche Zentren**
- *Bazelon Center for Mental Health Law*: Das Bazelon Center arbeitet auf einem breiten Spektrum an Fragen der psychischen Gesundheit bei Kinder. www.Bazelon.org
- *National Alliance on Mental Illness (NAMI):* NAMI ist landesweit die größte Basisorganisation für psychische Gesundheit, die der Verbesserung der Lebenssituation von Kindern und Eltern mit ihren psychischen Erkrankungen und Familien gewidmet ist. 1979 gegründet, ist NAMI Stimme der Nation bezüglich psychischenr Erkrankungen geworden – eine nationale Organisation, die NAMI Organisationen in jedem Staat und in mehr als 1 100 lokalen Gemeinden im ganzen Land einschließt, um sich in der NAMI-Mission durch Interessensvertretung, Forschung, Unterstützung und Bildung zu treffen. www.Nami.org
- *Centers for School Mental Health—Technical Assistance Centers:* Im Jahr 1995 wurden zwei nationale Ausbildungs- und Fachzentren, die sich auf die psychische Gesundheit in den Schulen konzentrierten, mit anteiliger Unterstützung durch die U.S. Abteilung für Gesundheit und Human Services und das Zentrum für psychische Gesundheitsservices eingerichtet. Ein Zentrum befindet sich an der University of California, Los Angeles, das andere ist an der University of Maryland in Baltimore angegliedert. Ihre Webseiten enthalten Informationen und Ressourcen auf psychische Gesundheit schulbasierte Programme. www.smhp.Psych.UCLA.edu Zentrum für psychische Gesundheit Schule www.csmh.umaryland.edu Zentrum für psychische Gesundheit in Schulen. www.smhp.psych.ucla.edu Center for School Mental Health www.csmh.umaryland.edu Center for Mental Health in Schools
- *Minnesota Association for Children's Mental Health:* Die Vereinigung bietet praktischen Schulen Ressourcen, die auf der aktueller Forschung und effektiven Programmen basieren, für psychische Gesundheit an.
  - Early Childhood Fact Sheets [Bögen zur Erfassung von Rahmendaten früher Kinderheit] decken eine Reihe von Bedingungen (Depression, sensorische Verarbeitungsstörungen) ab und bieten Informationen für Eltern zu Themen wie Wutanfälle und Toilettentraining.
  - Mental Health Fact Sheets [Bögen zu faktischen Angaben der psychsischen Gesundheit] geben Auskunft über eine Vielfalt von Bedingungen (z.B. Angststörungen, Schizophrenie), Symptomen, Bildungsimplikationen, Unterrichtsstrategien und Klassenzimmeranpassungen. www.macmh.org
- *SchoolMenatlHealth.org*: Diese Seite bietet Schulen Ressourcen zum Thema psychische Gesundheit nicht nur für Gesundheitsexperten, sondern auch Erziehern, Verwaltungsangestellten, Eltern und Betreuer, Familien und Schülern.
- Die Ressourcen auf der Website betonen praktische Informationen und Kenntnisse auf der Grundlage aktueller Forschung, einschließlich aktueller evidenzbasierte Methoden und Lektionen aus lokalen, staatlichen und nationalen Initiativen. (www.schoolmentelhealth.org)

4.1.2 Intervention

Das Kapitel Intervention betont die Unterstützung von Whole-School (gesamtschulischen) oder kommunalen Ansätzen, welche die positive psychische Gesundheit und das Wohlbefinden aller Kinder fördern. Auf dieser Ebene ist es für Ergotherapeuten ausschlaggebend, mit einer Vielzahl von Einzelpersonen wie Schulleitung, Lehrern, Gesundheitspädagogen, Schulkrankenschwestern, Sozialarbeitern und Familien zusammen zu arbeiten. Um sicherzustellen, dass Ergotherapeuten aktive und anerkannte Teammitglieder der Betreuungsstrukturen werden, ist es zuerst wichtig, bestehende Bildungspolitiken und etablierte Programme zu ermitteln, um systematische entsprechende Bestrebungen machen zu können. Um eine erfolgreiche Implementierung zu gewährleisten, ist es erforderlich, das 80 % des Teams die neuen Ansätze akzeptieren. Auf dieser Grundlage ist es entscheidend, dass alle Mitglieder des Schulteams (inklusive Ergotherapeuten) in die schulweiten Trainingsbemühungen involviert sind und aktiv zur Implementierung beitragen (Kutash et al., 2006).

Allgemeine Dienste spiegeln ein duales Engagement für Förderung (Entwicklung von Kompetenzen und positiver psychischer Gesundheit) und Prävention (Risikoselektion) in der gesamten Bevölkerung wieder, inklusive der Mehrheit von Kindern, die keine schulischen oder emotionalen Probleme zeigen.

Die Forschung deutet darauf hin, dass eine Fokussierung auf die Risikominderung und die Verbesserung der protektiven Faktoren am effektivsten bei der Förderung einer positiven Jugendentwicklung ist (Catalano et al., 2002; Mrazek & Haggerty, 1994). Innerhalb vielfältiger Settings haben Ergotherapeuten zahlreiche Möglichkeiten, Kompetenzen aufzubauen und Risiken von Kindern und Jugendlichen zu senken. Ein Schlüssel, diesbezüglich aktiv zu werden, ist es, sich für solche Bemühungen zu engagieren und aktiv nach Möglichkeiten zu suchen, in dieser Weise zu handeln.

Ansätze, mit Schwerpunkt auf psychischer Gesundheitsförderung

Psychische Gesundheitsförderung konzentriert sich auf die Steigerung von Kompetenz und der positiven psychischen Gesundheit in der gesamten Bevölkerung im Kontext ihres Alltags. Ein solches Enhancement-Modell nimmt an, dass sich das psychische Wohlbefinden von Kindern verbessert, wenn sie kompetenter werden (Barry & Jenkins, 2007). Alle Kinder profitieren von Heim-, Schul-, und Gemeinderessourcen, die die Entwicklung von persönlichen und sozialen Fertigkeiten fördern (z. B. Coping, Selbstbewusstsein, Gefühlsregulation).

Förderungen müssen in ihrem Ansatz umfassend die Lebensspanne einbeziehen, der die alters-, situations-, gruppen- und gesellschaftsbezogenen Determinanten und Hindernisse für die psychische Gesundheit und Wohlbefinden berücksichtigt. Nach Cowen (1991) sollten umfassende Förderungen vier Bereiche fokussieren:

- *Kompetenz*: sozial-emotional, Freizeit- und Arbeitsfertigkeiten
- *Resilienz*: Fähigkeit Stressoren im Leben zu bewältigen
- *Modifikation des sozialen Netzwerkes*: Veränderung der sozialen Umwelt, um psychische Gesundheit zu fördern
- *Empowerment*: Steigerung der kindlichen Kontrolle über ihre eigene psychische Gesundheit.

Ergotherapeuten haben durch den Einsatz von bedeutungsvollen Betätigungen umfangreiche Möglichkeiten, die Entwicklung von benötigten und gewünschten Betätigungen zu unterstützen und die positive psychische Gesundheit zu fördern.

Dennoch sind Förderungen in Schulen traditionell nur auf wenige Kinder begrenzt: denen mit diagnostizierten Behinderungen und nicht der ganzen Schülerschaft. Dies ist teilweise durch die Beschränkungen innerhalb des Settings (z. B. in den meisten Schulen müssen Kinder „berechtigt“ sein, spezielle Bildung und entsprechende Leistungen zu erhalten) sowie durch die Vermittlung der Versicherungsgesellschaften beeinflusst. Obwohl Ergotherapeuten entsprechend ausgebildet sind, Leistungen zur Förderung von psychischer Gesundheit und Wohlbefinden in der Gesamtbevölkerung zu erbringen, sind Veränderungen des Gesellschaftssystems notwendig, um Veränderung dieses Leistungsangebotes mit zu unterstützen. Es ist notwendig, dass Ergotherapeuten nach Möglichkeiten der Erweiterung und Einbindung der psychischen Gesundheitsförderung in ihre Leistungen suchen und diese Veränderungen entsprechend vertreten. Die berufliche Praxis von Ergotherapeuten innerhalb des Schulsettings basiert traditionell auf einem Fallzahlmodell, bei dem die Anzahl der Kinder zählt, die direkte Interventionen als ein Teil ihres individualisierten Bildungsprogramms (*individualized education program*, IEP) erhalten (AOTA, 2006). Dieses Modell vernachlässigt oftmals die notwendigen indirekten Leistungen, die kollaborative Beratung, Teamsitzungen und interne Weiterbildungen umfassen. Demgegenüber ist das Konzept des Arbeitsaufwandes hilfreich: es umfasst alle direkt und indirekt angewandten Maßnahmen zum Nutzen der Schüler in einem Ansatz, der ein Arbeitsmuster des Aufwands entwirft, um Effektivität und Wirkung zu optimieren (AOTA, 2006).

Neuere Bemühungen im Zuge des IDEA (2004), dem schulischen Versagen vorzubeugen, beinhalten das *Response to Intervention* (RtI) als ein Rahmenkonzept von Früherkennung und Behandlung von Lern- und Verhaltensproblemen (AOTA, 2006). Ebenso unterstützt das schulweite PBS alle Schüler entlang eines Kontinuums von Bedürfnissen, basierend auf dem dreistufigen Präventionsmodell. Diese Ansätze bieten eine Möglichkeit, verhaltensbezogene und/oder schulische Herausforderungen ohne den Bedarf eines IEPs zu behandeln. Letztendlich „ist es eine wichtige Komponente bei der Integration von Leistungen zur psychischen Gesundheit in die laufenden Routinen von Schulen, die ortsansässigen Personen und Ressourcen in den Schulen als Agenten des Wandels zu identifizieren und zu unterstützen (Atkins et al., 2010, S. 42).

Mit ihrem professionellen Hintergrundwissen zur psychischen Gesundheit sollten Ergotherapeuten als eine solche ortsansässige Ressource bei der Integration von Leistungen für die psychische Gesundheit in Schulen fungieren. Als eine schulweite übergeordnete Leistung könnten Ergotherapeuten mit Gesundheitspädagogen oder Schulkrankenschwestern im Rahmen eines Co-Teaching in einer Einheit zur kontinuierlichen psychischen Gesundheit zusammenarbeiten, die psychische Erkrankungen von mäßiger psychischer Gesundheit zu florierender Gesundheit miteinschließt (Keyes, 2007). Programme und Interventionen, die Kindern helfen, etwas über psychische Gesundheit sowie Erkrankungen zu lernen und darüber zu sprechen, helfen möglicherweise, die negativen Stigmata zu reduzieren, die mit psychischen Erkrankungen assoziiert werden, indem das Thema in alltägliche Gespräche integriert und psychische Gesundheit als positiver Funktionszustand betrachtet wird (Jorm, 2012). Das bewusste Wahrnehmen und die Förderung der Nutzung von zuverlässigen Internetressourcen ist eine weitere Strategie, psychische Gesundheitskompetenz zu unterstützen. Santor und Kollegen (Santor, Poulin, Leblanc & Kususmakar, 2007) haben eine schulbasierte Website mit Gesundheitsinformationen für Jugendliche entwickelt und dessen Nutzung und Wirkung erforscht. Die Ergebnisse weisen darauf hin, dass die Nutzung einer solchen Internetseite vielversprechend für die Gesundheitsförderung und die frühe Selbstidentifizierung von emotionalen Problemen ist. Es gibt mehrere Programme und Ansätze, die in Schulen und Kommunen angewandt werden, die eine Förderung psychischer Gesundheit fokussieren.

SEL, PBS und Partizipation in strukturierten Freizeitaktivitäten sind in den folgenden Abschnitten beschrieben. Weitere Möglichkeiten, wie psychische Gesundheitskompetenz (*mental health literacy*) und sensorische Verarbeitung (*sensory processing*), werden in Anhang C erörtert.

Soziales and emotionales Lernen (SEL)

Das SEL wurde im Jahr 1994 als konzeptioneller Rahmen entwickelt, um die emotionalen Erfordernisse von Kindern zu betonen und die bestehenden fragmentarischen Programme entsprechend anzupassen (Greenberg et al., 2003). SEL ist ein Prozess, Kindern in der Entwicklung entscheidender Fertigkeiten zur Funktionsfähigkeit im Leben zu unterstützen, einschließlich der Entwicklung positiver Beziehungen, werteorientiertem Verhalten und erfolgreichem Umgang mit schwierigen Situationen (*Collaborative for Academic, Social, and Emotional Learning* [CASEL], 2009). Insbesondere Programme, die SEL fördern, helfen Kindern, Emotionen zu identifizieren und zu bewältigen, über ihre Gefühle und mögliche Handlungen nachzudenken, regulieren das Verhalten zur bewussten Entscheidungsfindung und schaffen wichtige soziale Kompetenzen für die Entwicklung gesunder Beziehungen im Leben (Elias et al., 1997; Goleman, 1995). Mit anderen Worten: emotionale und soziale Fertigkeiten müssen entwickelt werden, um Gefühlen ausgesetzter Gedanken und Handlungen vorzubeugen (Goleman, 1995). Die fünf wesentlichen Hauptfertigkeitsbereiche sind:

- Selbstwahrnehmung
- Selbstmanagement
- soziale Wahrnehmung
- Beziehungsfertigkeiten
- Verantwortungsvolle Entscheidungsbildung (CASEL, 2009).

Emotionale Lern-„Lektionen" sollten geringdosiert und regelmäßig über einen längeren Zeitraum angeboten werden. Wiederholende Erfahrungen ermöglichen es, neue Fertigkeiten zu Gewohnheiten umzuwandeln, die in Phasen des Stresses angewandt werden können (Golemann, 1995). Elias und Kollegen (1997) schlagen vor, dass Kinder in den folgenden vier Bereichen emotionale, kognitive und verhaltensbezogene Fertigkeiten entwickeln müssen:

- Lebensfertigkeiten und soziale Kompetenzen
- Gesundheitsfördernde Fertigkeiten und Fertigkeit der Problemprävention
- Bewältigungsfertigkeiten und soziale Unterstützung für Übergangs- und Krisenzeiten
- Positiver beitragender Einsatz.

SEL hat sich in seiner Anwendung in den USA sowohl in Schulen als auch im außerschulischen Settings stark verbreitet. Von daher ist es für Ergotherapeuten wichtig, Wissen über SEL und seiner Implementierung zu erlangen (z.B. Lesen der CASEL Trainingsmaterialien). Es sollte ermittelt werden, ob im lokalen Schulbezirk oder Bundesland die SEL Standards oder der SEL Lehrplan eingeführt wurden und ob Informationen über Initiativen erhältlich sind. Die Implementierung kann begleitet werden und Schulkomitees, die sich möglicherweise mit dem SEL Programm beschäftigen oder ehrenamtliche Mitarbeitende, können ermittelt werden. Die SEL Strategien können in die ergotherapeutischen Angebote eingebunden werden (Gruppen, Einzeltherapie und Beratung). Obwohl es viele Möglichkeiten und Strategien gibt, SEL innerhalb der Ergotherapie zu fördern und einzubringen, ist es wichtig, aufmerksam auf Möglichkeiten zu achten, ein Teil der SEL Initiativen in Schulen und Gemeinden zu werden. Im **Kasten 4-2** wird anhand einer Fallstudie verdeutlicht, wie Ergotherapeuten in die SEL Initiative eines Schulbezirks eingebunden werden können.

**Kasten 4-2: Ebene 1 Allgemeine Leistungen:
Der Beitrag eines Ergotherapeuten zur schulweiten SEL Programmgestaltung**

Der große städtische Schulbezirk, in dem ich beschäftigt bin, sowie die Kommune, reagierten auf eine tragische Gewalttat in einer der führenden Highschools mit einer umfassenden, gebietsweiten Begutachtung der Lernbedingungen und der Programmgestaltung hinsichtlich der Sicherheit und der psychischen Gesundheitsversorgung. Durch eine E-Mail, die das Kollegium und Personal informieren sollte, bin ich auf die resultierenden Empfehlungen und den vorläufigen Implementierungsplan aufmerksam geworden. Ich forderte weitere Informationen von dem Chief Academic Officer meines Stadtteils an, wobei ich darauf hindeutete, dass ich an meinem Promotionsvorhaben arbeite, welches das SEL und dessen Einfluss auf gesellschaftliche Akzeptanz und die Teilhabe von Studenten mit Autismus im allgemeinen Unterrichtssetting thematisiert. So wurde ich kurzfristig dazu eingeladen, ein Mitglied des District Action Committee zu werden, welches vor allem aus Verwalter, Schulleitungen und Mitarbeiterverbände besteht. Die Verantwortung dieser kollaborativen Gruppe war es, Barrieren in der Implementierung zu identifizieren und umsetzbare Lösungen aufzeigen. Außerdem meldete ich mich freiwillig, bei einer Evidence Based Practice/ Programs Task Force teilzunehmen, um das SEL bei Mitarbeitern des Schulbezirks und Gesundheitsbehörden der Gemeinde für psychische Gesundheit anzusprechen. Ihre Aufgabe war es, SEL Curricula zu überprüfen und diejenigen zu empfehlen, welche am besten den Bedarf unseres städtischen Schulbezirks und den einzelnen Anforderungen unserer Schüler und Familien gerecht werden.

Als angestellter Ergotherapeut habe ich über die letzten 21 Jahre erkannt, dass Schüler mit besonderen Bedürfnissen besonders gut auf ein inklusives Setting reagieren, in dem Lehrer und weitere Mitarbeiter im Klassenraum regelmäßig Anweisungen geben und sozio-emotionale Kompetenzen stärken. Meine wissenschaftlichen Forschungen sowie meine Erfahrungen als schulbasierter Therapeut hat mir eine besondere Perspektive verschafft, durch die ich die Curricula und das Lehrmaterial einschätzen konnte, um die Bildungsinhalte zu identifizieren, die problemlos für „normale" Schüler und für Schüler mit einem sonderpädagogischen Förderbedarf gleichermaßen zugänglich sein würden. Meine Ausbildung und mein Hintergrund sorgten für eine gute Grundlage, um die erforderlichen Elemente zur Unterstützung der Akzeptanz und die Nachhaltigkeit der Ebene 1 der SEL-Interventionen über den ganzen Bezirk zu identifizieren.

Laut einer neusten Level-I-Meta-Analyse (Durlak, Weissberg, Dymnicki, Taylor & Schellinger, 2011), bei der eine allgemeine schulweite SEL-Intervention mit einer Kontrollintervention verglichen wurde, zeigte die Interventionsgruppe signifikant verbesserte soziale und emotionale Fähigkeiten einhergehend mit verbessertem Verhalten, gesteigerten schulischen Leistungen und einer verbesserten Einstellung. Das District Action Komitee und die Evidence-Based Practice/Programs Task Force haben beschlossen, den PATHS (Promoting Alternative Thinking Strategies) SEL-Lehrplan in allen Grundschulen für die Klassen K-5 zu implementieren. Während des Frühlings und Sommers im Jahr 2011 haben die Bezirksberater des Collaborative for Academic Social and Emotional Learning's (CASEL's) Fortbildungen für mehr als 300 Schulleitungen (building administrators), Schülerbetreuungspersonal und Teamleitungen angeboten, um ein distriktweites Verständnis hinsichtlich sozialen und emotionalen Lernens zu entwickeln. Die Mitarbeiter haben in der Zusammenarbeit mit CASEL-Bezirksberatern einen Entwurf und einen Ablauf ausgearbeitet, welche das SEL in den Hauptfächerkanon (academic disciplines) einbindet. Diese gemeinsame Arbeit der Gemeinde und der Schulleiter in meiner Schule führte zu einem Modell zur Verbesserung der Schulleistung, welches anerkennt, dass Interventionen der Ebene 1 und Ebene 2 sowohl schulische als auch sozio-emotionale Bedingungen für das Lernen beinhalten müssen. Als Ergotherapeuten, so weiß ich, bringen wir ein besonderes Verständnis und eine Perspektive davon mit, wie die sozio-emotionale Umwelt auf die positive Teilhabe und Performanz im Schulsetting einwirkt.

Anmerkung. Aus „Major Approaches Useful in Addressing the Mental Health Needs of Children and Youth: Minimizing Risks, Reducing Symptoms, and Building Competencies" von S. Bazyk und S. Brandenburger Shasby, in Mental Health Promotion, Prevention, and Intervention With Children and Youth: A Guiding Framework for Occupational Therapy (S. 45–70), von S. Bazyk (Ed.), 2011, Bethesda, MD: AOTA Verlag. Urheberrechtlich geschützt © 2011 durch die American Occupational Therapy Association. Mit Erlaubnis angepasst. Für weitere Informationen, besuchen Sie http://casel.org/collaborating-districts-initiative/cleveland-ohio/ wie auch die folgenden Quellen: DeMar (1997), Durlak et al. (2010), Kraag et al. (2006), Lefebvre-Pinard & Reid (1980), McMahon et al. (2000), Mulcahy & Schachter (1982), Serna et al. (2000), Stevahn et al. (2000), Tankersley et al. (1996), Ttofi & Farrington (2009), Tuttle et al. (2006), Vaughan & Ridley (1983), Vreeman & Carroll (2007) und Walker et al. (1998).

Positive Verhaltensinterventionen und Unterstützungen
Verhaltensmanagement hat sich herkömmlich auf die Verhaltensänderung von Kindern mit Problemen fokussiert (Mu & Gabriel, 2001). Neuste Ansätze konzentrieren sich jedoch stärker auf die Förderung von positivem Verhalten, indem der kombinierte Einfluss von multiplen Systemen (Person, Klassenzimmer, Schule, Familie, Gemeinde) berücksichtigt wird (Sugai et al., 2000). PBS erkennt an, dass mehrere relevante Faktoren Verhalten beeinflussen können, einschließlich derjenigen, die innerhalb der Person existieren als auch jene, die sich in der Interaktion zwischen dem Kind und der Umwelt wiederspiegeln: „PBS-Interventionen sind proaktiv gestaltet worden, um Problemverhalten vorzubeugen, indem eine Situation verändert wird, bevor Probleme eskalieren und um zugleich geeignete Alternativen zu vermitteln" (Carr et al., 2002, zitiert nach Safran & Oswald, 2003, S. 361). In letzter Zeit findet PBS als ein verhaltensbasierter Systemansatz breitere Anwendung, um die Leistung von Schulen, Familien und Gemeinden zu verbesseren, um effektive Schulumgebungen zu entwickeln, die auf forschungsvaliden Methoden basieren (OSEP Technical Assistance Center on Positive Behavioral Interventions and Supports, 2010).

Schulweite positive Verhaltensunterstützungssysteme (Schoolwide positive behavior support [SWPBS] systems) unterstützen alle Schüler über ein Kontinuum des Bedarfs, basierend auf dem dreistufigen PBS Präventionsmodell mit den Ebenen:

- „universal" (alle Schüler, ca. 80 %)
- „selective" (Schüler mit einem Risiko für Verhaltensprobleme, ca.15 %)
- „intensive" (Schüler mit chronischen/intensiven Verhaltensproblemen, ca. 5 %) (Kutash et al., 2006).

Es ist für Ergotherapeuten wichtig zu überlegen, wie sie ihre Angebote innerhalb jeder Ebene der Intervention einbringen. *The Technical Assistence Center on Positive Behavioral Interventions and Supports*, der durch das Amt *Office of Special Education Programms* im U.S. Department of Education gegründet wurde, stellt Informationen zur Kapazitätsbildung bereit und bietet fachliche Hilfe zur Identifizierung, Anpassung und Aufrechterhaltung effektiver, schulweiter erzieherischer Verfahren.

SWPBS oder allgemeine Interventionen sind proaktiv gestaltet, um eine positive Schulumgebung für alle Schüler zu schaffen. So schließen sie die Mehrheit der Schüler ohne Verhaltensprobleme mit ein, die auch von Anreizen zur Einhaltung der Schulregeln profitieren. Die Prävention von Problemverhalten und der Unterricht von positivem sozialem Verhalten sind beide nachdrücklich für die gesamte Schule angedacht (Freeman et al., 2006). Da die Implementierung einige Veränderungen auf der Systemebene erfordert, sind Einbeziehung der Verwaltung und fortlaufende Unterstützung notwendig, um den Erfolg sicherzustellen. Andere Hauptmerkmale des SWPBS beinhalten klar definierte und kommunizierte verhaltensbezogene Erwartungen, die positiv formuliert werden (z. B.: Sei respektvoll zu dir selbst und anderen); spezifische Strategien, um geeignetes Verhalten beizubringen; einheitliche Anwendung von Vorgehensweisen zur Korrektur von Fehlverhalten einschließlich der Konsequenzen; Anerkennung von angemessenem Verhalten und ein Förderplan, um den Bedürfnissen der Schüler mit chronischem, herausforderndem Verhalten gerecht zu werden. Die Mehrheit des Schulpersonals, üblicherweise etwa 80 %, müssen der Implementierung der Intervention zustimmen, und Schulung sowie Unterstützung müssen auf fortlaufender Basis zur Verfügung gestellt werden (Kutash et al., 2006). Schulen, die von einem Erfolg in der Implementierung des SWPBS berichteten, haben folgende Vorteile festgestellt: eine gesteigerte Anwesenheit der Schüler; Schüler und Lehrer berichten von einer positiveren und gelasseneren Umwelt und eine Reduktion der Anzahl an verhaltensbedingten Störungenen (OSEP Technical Assistance Center on Positive Behavioral Interventions and Supports, 2010).

Wie das schulweite Management muss effektive Klassenführung auf klar benannten verhaltensbezogenen Erwartungen und positiver Lernumgebung basieren (Cartledge, 2003). Unter *Klassenführung* (classroom management) können die Aktivitäten des Lehrers gefasst werden, die Ordnung schaffen, Schüler motivieren oder deren Mitarbeit fördern (Emmer & Stough, 2001, S. 103). Ergotherapeuten können mit Lehrern zusammenarbeiten, um PBS-Strategien einzuführen und somit positives Verhalten innerhalb des Klassenzimmers zu fördern.

Es ist außerdem wichtig, PBS in Schulsettings außerhalb des Klassenzimmers einzusetzen. Die Verhaltensprobleme, die in den Fluren, Kantinen und Schulhöfen auftreten, belaufen sich auf ca. 50 % aller Verhaltensprobleme (Safran & Oswald, 2003). Diesen Bereichen mangelt es für gewöhnlich an Routinen und klaren Erwartungen an das Verhalten.

Die Vorauskorrektur, aktive Aufsicht und die Gruppenkontingenz haben sich alle als nützlich erwiesen, besonders wenn sie kombiniert eingesetzt werden. *Vorauskorrektur (Precorrection)* beinhaltet das Erinnern der Schüler an angemessene Verhaltensweisen durch einen Erwachsenen vor bestimmten Übergängen (z. B. Wechsel der Klasse) oder Aktivitäten (z. B. Pause, Schulausflug). Zum Beispiel könnte ein Lehrer die Schulregeln überprüfen und Sozialverhalten für den Schulhof bestimmen. *Aktive Aufsicht* beinhaltet die dynamische Präsenz des Schulpersonals während der Aktivitäten außerhalb des Unterrichts und ist verknüpft mit geringerem Problemverhalten. Die *Gruppenkontingenz* (group contingencies) bezieht Belohnungen der gesamten Gruppe von Schülern durch besondere Snacks oder Aktivitäten nach einem positiven Verhalten ein (Safran & Oswald, 2003).

Teilhabe an strukturierten Freizeitaktivitäten

Ein wichtiger Aspekt der betätigungsorientierten Praxis in der Arbeit mit Kindern und Jugendlichen ist die Berücksichtigung der Entwicklung von strukturierten Freizeitangeboten während der außerschulischen Zeit, wie beispielsweise Mannschaftssport, Vereine und Unterricht/Kurse. Ungefähr sechs von zehn Jugendlichen nehmen zu festen Zeiten an organisierten, außerschulischen Aktivitäten teil. Das ist relativ häufig (Mahoney, Harris & Eccles, 2008; Mahoney, Larson, Eccles & Lord, 2005).

Hochstrukturierte Freizeitaktivitäten sind verbunden mit regelmäßigen Teilnahmeplänen, regelgeleiteten Interaktionen, geführt durch Anweisung eines oder mehreren erwachsenen Leitern, die einen Schwerpunkt auf die Fertigkeitenentwicklung legen, welche durch Komplexität und Herausforderungen und Leistung steigt und eine kontinuierliche aktive Aufmerksamkeit und Feedback erfordert (Mahoney et al., 2005). Ein von NRC und IOM bestellter Ausschuss von Wissenschaftlern identifizierte acht Hauptmerkmale von Kontexten zur Förderung der positiven Jugendentwicklung:

(1) Physische und psychologische Sicherheit
(2) Angemessene Struktur
(3) Unterstützende Beziehungen
(4) Möglichkeiten der Zugehörigkeit
(5) Positive Sozialnormen
(6) Eintreten für Effizienz und Bedeutsamkeit
(7) Möglichkeiten für die Entwicklung von Fertigkeiten
(8) Integration von Bemühungen von Familie, Schule und Gemeinde (Eccles & Gootman, 2002).

Obwohl viele organisierte Freizeitaktivitäten einige, auch wenn nicht alle, Eigenschaften einbeziehen, können Ergotherapeuten solche Eigenschaften in Jugendprogrammen überprüfen und vertreten. Die Korrelationsforschung hat eine positive Beziehung zwischen der Teilnahme an strukturierter Freizeit und positiven Ergebnissen wie verminderter Kriminalität, größerer

Leistung und erhöhter Selbstwirksamkeit und Selbstkontrolle gezeigt (Larson, 2000). Eine Forschungsarbeit, welche Teilnahmelisten von Jugendlichen nutzten und eine qualitative Studie, welche sich auf Fokusgruppen stützten, erbrachten ähnliche Ergebnisse – dass die Teilhabe an einer strukturierten Freizeit sowohl in Verbindung mit der persönlichen als auch der interpersonellen Entwicklung steht (Dworkin, Larson & Hansen, 2003; Hansen, Larson & Dworkin, 2003). Zusätzliche Informationen über die Vorteile der Teilnahme an strukturierten Freizeitaktivitäten befinden sich in Anhang C.

Ansätze, die eine Prävention von psychischen Problemen betonen

Präventionsbemühungen richten sich im Allgemeinen auf die Risikoverminderung: den Prozess unterbrechen, welcher zu einem einzigen Problemverhalten führt (z. B. Drogengebrauch, Mobbing, Teenagerschwangerschaft, straffälliges Verhalten). Solche Programme haben vielversprechende Ergebnisse. The *National Survey on Drugs Use and Health* (2005) schätzt, dass ungefähr 78 % der Schüler zwischen 12 und 17 Jahren Drogen- oder Alkoholpräventionsbotschaften während des vorangegangenen Jahres gehört oder gesehen haben. Die Umfrage stellte außerdem fest, dass der Alkohol-, Zigaretten- und illegale Drogengebrauch niedriger bei den Schülern war, die mit solchen Botschaften in der Schule konfrontiert wurden. Angemessen designte und implementierte schulbasierte Präventionsprogramme können negatives Verhalten vermeiden oder reduzieren; jedoch deuten eine Reihe von Forschungen darauf hin, dass negative Verhaltensweisen nicht isoliert existieren. Somit eignen sich Programme besser, die sich an multiples, gleichzeitig auftretendes Negativverhalten richten, um einen größeren Nutzen zu erzielen. Ein Beispiel für einen solchen Programmtyp ist das *Positive Action Programm*, ein umfangreiches K-12 Programm für soziale und emotionale Entwicklung, welches beträchtliche Erfolge bei der Reduzierung von multiplem Problemverhalten zeigt (Drogenmissbrauch, gewalttätiges Verhalten und sexuelle Aktivität; Beets et al., 2009). Ergotherapeuten sollten sich mit den Präventionsprogrammen vertraut machen, die in deren Schulbezirken und in den Gemeinden angeboten werden und dabei helfen, diese zu unterstützen, um Partizipation zu fördern und um die Teilnahme zu fördern und das Wissen und die Fertigkeiten zu stärken, die aus der Teilnahme gewonnen wurden. Informationen bezogen auf Mobbing und Freundschaftsprobleme sind in Anhang C zu finden.

4.1.3 Zusammenfassungen der Evidenz systematischer Reviews zu allgemeinen Leistungen

Allgemeine Programme für soziale Fertigkeiten

Das erste Thema innerhalb der Ebene 1 fokussiert sich auf Programme, die im Zusammenhang mit sozialen Fertigkeiten stehen. Zu dieser Thematik waren 18 Studien mit den Unterthemen des sozio-emotionalen Lernens, sozialen Fertigkeitentrainings, der kognitiven Strategien, eingebundenen Geschichten, Elternberatung und Konfliktlösung sowie Mobbingprävention vorhanden.

Eine Level-I-Meta-Analyse (Durla, Weissberg, Dymnicki, Taylor & Schellinger, 2011) hat die Effektivität von einem allgemeinen schulweiten SEL Programm evaluiert. Sie fanden heraus, dass die Teilnehmer der Interventionsgruppe, verglichen mit einer Kontrollgruppe, signifikant verbesserte soziale und emotionale Fertigkeiten zeigten. Des Weiteren fanden die Autoren verbessertes Verhalten, schulische Leistungen und Einstellungen nach der Teilnahme in SEL Programmen.

Eine weitere Level-I-Meta-Analyse (Wells, Barlow & Stewart-Brown, 2003) evaluierte die Effektivität von allgemeinen Ansätzen zur psychischen Gesundheitsförderung und Krankheitsprävention. Programme, die einen Whole-School-Ansatz von mehr als einem Jahr anwendeten und die Förderung von psychischer Gesundheit fokussierten, waren im Gegensatz zur Prävention von psychischen Krankheiten erfolgreich. Eine Level-I-RCT (randomisiert kontrollierte Studie), welche einen sozial-emotionalen Lehrinhalt zur Prävention von Verhaltensbeeinträchtigungen von Schülern der ersten bis dritten Klasse evaluiert, fand in der Nachuntersuchung nach drei Jahren keinen Unterschied in der sozialen Kompetenz (*Conduct Problems Prevention Research Group*, 2002). Jedoch war es bei den Kindern der Interventionsgruppe im Vergleich zu den Kindern in der Kontrollgruppe weniger wahrscheinlich, ernsthafte Verhaltensbeeinträchtigungen zu zeigen.

Zwei Studien untersuchten Programme für soziale Fertigkeiten. Durlak, Weissberg und Pachan (2010) evaluierten in einer Level-I-Meta-Analyse die Effektivität von Nachmittagsprogrammen (after-school-programs), welche entweder ein Ziel zu sozialen Fertigkeiten oder zu anderen persönlichen Fertigkeiten haben. Teilnehmer der Nachmittagsprogramme hatten – verbunden mit der Schule – Verbesserungen im sozialen Verhalten und eine Reduzierung des Problemverhaltens. Ähnliche Ergebnisse wurden in einer von DeMar (1997) geleiteten Level-III-Studie festgestellt, welche die Effektivität von Programmen für soziale Fertigkeiten bei Kindern in gefährdeten Familien prüfte.

Gemischte Ergebnisse ergaben vier Level-I-Studien (Kraag, Zeegens, Kok, Hosman & Abu-Saad, 2006 [Meta-Analyse]; Mulcahy & Schachter, 1982 [randomisiert kontrollierte Gruppe]; Tuttle, Campbell-Heider & David, 2006 [RCT]; Vaughn & Ridley, 1983 [RCT]), die sich mit verschiedenen Unterthemen befassen. Kraag und Kollegen (2006) stellten verbesserte Coping-Fertigkeiten bei Interventionen fest, die Problemlösetraining beinhalten. Vaughn und Ridley (1983) fanden bei Vorschülern bei einer Intervention, die Problemlösetraining beinhaltete, eine verbesserte Interaktion mit Gleichaltrigen heraus. Mulcahy und Schachter (1982) entdeckten keinen Unterschied, als sie kognitives Self-Modeling und Beratung für Jugendliche verglichen. Tuttle und Kollegen (2006) fanden keinen Unterschied zwischen dem Training von kognitiven Fertigkeiten und einem gesundheitlichen Outreach-Programm zur Reduktion von Risikoverhalten bei Jugendlichen.

Der Einfluss von Elternberatung auf das Verhalten der Kinder wurde in zwei Level-I-RCTs studiert. Wahler und Meginnis (1997) fanden heraus, dass Bildung in Form von Spiegeln oder Lob bei Eltern von Grundschulkindern im Vergleich zur Kontrollgruppe eine höhere Compliance der Kinder und eine höhere Zufriedenheit zwischen Kind und Mutter zur Folge haben. Walker und Kollegen (1998) untersuchten die Effektivität eines allgemeinen Mehrkomponenten-Programmes, in dem Eltern-Instruktionen mit eingeschlossen war, um antisoziales Schulverhalten in gefährdeten Kindergärten zu verhindern. Von denjenigen Kindern in der Interventionsgruppe wurde berichtet, dass sie sich im Vergleich zur Kontrollgruppe in der Nachuntersuchung weniger aggressiv verhielten.

Fünf Studien untersuchen die Effektivität von schulbasierten, allgemeinen Programmen zur Prävention von Mobbing und Gewalt. Vreeman und Carroll (2007) berichten in einem Level-I-SR (systematischen Review) von unzureichender Evidenz für Mobbingpräventionsprogramme. In einem neueren systematischen Review und einer Meta-Analyse berichten Ttofi und Farrington (2012), dass schulbasierte Anti-Mobbing-Programme im Vergleich zur Kontrollgruppe effektiv sind, um Mobbing und Schikanen um ungefähr 20 % zu reduzieren. Die Autoren berichteten, dass die wichtigsten Komponenten eines Anti-Mobbing-Programms die Elternberatung, verbesserte Spielplatzbeaufsichtigung und Klassenraummanagement sind. Lefebvre-Pinard und Reid (1980 [Level-I-RCT]) stellten fest, dass soziales Konflikttraining und Lernen am Modell positive Effekte auf die Kommunikation hat. Stevahn, Johnson, Johnson, Oberle und Wahl (2000 [Level-I-RCT]) berichteten, dass Schüler, die einer Intervention von täglichem Konfliktlösetraining zugeteilt wurden, vermehrtes Wissen über Vorgehensweisen im Verhandeln im Vergleich zur Kontrollgruppe hatten. Eine Level-III-Prä-Post-Studie (Bosworth, Espelage & DuBay, 1998) evaluierte die Effektivität eines computerbasierten Gewaltpräventionsprogramms und stellte fest, dass jugendliche Teilnehmer erhöhte Konfliktmanagmentfertigkeiten und prosoziales Verhalten haben.

Allgemeine Gesundheitsförderungsprogramme

Das zweite Thema innerhalb Ebene 1 beinhaltet allgemeine Programme der Gesundheitsförderung. Unterthemen, die innerhalb der Gesundheitsförderung identifiziert wurden, sind Stressmanagment, Gesundheitskompetenz und Yoga. Eine Level-I-Meta-Analyse (Kraag et al., 2006) evaluierte die Effektivität von schulbasierten Programmen zum Stressmanagement und für Coping-Fertigkeiten für Kinder der dritten bis achten Klasse. Neunzehn Studien wurden in die Meta-Analyse eingeschlossen und die Ergebnisse zeigten an, dass obwohl positive Effekte zur Stressreduktion und zur Erhöhung von Coping-Fertigkeiten bei den Studienteilnehmern vorhanden waren, es keinen Effekt bei der Selbstwirksamkeit gab.

Ein Level-I-RCT (Pinto-Foltz, Logsdon & Myers, 2011) evaluierte die Effektivität von einem psychischen Gesundheitskompetenzprogramm für Jugendliche. Bei der Nachuntersuchung nach einer Woche wurden keine Unterschiede in der psychischen Gesundheitskompetenz in Bezug auf Wissen oder Einstellung zu psychischer Krankheit zwischen den Interventions- und Kontrollgruppen gemessen. Dennoch erhöhte sich die Gesundheitskompetenz bei den Teilnehmern der Interventionsgruppe nach vier und nach acht Wochen.

Untersuchungen über die Effektivität eines Bildungsprogrammes zur Prävention von Rückenverletzungen wurde in zwei Studien (Cardon, De Clerq & DeBourdeaudhuij, 2002 [Level-II]; Geldhof, Cardon, DeBourdeaudhuij & De Clercq, 2007 [Level-I]) mit Nachuntersuchungen nach dem ersten und zweiten Jahr berichtet. Die Nachuntersuchung im ersten Jahr deutet darauf hin, dass die auf Rückenschule abgezielten Gesundheitsförderungsprogramme effektiv waren, um Rücken- und Nackenschmerzen bei Grundschülern zu vermindern (Cardon et al., 2002).

Bei der Nachuntersuchung nach zwei Jahren berichteten im Vergleich zur Kontrollgruppe mehr Kinder in der Rückenschulgruppe von der Nutzung von vorteilhaften biomechanischen Haltungsprinzipien des Rückens beim Heben von Objekten, Tragen von Rucksäcken und beim Sitzen.

Drei Studien untersuchten den Effekt von Yoga und yogabasierten Interventionen auf Kinder und Jugendliche. Ein Level-I-SR (Galantino, Galbavy & Quinn, 2008), welcher zehn Studien evaluierte, berichtete, dass Yoga wirksam war, um kardiorespiratorische Funktionen, Greifkraft, Flexibilität und den Körperbau zu verbessern. Die Ergebnisse von Studien über neuromuskuläre Funktionen sind unzureichend. Ein zusätzlicher Level-I-SR (Birdee et al., 2009) evaluierte 26 Studien in einer vielfältigen Population im Alter bis 21 Jahre. Die Ergebnisse verdeutlichen eine vorläufige Evidenz, dass Yoga vorteilhaft für die physische Fitness und die kardiorespirative Gesundheit bei Kindern und Jugendlichen ist. Eine Level-II nicht randomisiert kontrollierte Studie von 62 in der Innenstadt zur Schule gehenden Viert- und Fünftklässlern, die an einem Yoga Programm nach der Schule teilnehmen (Berger, Silver & Stein, 2009), fand heraus, dass diejenigen in der Yogagruppe als Antwort auf Stress von weniger negativem Verhalten berichteten als diejenigen in der Kontrollgruppe. Es gab keine Unterschiede zwischen den Gruppen beim globalen Selbstwert und der Wahrnehmung von Wohlbefinden.

Eine Level-I-Meta-Analyse (Waters et al., 2011) liefert eine starke Evidenz, dass sich Adipositasprogramme in der Kindheit besonders bei Kindern zwischen sechs und zwölf Jahren auf den Body-Mass-Index auswirken. Die vielversprechenden Strategien für Ergotherapeuten umfassen folgendes: Entwicklung eines Schullehrplanes, welcher gesunde Ernährung und physische Aktivität beinhaltet sowie physische Aktivität und Bewegungsfertigkeiten in der Schule steigert, unterstützende Umwelt und kulturelle Bräuche zur Förderung von gesunder Ernährung und gesteigerter körperlicher Aktivität und Unterstützung für Lehrer und Eltern zur Verfügung stellen, um gesunde Ernährung und körperliche Aktivität zu erhöhen.

Allgemeine Spiel- /Erholungs- / Freizeitprogramme

Das dritte Thema der Ebene 1 umfasst Interventionen im Zusammenhang mit Spiel, Erholung und Freizeit. Unterthemen waren Erholungsprogramme, die sich auf individuelle Interessen der Teilnehmer konzentrieren, strukturierte Kunstprogramme (structured art programms), welche vorwiegend Schauspiel nutzen und Freizeitaktivitätenprogramme, welche Kooperation und Team Building betonen.

Eine Level-I-RCT (McNeil, Wilson, Siever Ronca & Mah, 2009) befasst sich mit dem Einsatz von Freizeitmitarbeitern (recreation facilitors) oder Übergangsbegleitern (connectors) in Nachmittagsprogrammen in den Klassen 3-5 in Gegenden mit hoher Arbeitslosigkeit in Alberta, Kanada. Die Freizeitmitarbeiter arbeiteten mit Kindern und Familien, um die Beteiligung an Erholungsaktivitäten zu erhöhen. Obwohl Schüler der Interventionsgruppe im Vergleich zu denen der Kontrollgruppe ihre Beteiligung an physischer Aktivität erhöhten, gab es keine Unterschiede zu Gruppen auf einer fertigkeitsbasierten Subskala von Aktivitäten.

Eine nicht randomisierte Level-II-Studie (Jones & Offord, 1989) verglich fertigkeitsbasierte Erholungsprogramme für Kinder im Alter von 5 bis 15 Jahren in verschiedenen Bereichen und traditionelle Erholungsprogramme ohne fertigkeitsbasiertes Training. Kinder der fertigkeitsbasierten Gruppe erhöhten ihr Können bei Aktivitäten wie Hockey, Tanzen und Gitarre und hatten, verglichen mit der Kontrollgruppe, eine gewisse Einbindung in Gemeinschaftsaktivitäten. Obwohl es keine Unterschiede zwischen den Gruppen verhaltensbezogener Maßnahmen gab, sind dort in Nachuntersuchungen signifikant weniger polizeiliche Anzeigen gegen Schüler der Interventionsgruppe gemacht worden.

Drei Studien untersuchten den Einfluss von der Beteiligung an darstellender Kunst auf Kinder und Jugendliche. Ein Level-I-SR (Daykin et al., 2008) zur Durchführung von Kunstinterventionen (vorrangig Drama-Intervention) fand heraus, dass die stärksten positiven Outcomes die Interaktion mit Gleichaltrigen und die sozialen Fertigkeiten sind. Zwei nicht randomisierte Level-II kontrollierte Studien (Walsh-Bowers & Basso, 1999; Wright et al., 2006) fanden ähnliche Verbesserungen in den sozialen Fertigkeiten bei der Teilnahme in Schauspielprogrammen heraus. Wright und Kollegen (2006) fanden, verglichen mit einer Kontrollgruppe, zusätzlich signifikante Verringerungen von emotionalen Problemen in der Population mit geringem Einkommen, die strukturierte Kunstinterventionen erhielten.

Fertigkeiten, die für die Partizipation in Gruppen und Aktivitäten notwendig sind, wurden in drei Studien untersucht. Eine randomisierte kontrollierte Level-I-Studie (Kutnick & Brees, 1982) bezieht Techniken zur Kooperation in Spielaktivitäten von Grundschulkindern ein und konnte zunehmendes kooperatives Verhalten und abnehmendes Wettbewerbsverhalten feststellen. Ebbeck und Gibbons (1998) [Level-I-RCT] stellten eine Verbesserung im Selbstkonzept beim Teilnehmenden an teambildenden Aktivitäten mit körperlichen Herausforderungen im Sportunterricht fest. Keine Unterschiede im Selbstwertgefühl und die Fähigkeit, mit Anderen zu arbeiten, wurden in einer nicht randomisiert kontrollierten Level-II-Studie gesehen, welche die Wirksamkeit eines Fahrradreparaturprogrammes für Jugendliche mit geringem Einkommen untersuchte (Kinnevy, Healy, Pollio & North, 1999).

4.1.4 Zusammenfassung: Allgemeine Gesundheitsleistungen

Ergotherapeuten sind gut vorbereitet, um aktive Teilnehmer in der Versorgung der allgemeinen psychischen Gesundheitsleistungen zu sein. Die Aufmerksamkeit auf Barrieren und Möglichkeiten zur Bereitstellung von Leistung zur Förderung von psychischer Gesundheit und zur Vorbeugung von Risikofaktoren ist der Schlüssel, um sich von einem Schwerpunkt von Interventionen für Kinder, bei denen bereits psychische Gesundheits- und/oder Verhaltensstörungen identifiziert wurden, zu einer Intervention für alle Kinder zu bewegen. Der soeben präsentierte, evidenzbasierte Review unterstützt den Einsatz von Sozialkompetenzprogrammen auf der allgemeinen Ebene (Ebene 1), um sozial-emotionale Funktionen zu fördern und Problemverhalten zu reduzieren.

Darüberhinaus gibt es moderate bis starke Evidenz für die Nutzung von Spiel-, Erholung-, oder Freizeitprogrammen zur Verbesserung von sozialen Fertigkeiten und Interaktionen zwischen Gleichaltrigen. Programme, die sich auf die Gesundheitsförderung (z.B. Stressmanagement, Gesundheitskompetenz, Rückenschule, Yoga) konzentrieren, zeigten zudem eine Reihe an positiven Auswirkungen inklusive verbesserten sozialen und/oder physischen Funktionen sowie verminderten Symptomen. Obwohl nicht allumfassend, liefert **Tabelle 4-1** weitere Beispiele von ergotherapeutischen Leistungen auf der allgemeinen Ebene (Ebene 1), die Wissen, Evaluation und Intervention hervorheben.

4.2 Ebene 2: Gezielte psychische Gesundheitsleistungen

Zielgerichtete Interventionen sind auf Kinder und Jugendliche mit gefährdenden Lern-, Emotions- oder Lebenserfahrungen ausgerichtet, die problematische Verhaltensweisen und/oder psychische Problemen entwickeln können. Zum Beispiel könnten Kinder mit körperlichen oder entwicklungsbedingten Beeinträchtigungen zu kämpfen haben mit niedrigerem Selbstwertgewühl, dem Gefühl des „Anders sein“ oder dem Stress, der mit häufigen Krankenhausaufenthalten einhergeht. Kinder, die in Armut leben, laufen Gefahr, an riskanten Straßenaktivitäten teilzunehmen oder in chronischer Angst zu leben, weil sie in gefährlichen Wohngegenden und Nachbarschaften leben. Im Gegensatz zu den allgemeinen Leistungen konzentriert sich die *Person-Betätigung-Umwelt Transaktion* insbesondere auf die Gruppe von Kindern und Jugendlichen mit einem Risiko, psychische Probleme zu entwickeln. Neben den gezielten Leisungen sollten Kinder und Jugendliche, die ein Risiko für psychische Gesundheitsprobleme haben, zusätzlich allgemeine Leistung auf der Ebene 1 erhalten.

Auf der Ebene 2 wird im Allgemeinen bei Kindern noch keine psychische oder emotionale Störung erkannt, sondern sie beginnen oft, subtile Änderungen in der Performanz zu zeigen. Gesundheitsleistungen betonen sowohl die Prävention von psychischen Erkrankungen als auch die Förderung von Kompetenzen, um frühe Symptome (z.B. Zeitmanagement, Entspannungsstrategien) auszugleichen. Ergotherapeuten können sich auf die Anpassung von Aktivitäten und Umgebungen konzentrieren, um eine erfolgreiche Teilhabe zu fördern, sowie Strategien zur Minimierung von frühen Symptomen und zu einer positiven psychologischen Funktionsweise zu verhelfen: z.B. Zuweisen von Teilaufgaben zu einer bestimmten Zeit, um den Abbruch von Schulaufgaben sowie die Angst zu minimieren, Vorstellen von Entspannungsstrategien. Auf dieser Ebene wurde das PBS entworfen, um Schüler zu unterstützen, die gefährdende Lern-, Verhaltens- oder Lebenserfahrungen gemacht haben und sich problematisch verhalten (Freemann et al., 2006). Die Umsetzung auf dieser Ebene beginnt mit einem kurzen funktionellen Verhaltensassessment. Anschließend wird ein Unterstützungsplan entwickelt, der möglicherweise „Interventionen enthält, wie dem Schüler ein funktionell gleichwertiges Ersatzverhalten für das Problemverhalten beizubringen oder die Umwelt neu zu arrangieren, um so die Wahrscheinlichkeit des Auftretens

Tabelle 4-1: Beispiele für allgemeine ergotherapeutische Leistung

Allgemeine Leistung	Schule
Zielgruppe: Alle Kinder mit und ohne Behinderung **Ergotherapeutische Leistung** Fokus richtet sich auf: • Schaffen von positiven Umwelten • Einbettung von Whole-School-SEL-Programmen (Durlak et al., 2011) • Förderung der psychischen Gesundheitskompetenz • Zusammenarbeit mit Pflegekräften, Jugendlichen und Teams zur Förderung der psychischen Gesundheits-Awareness (z. B. dienen diese Gremien der Förderung der positiven psychischen Gesundheit) • Beobachtung von Affekt- und Partizipationsmustern bei allen Kindern • Eine erfolgreiche und angenehme Teilhabe an Betätigungsperformanzbereichen fördern, einschließlich Strukturieren von Freizeitbeschäftigungen in Nachschulprogrammen	*Wissensgewinn* • Informationen über das hochmoderne psychosoziale Gesundheitsförder- und Präventionsprogramm in renommierten fachlichen Assistenzzentren (z. B. CASEL) und aktueller Literatur • Informationen über öffentliche Richtlinien bezüglich der psychischen Gesundheit von Kindern auf lokaler, staatlicher und nationaler Ebene *Evaluation* • Identifikation von Bemühungen schulischerseits zur Förderung der psychischen Gesundheit, sozial-emotionalem Lernern (SEL) sowie Verwendung von Unterstützung der positiven Verhaltensinterventionen (PBS). Betreuung der Umsetzung in vielfältigen Kontexten (Klassenzimmer, Flure, Pausenraum, Spielplatz und Toiletten) • Aufmerksamkeit hinsichtlich Schulpräventionsprogrammen, die sich auf Risikominderung konzentrieren (z. B. jugendliche Schwangerschaft, Drogenkonsum, Selbstmord, Mobbing), Teilhabe fördern und deren Botschaft verstärken • Bewertung von Faktoren während des Mittagessens und andere Pausen, die soziale Teilhabe von Schülern behindern können • Beobachtung aller Kinder informell auf Verhaltensweisen, die auf psychische Probleme oder Einschränkungen in der sozial-emotionalen Entwicklung hinweisen könnten. Kommunikation bedenklicher Beobachtungen im Schulteam *Intervention* • Mitwirkung an Whole-School-SEL-Programmen durch Einbettung von Strategien in Interventionen (Durlak u. a. 2011) • Beitrag an Whole-School-Antimobbing-Programmen durch Einbettung von Strategien in Intervention einbetten (Ttofi & Farrington, 2009) • Unterstützung von Schulprogrammen zur Förderung der psychischen Verfassung. Unterstützung der Zusammenarbeit mit Gesundheitspädagogen und Schulkrankenschwestern in der Förderung der psychischen Gesundheitskompetenz (Pinto-Foltz et al., 2011) • Förderung von psychischer und körperlicher Gesundheit durch Einbettung von Stressmanagement- und Bewältigungsfähigkeit (Kraag et al., 2006); Yoga (Berger et al., 2009, Birdee et al., 2009) • Bereitstellung von betrieblichen Bildungsangeboten für das Lehr- und Schulpersonal zu folgenden Themen: – Sensorische Verarbeitung: Wie kann man die Schulungspraktiken auf die unterschiedlichen sensorischen Bedürfnisse von Schüler und Schüler anpassen, um Teilnahme und Verhaltensregulation zu verbessern (z. B. das Alert-Programm) – SEL: SEL-Aktivitäten in Klassenzimmerroutinen und -aktivitäten einbetten (z. B. Gefühle identifizieren, darüber nachdenken, wie Gefühle das Verhalten beeinflussen, Perspektive, Walker et al., 1998) – Positive psychische Gesundheit und die Art der Aktivitätenteilhabe, die dazu beiträgt, sie zu fördern • Beratungen mit den Lehrern, um ihnen zu helfen, die effektivsten Lernstile der Schüler zu erkennen. Sicherstellen, dass die Schüler in der Lage sind, Unterrichtsanforderungen zu erfüllen und bei Bedarf Änderungen vornehmen • Feststellung, dass der Geltungsbereich der ergotherapeutischen Praxis soziale Teilhabe, sozial-emotionale Funktion innerhalb der psychischen Gesundheit (auf allen Ebenen) umfasst **Gemeinde/Kommune** *Wissenserweiterung* • Informationen zu psychischen Gesundheitskompetenzen auf nationaler, staatlicher und kommunaler Ebene *Evaluation* • Identifikation von kommunalen Möglichkeiten hinsichtlich einer integrativen Teilnahme an der psychischen Gesundheitsbildung und ihrer Förderung

Allgemeine Leistung	Schule
	Intervention • Einbettung des SEL-Programms in Nachmittagsprogrammen (Durlak et al., 2010) • Förderung von Chancen für alle Kinder und Jugendliche, sich an strukturierten Freizeitangeboten zu beteiligen. Den Kindern helfen, die Beziehung zwischen Teilnahme an sinnvollen Freizeitaktivitäten und positiver psychischer Verfassung zu erkennen. Die Teilnahme an darstellenden Kunstaktivitäten kann die Gruppeninteraktion und soziale Kompetenzen fördern (Daykin et al., 2008, Walsh et al., 1991, Wright et al., 2006). • Befürwortung von strukturierten Freizeitaktivitäten (Kunst, Musik, Theater, Sport, Vereine)

Anmerkung. PBS = positive behavioral intervention and supports; CASEL = Collaborative for Academic, Social, and Emotional Learning; PBIS = positive behavioral interventions and supports; SEL = social and emotional learning; MH _ mental health. From „Occupational Therapy Process: A Public Health Approach to Promoting Mental Health in Children and Youth" by S. Bazyk, in *Mental Health Promotion, Prevention, and Intervention With Children and Youth: A Guiding Framework for Occupational Therapy* (p. 30), by S. Bazyk (Ed.), 2011b, Bethesda, MD: AOTA Press. Copyright © 2011 by the American Occupational Therapy Association. Mit Erlaubnis angepasst

eines Problemverhaltens zu reduzieren" (Kutash et al., 2006, S. 30).

Um einen effizienten Einsatz von Ressourcen und Zeit zu fördern, kann zur Unterstüzung von Schülern und Studenten mit ähnlichen Bedürfnissen ein Interventionsprogramm in einer Kleingruppe angeboten werden. Ein Gruppenbeispiel umfasst die Teilnahme an einer sozialen Kompetenzgruppe, in der spezifische Verhaltensweisen von den Gruppenmitgliedern gelernt, modelliert und genutzt werden (Kutash et al., 2006). Auf dieser Ebene können Ergotherapeuten mit Lehrern, Logopäden oder Sozialarbeitern zusammenarbeiten, um solche gezielten Interventionen zu entwickeln und zu unterstützen.

4.2.1 Evaluation

Um den Bedürfnissen von Jugendlichen gerecht zu werden, bei denen das Risiko besteht, eine psychische Erkrankung zu entwickeln, ist es wichtig, dass Ergotherapeuten die spezifischen Bedürfnisse dieser Population kennenlernen. Obwohl Strategien zur Vermeidung von Problemverhalten in der Schule eine erhebliche Aufmerksamkeit erhalten haben, wurde die Prävention von psychischen Erkrankungen durch frühzeitige Identifizierung und Intervention nicht vorgenommen. Forness (2003) schlug vor, dass die Anwendung des Konzepts der Entwicklungspsychopathologie Familien und Fachkräften dabei helfen kann, bei der Früherkennung von emotionalen oder Verhaltensstörungen proaktiver zu sein. Die Entwicklungspsychopathologie geht davon aus, dass der Entwicklungsverlauf solcher Erkrankungen aus einer Vielzahl von frühen genetischen und/oder umweltbedingten Faktoren resultiert, die oft übersehen werden (Forness Kavale, MacMillan, Asarnow, & Duncan, 1996).

Eltern, Lehrer und Dienstleister, die täglich mit Kindern und Jugendlichen zusammenarbeiten, können frühe Symptome und/oder leichte Funktionsbeeinträchtigungen bemerken und sie aber als nichtfrühe Symptome einer psychiatrischen Störung erkennen. Inhärent in dem Konzept der Entwicklungspsychopathologie ist die Notwendigkeit einer Früherkennung und Primärprävention – von „frontloading" Bemühungen bei den frühesten Anzeichen von Schwierigkeiten statt „backloading" Bemühungen, lange nachdem eine Diagnose bestätigt worden ist (Forness, 2003).

Retrospektive Studien haben gezeigt, dass bei Kindern mit frühen Anzeichen von emotionalen Beeinträchtigungen oft eine Lernschwierigkeit oder verwandte Probleme in den Schulen (Lopez, Forness, MacMillan, Bocian, & Gresham, 1996) identifiziert wurden. Einige spezielle sonderpädagogische Begriffe, wie etwa Lernbehinderung oder Sprachprobleme, neigen dazu, als Gatekeeping-Kategorien des ersten Arbeitsbereichs für Schüler mit psychischen Problemen (Hoagwood & Johnson, 2003) zu dienen. Darüber hinaus fanden Forscher heraus, dass der Eintritt in eine sonderpädagogische Maßnahme im mittleren Alter von sieben bis acht Jahren erfolgte, die Eltern aber berichteten, dass schon im Alter von drei bis fünf Jahren etwas auffällig war (Duncan, Forness, & Harsough, 1995).

Obwohl die Funktionsanalyse des Verhaltens und die positive Verhaltensunterstützung in Schulen überregional angewandt worden sind, um auffälliges Verhalten anzusprechen, hat die Aufmerksamkeit auf die Entdeckung von frühen Zeichen einer möglichen psychiatrischen Störung gefehlt (Forness, 2003). Universelle und gezielte Leistungen sollten systematisch ihre Aufmerksamkeit auf interdisziplinäres Screening und die Verweise auf psychische Störungen beinhalten. Ergotherapeuten, mit ihrem Wissenshintergrund in Psychopathologie und Verhalten, können eine wichtige Rolle bei einer solchen Früherkennung, dem Screening und der Intervention spielen.

Kinder mit und ohne körperliche oder emotionale Beeinträchtigungen haben wahrscheinlich irgendwann in ihrem Leben mit situativen Stressoren wie elterliche Scheidung, der Tod eines Familienmitglieds, Leben in Armut, Freundschaftsproblemen, Mobbing oder akademischen Herausforderungen zu kämpfen. Während dieser Zeiten können Charakterstärken, Bewältigungsstrategien und Umweltunterstützung als wichtige Puffer bei der Prävention von psychischen Erkrankungen dienen (Catalano et al., 2002). Während der Interaktion und der Beobachtung von Kindern können sich Ergotherapeuten auf die möglichen Situationsstressoren einstellen und sich dafür einsetzen, solchen Stressoren entgegenzuwirken und Kompetenzen aufzubauen, die diesen entgegenwirken (z. B. Trauer-Unterstützungsgruppen, Teilnahme an Freizeitprogrammen).

Die Evaluation auf dieser Ebene muss ein effizientes, aber sorgfältiges Screening auf subtile Verhaltensänderungen und funktionale Fertigkeiten ermöglichen. Innerhalb des Schulsettings werden die Schüler auf dieser Ebene nicht als therapiebedürftig identifiziert und daher nicht offiziell in die Fallpauschale des Therapeuten aufgenommen. Im Einzelnen zeigen einige Kinder leichte psychische Symptome, die nicht sofort als Störung sichtbar sind und daher oft unentdeckt bleiben (Koppelman, 2004). Zum Beispiel könnte ein Kind, das leicht deprimiert, ruhig und zurückgezogen ist, sich schulisch unterschätzen, während ein Kind mit leichter Aufmerksamkeitsdefizit-Hyperaktivitätsstörung (ADHS) Schwierigkeiten haben kann, sich zu konzentrieren und Hausaufgaben zu erledigen. Angst könnte übermäßigen Stress verursachen, wenn das Kind vor der Klasse sprechen muss.

Ergotherapeuten können sowohl informelle als auch formale Strategien in der Evaluation nutzen, um Risiken, Verhaltensänderungen, funktionale Fertigkeiten oder die frühzeitige Anwesenheit von psychischen Problemen in relevanten Bereichen der Betätigungsperformanz zu identifizieren. Beispiele für ausgewählte Assessments der psychosozialen Funktion sind in **Tabelle 4-2** hervorgehoben. Es können eine Vielzahl von Strategien angewendet werden, einschließlich Beobachtungen von Performanz und sozialer Interaktion, informellen Interviews des Schülers oder Lehrers oder Screening-Assessments.

Weil die Ausbildung der Lehrkräfte nicht im Allgemeinen darauf vorbereitet, psychische Probleme zu erkennen, können Ergotherapeuten eine Rolle bei der frühzeitigen Identifizierung und Psychoedukation spielen (Koller & Bertel, 2006). Die Edukation von Lehrkräften hinsichtlich der frühen Anzeichen von psychischen Erkrankungen und Präventionsstrategien (proaktiv auf Stärken basiert), kann ihnen helfen, frühzeitig Probleme zu identifizieren und diese in die Entwicklung von geeigneten Klassenzimmeranpassungen einzubeziehen.

4.2.2 Intervention

Nach der Evaluation kann die Umsetzung ausgewählter früherer Interventionsaktivitäten erfolgen. Auf dieser Ebene können die Ergotherapeuten mit Lehrern, Sozialarbeitern oder anderen psychiatrischen Dienstleistern zusammenarbeiten, um solche ausgewählten Interventionen zu entwickeln und zu unterstützen. Die Zahl der Kinder mit unterschwelligen psychischen Problemen bleibt unbestimmt, so ist eine frühzeitige Intervention und Prävention erforderlich, bevor Probleme eskalieren (Koller & Bertel, 2006).

Interventionen auf dieser Ebene umfassen eine Kombination von Modifikationen der Umwelt, Änderung der Aufgabe und/oder verbesserten Möglichkeiten, sich in gesundheitsfördernden Betätigungen zu engagieren. Ein Beispiel für eine Veränderung der Umgebung ist die Bereitstellung von farbcodierten Notebooks für ein Kind mit ADHS und die Ermutigung von Lehrern, Bewegungspausen für das Kind in den Unterricht einzubauen. Die Modifizierung einer Aufgabe könnte mit einer Verringerung der Erwartungen an ein Kind verbunden sein, das seine Angst dadurch demonstriert, dass es eine Hausaufgabenanweisung nicht befolgt. So muss es dadurch vielleicht nur einen Teil der Hausaufgabe zu einer bestimmten Zeit bearbeiten. Verbesserte Chancen, sich in gesundheitsfördernde Betätigungen einzubringen, könnte die Teilnahme an einer aktivitätsbasierten Trauerunterstützungsgruppe für Kinder beinhalten, die den Verlust eines Familienmitglieds oder Freundes erlebt haben.

Betätigungsbasierte Gruppen

Obwohl die Intervention eine Rücksprache mit dem Lehrer, dem Kind und/oder der Familie erfordern könnte, ist der Einsatz betätigungsbasierter Gruppen

Tabelle 4-2: Evaluation auf gezielter und intensiver Ebene: Ausgewählte Assessments mit Fokus auf soziale Partizipation, Betätigungsperformanz und Lebensqualität bei Kindern und Jugendlichen

Assessment	Absicht
Assessment Scale for Positive Character Traits for Developmental Disabilities (ASPeCT–DD) (Woodard, 2009)	Entwickelt, um Vorhandensein und Stärke ausgewählter stärkenbasierter Eigenschaften, die Auswirkungen auf Zufriedenheit und die Lebensqualität haben, bei Menschen mit Entwicklungsverzögerungen zu betrachten.
CAPE/PAC: Children's Assessment of Participation and Enjoyment (CAPE) and Preferences for Activities of Children (PAC) (King et al., 2004)	Im Fokus steht die Einschätzung der Teilhabe oder des Engagements in Freizeit-, Sozial oder körperlichen Aktivitäten.
Child Health Questionnaire (CHQ) (Waters, Salmon, & Wake, 2000)	Entwickelt, um den funktionalen Gesundheitszustand, das Wohlbefinden und das gesundheitliche Outcome von Kindern im Alter von 0 bis 18 Jahren zu messen. Misst 12 Bereiche der Gesundheit wie Verhalten, körperliche Schmerzen, allgemeine Gesundheit und psychische Gesundheit.
Devereux Student Strengths Assessment (K–8) (DESSA) (LeBuffe, Shapiro, & Naglieri, 2009) Devereux Early Childhood Assessment for Infants and Toddlers (DECA–I/T) Devereux Early Childhood Assessment for Preschoolers (DECA)	Stärkenbasierte Einschätzungen, die in der Resilienz-Theorie verankert sind, um sozial-emotionale Kompetenz und Schulerfolg zu messen. Eine nützliche Bewertung zur Messung von Veränderungen infolge sozialer und emotionaler Lernprogramme (SEL).
ITSEA/BITSEA Comprehensive Kit ITSEA (Infant–Toddler Social–Emotional Assessment) BITSEA (Brief Infant–Toddler Social–Emotional Assessment) (Briggs-Gowan & Carter, 2006)	ITSEA → Screen für sozial-emotionale Probleme. BITSEA → eingehende Analyse sozial-emotionaler Entwicklung und entstehender Interventionsberatung; 17 Subskalen in vier Domänen; Elternformular und Erzieherformular.
OT PAL (Occupational Therapy Psychosocial Assessment of Learning) (Townsend et al., 1999)	Beurteilt die psychosozialen Aspekte der Leistungsfähigkeit eines Schülers im Klassenzimmer als Teil der Evaluation, um die Schülerumgebung zu bestimmen.
PEGS: Perceived Efficacy and Goal Setting System (Missiuna, Pollock, & Law, 2004)	Ein innovatives und motivierendes Instrument, das es kleinen Kindern ermöglicht, über ihre Stärken und Fertigkeiten nachzudenken und Bereiche der täglichen Herausforderung zu identifizieren. Die kollaborative Zielsetzung umfasst Kinder und ihre Familien bei der Ermittlung von Prioritäten für die Intervention.
School Function Assessment (SFA) (Coster, Deeney, Haltwanger, & Haley, 1998)	Entworfen, um die Leistung der Schüler in funktionalen Aufgaben zu messen, die die Teilnahme an schulischen und sozialen Aspekten der Grundschule unterstützen. Fokus liegt auf nicht-schulischen Aspekten der Schulfunktion, die ein Bewältigen der Schule unterstützen.
Social Skills Rating System (SSRS) (Gresham & Elliot, 1990)	Screent und klassifiziert Kinder mit Verdacht auf soziale Verhaltensprobleme mittels drei Rating-Formularen für Schüler, Lehrer und Elternteile. Bewertet soziale Kompetenzen, Problemverhalten und schulische Kompetenz.
School Setting Interview (SSI) Elematary and high school (Hoffmann, Hemmingsson, & Kielhofner, 2000)	Klientenzentriertes, halbstrukturiertes Interview zur Beurteilung der Schülerumgebung und zur Ermittlung des Bedarfs von Anpassungen in physischen oder sozialen Kontexten.
Youth Quality of Life Instrument-Research Version (YQOL-R) Seattle Quality of Life Group, University of Washington (Topolski et al., 2001)	Ein leicht verständlicher, selbstverwalteter Fragebogen zur Beurteilung der Lebensqualität von Jugendlichen im Alter von 11–18 Jahren, einschließlich solcher mit und ohne Behinderungen.

Anmerkung: Aus „Occupational Therapy Process: A Public Health Approach to Promoting Mental Health in Children and Youth" by S. Bazyk, in *Mental Health Promotion, Prevention, and Intervention With Children and Youth: A Guiding Framework for Occupational Therapy* (p. 37), by S. Bazyk (Ed.), 2011b, Bethesda, MD: AOTA Press. Copyright © 2011 by the American Occupational Therapy Association. Mit Erlaubnis angepasst.

auf der Ebene gezielter Interventionen besonders geeignet. „In diesen Gruppen entwickeln Kinder Fertigkeiten, produktive Gewohnheiten und Performanzmuster, die ihre Fähigkeit unterstützen, die sozialen Anforderungen und Aufgabenanforderungen in ihren täglichen Betätigungen erfolgreich zu bewältigen" (Olson, 2011, S. 98). Die Ergotherapie hat eine lange Tradition, Gruppen als wichtigen Kontext für die Intervention zu nutzen. Neben der Teilhabe an bedeutungsvoller Betätigung sollen die ergotherapeutischen Gruppen Interaktionen mit Gleichaltrigen, Gruppenprozess und Leitungsbeteiligung zur Förderung des Wandels auf individueller und Gruppenebene bezwecken (Schwartzberg, 2003).

Zielgerichtete Aktivitäten wie Kunst und Handwerk, Spiele oder Kochaktivitäten werden genutzt, um die Entwicklung von Fertigkeiten in verschiedenen Betätigungen zu ermöglichen und das zwischenmenschliche und intrapersonale Lernen zu verbessern (Bruce & Borg, 1993). Während der Aktivität fördert die Ergotherapeutin den Gruppenprozess und die Entwicklung sozio-emotionaler Kompetenzen (z. B. soziale Kompetenzen, Identifizierung und Ausdruck von Gefühlen, eine positive Gruppenidentität). Der Gruppenprozess wird durch Berücksichtigung folgender fünf Faktoren bei der Planung, Durchführung und Überprüfung der Gruppe verbessert:

- Maximale Beteiligung durch gruppenzentrierte Maßnahmen
- Maximales Gefühl der individuellen Identität und Gruppenidentität
- „Flow" Erleben
- Spontane Beteiligung der Mitglieder
- Mitgliederunterstützung und Feedback (Schwartzberg, 2003).

Die Forschung deutet darauf hin, dass Kinder, die persönliche oder soziale Schwierigkeiten zeigen, mehr von kleinen Gruppen profitieren, die ein unterstützendes Umfeld bieten. Auch entwickeln sie mehr positive Beziehungen zu betreuenden Erwachsenen als diejenigen, die einzelne Interventionen erhalten (Blum & Rinehart, 1997). Darüber hinaus wurden kleine Therapiegruppen im Vergleich zur Einzeltherapie als wirksamer empfunden (Shechtman & Ben-David, 1999). Der Schwerpunkt der gezielten Interventionen hängt von den spezifischen Problemen der gefährdeten Gruppe ab, diese sind in **Tabelle 4-3** skizziert.

Schulsetting

Schüler allgemeinbildender Schulen, die aufgrund von psychisch-gesundheitlichen Problemen Verhaltens- oder Lernschwierigkeiten zeigen, können „koordinierte frühzeitig intervenierende Angebote" in Anspruch nehmen, auch wenn nach den Änderungen von IDEA 2004 kein Sonderunterricht oder damit verbundene Leistungen erforderlich sind (§ 613 f). Eine weitere Möglichkeit, Leistung für Schüler anzubieten, die nicht für einen Sonderunterricht in Frage kommen, ist im Abschnitt 504 des Rehabilitationsgesetzes (Rehabilitation Act) von 1973 gesichert. Für viele Schüler mit leichten psychischen Beeinträchtigungen reichen die unter dem Abschnitt 504 bewilligten Gelder aus, um Schulfunktionen zu verbessern. SEL-Gruppen könnten von einem Ergotherapeuten und einem Sprachtherapeuten zum Beispiel für Schüler mit Asperger-Syndrom gemeinsam durchgeführt werden. Betätigungsbasierte SEL-Gruppen können ebenso für andere Risikogruppen angeboten werden, darunter auch einkommensschwache, städtische Jugendliche (Bazyk, 2005, Bazyk & Bazyk, 2009).

Zuhause und in der Gemeinde

Neben den Schulfunktionen ist die Aufmerksamkeit für das Zuhause und die Teilhabe an der Gemeinde wichtig. Die enge Zusammenarbeit mit den Bezugspersonen, betreffend der frühzeitigen Interventionen und des Transfers in die häusliche Umgebung, muss fortgesetzt werden. Insbesondere die Förderung der erfolgreichen Teilhabe an sozialen und strukturierten Freizeitaktivitäten außerhalb der Schulzeit ist wichtig für den Aufbau von Kompetenzen und bietet erfreuliche Erfahrungen, die ein Gefühl von emotionalem Wohlbefinden fördern. Es wurden Ansätze zur Förderung der Beteiligung an bedeutungsvollen gemeindebasierten Betätigungen vorgeschlagen. Zum Beispiel bietet *Engaging and Coaching for Health* (EACH) (Engagement und Coaching für Gesundheit) Strategien zur Förderung einer anhaltenden körperlichen Aktivität bei Kindern durch einen Prozess der Erkundung, Engagement, Coaching und Erfahrungen (Ziviani, Poulsen, & Hansen, 2009). In diesem Zusammenhang wurde das ergotherapeutische Performanz-Coaching als ein Ansatz vorgeschlagen, um Eltern und ihren Kindern zu helfen, sich erfolgreicher an selbst identifizierten Betätigungen zuhause oder in der Gemeinde zu beteiligen (Graham, Rodger, & Ziviani, 2009).

Tabelle 4-3: Gezielte ergotherapeutische Leistung für gefährdete Kinder und Jugendliche

Risikofaktoren	Assoziierte psychische Gesundheitsrisiken	Risiken der Betätigungsperformanz	Vorgeschlagene ergotherapeutische Interventionen
Körperliche Behinderungen (Petrenchik, King, & Batorowicz, 2011)	Überbetonung der Rehabilitation von körperlichen Beeinträchtigungen überschattet die Aufmerksamkeit auf soziale und emotionale Bedürfnisse Mehr als wahrscheinlich im Vergleich zu typischen Jugendlichen, auf negative soziale Umgebungen zu stoßen (stigmatisiert, marginalisiert, sozial ausgegrenzt und gemobbt) Ca. 1 von 3 Kindern mit Entwicklungsstörungen werden gleichzeitig mit einem psychischen Zustand wie Angst und Depression identifiziert (Schwartz, Garland, Waddell & Harrison, 2006).	Weniger Möglichkeiten zur Teilhabe an außerschulischen Aktivitäten kann zu Langeweile und einer Verzögerung der Fertigkeitsentwicklung führen Soziale Isolation kann zu verzögerten sozialen Fertigkeiten, Mangel an Freunden und begrenzten Möglichkeiten zur Entwicklung außerschulischer Interessen führen Schlechtes Selbstvertrauen, Depression und/oder Angst kann zur sozialen Isolation beitragen.	Förderung einer ausgewogenen Sicht auf die Gesundheit, einschließlich der Aufmerksamkeit auf die physischen und emotionalen Bedürfnisse des Kindes Förderung einer nachhaltigen Teilnahme an erfreulichen Nachbarschafts- und gemeindebasierten Aktivitäten in der Freizeit, um die Entwicklung von Interessen und Freunden zu fördern und Stärken und Talente aufzubauen. Solche positiven Erfahrungen helfen die Auswirkungen negativer Lebenserfahrungen zu schwächen und eine positive psychische Gesundheit zu fördern Ermutigung des Kindes, Gefühle im Zusammenhang mit einer reduzierten körperlichen Funktionsweise auszudrücken und zu verarbeiten Schaffung von Schul- und Gemeinschaftsumgebungen, die integrativ, anregend, zufriedenstellend und angenehm sind. Mitwirkung an Whole-School-Ansätzen, die das Bewusstsein von Menschen mit Behinderung und die Akzeptanz von Unterschieden hervorheben.
ADHD, LD, DCD (Poulsen, 2011, Young, 2007)	Niedriges Selbstwertgefühl aufgrund von Performanzschwierigkeiten in der Schule und zu Hause Soziale Ausgrenzung Angst Depression	*Schule.* Versäumt Details zu beachten, macht Fehler, vermeidet anspruchsvolle schulische Aufgaben, die eine anhaltende geistige Anstrengung erfordern, häufige Unaufmerksamkeit, visuelle Wahrnehmungs- oder Leseprobleme (LD), Schwierigkeiten bei der Organisation von Schulmaterialien im Spind oder Schreibtisch, vergisst Hausaufgaben *ADL.* Unangemessenes essen oder trinken; Unregelmäßiges Schlafen *IADL.* Unorganisiertes Schlafzimmer und Arbeitszimmer, Hausaufgaben unvollständig, schlechtes Durchhalten bei lästigen Aufgaben	Ermutigung des Identifizierens und Ausdrückens von Gefühlen durch die Anwendung von SEL-Strategien Hilfe für Kinder beim Erforschen und erfolgreichem Teilhaben an außerschulischen Freizeitinteressen, die auf Bereichen der Stärken beruhen, um Gefühle von Kompetenz und Autonomie zu erhöhen. Bereitstellung von Freizeitcoaching (Ziviani et al., 2009) Analyse der sensorischen Bedürfnisse des Schülers und Entwickeln einer sinnlichen Anpassung (sensory diet) für eine erfolgreiche Funktion zuhause und im Kontext von Gemeinde und Schule Konsultation der Lehrer, um den Klassenraum entsprechend der Erwartungen und Aufgaben unter Berücksichtigung der spezifischen sensorischen und verhaltensbedingten Bedürfnissen des Kindes anzupassen (z. B. Aufgaben in überschaubare Aufgabenteilen einteilen, Test in einem ablenkungsfreien Bereich abnehmen). Diese Anpassungen können in Form eines 504 Planes[11] stattfinden.

11 Der Plan 504 beschreibt die Veränderungen in Erziehung und Bildung, die Institutionen und die Dienstleistungen, die ein Kind erhalten kann, um seine medizinischen, körperlichen oder emotionalen Bedürfnisse zu decken (Teil des Rehabilitation Act von 1973). (Anm. des Lektorats).

Risikofaktoren	Assoziierte psychische Gesundheitsrisiken	Risiken der Betätigungs-performanz	Vorgeschlagene ergotherapeutische Interventionen
		Freizeit. Unaufmerksamkeit hinsichtlich Anweisungen, unregelmäßige Leistung, Schwierigkeiten beim Warten, Koordinationsprobleme (DCD) Soziale Teilhabe. Kann gehänselt oder gemobbt werden für schlechte Leistung	Hilfe für Eltern und Lehrer, die Gründe für das Verhalten des Kindes zu verstehen und Angebot von Unterstützung und Lösungen für die Veränderung und Anpassung der unerwünschten Verhaltensweisen Veränderungen der Umgebung und die Aufgaben, um die Organisation und die Entwicklung von Routinen zu fördern (z. B. mit Farbcodierung)
Adipositas (ca. 11 % der U.S. Bevölkerung) Übergewicht (ca. 25 %) Kinder mit dem größten Risiko zur Fettleibigkeit sind diejenigen, die in Armut leben oder eine Behinderung haben (Bazyk,2011 c)	Schlechtes Selbstwertgefühl und Körperbild Angststörung Depression Es können negative Effekte mit Gewichtsbias auftreten. Essstörungen (Heißhungeressen und excessive Diäten)	Herausforderungen der sozialen Beteiligung. Schwierigkeiten Freunde zu finden und zu behalten durch Gewichtsbias Höheres Risiko gemobbt zu werden Schlaf/Ruhe Herausforderungen durch das Risiko der Schlafapnoe Begrenztes Spiel/Freizeitverhalten. Können körperliche Aktivitäten zu anspruchsvoll finden	Betonung von: „Gesundheit gibt es in jeder Größe" gegen Gewichtsverlust. Lehre der Kinder zur Wahl von gesunden Nahrungsmitteln Zusammenarbeit mit mit Schuldirektoren, um die Verfügbarkeit von Lebensmitteln mit hohem Fett und Zuckeranteil in der Cafeteria und in Automaten zu verringern Entwicklung von Programmen nach der Schule, die die Teilnahme an körperlichen Aktivitäten und gesundes Kochen fördern. Beratund von Schulpersonal, um körperliche Aktivitäten in den Pausen anzubieten. Arbeit mit Schulbehörden/Schulteams um Mobbing aufgrund von Übergewicht zu verhindern Einbetten von SEL Strategien, um Kindern zu helfen, Gefühle zu identifizieren und positive Copingstrategien zu entwickeln
Trauernder Verlust Die Konfliktgefühle die durch Veränderungen aufgrund von Verlust verursacht wurden *Beispiele:* Tod der Eltern/Elternteil, Freunde, Haustiere; Scheidung der Eltern, Umzug in ein neues Zuhause (Bazyk,2011 c)	Stress, der mit dem Verlust verbunden ist, kann zu einer Reihe von Verhaltensänderungen führen (emotionaler Rückzug, regressive Verhaltensweisen) Angst Depression Schwierigkeiten in der Schule Psychosomatische Beschwerden (Kopfschmerzen, Bauchschmerzen)	ADL verändern sich (veränderte Essgewohnheiten, Bettnässen) Veränderter Schlaf- und Wachrhythmus, einschließlich übermäßiger oder zu wenig Schlaf Schwierigkeiten in der Schule, Verschlechterung der Noten Sozialer Rückzug und Verlust von Freundschaften Verlust des Interesses an Spiel-/Freizeitaktivitäten	Erstellung eines „Trauer-Support-Team", das sich vier Mal pro Jahr trifft, um die Trauer-Literatur zu überprüfen und Verfahren zu entwickelt, welche die Schülern helfen, nach einem Verlust zurückzukehren in die Schule Unterricht von Kindern, wie Sie ihre Freunde unterstützen können Hilfe für Lehrer beim Erkennen emotionaler Verhaltensänderungen im Zusammenhang mit Trauer und Strategien vorschlagen, zur Veränderung der Erwartungen und Bereitstellung von Unterstützung Ermutigung der Teilnahme an angenehmen, wenig belastenden Aktivitäten mit engen Freunden, um Gefühle der Isolation zu minimieren. Einsatz von kreativ-künstlerischen Aktivitäten, um Kindern zu helfen, ihre Gefühle zum Ausdruck zu bringen, entweder in kleinen Gruppen oder in Einzelsituationen (z. B. Tagebuch schreiben, Erstellung von Erinnerungs-Tafeln, Fotoalben) Gespräch über die verstorbene Person im Alltag, um den Schüler zu ermutigen, darüber zu sprechen, was er oder sie in der Beziehung geschätzt hat

Risikofaktoren	Assoziierte psychische Gesundheitsrisiken	Risiken der Betätigungs-performanz	Vorgeschlagene ergotherapeutische Interventionen
			Bewusstsein schaffen für „trauerauslösende Trigger“ wie Geburtstage und Feiertage gibt. Beruhigung der Kinder, dass die verstärkten Emotionen während dieser Zeiten ein natürlicher Teil des Trauerns sind.
Armut (ca. 16 % U.S. Bevölkerung) **Niedriges Einkommen** (ca. 37 %) Bazyk 2011c	Depression Angststörung Substanzmissbrauch Aggressives Verhalten	Schlafprobleme durch angespannte Umgebung Fettleibigkeit durch begrenzten Zugang zu frischem Obst, Gemüse und Spielplätzen Begrenzte Möglichkeiten für außerschulische Freizeitaktivitäten, was zu Langeweile und risikoreichem Verhalten führt	Hilfe für die Eltern, die Kinder bewusst von Straßeneinflüssen weg zu lenken, indem sie Freizeit und Freundschaften im Blick haben Förderung von Engagement in strukturierten Freizeitaktivitäten außerhalb der Schule wie z.B. Sport, Kirchengruppen und kreative Künste in positiven Umgebungen Förderung von sozial-emotionalem Lernen (SEL): Gefühle identifizieren und reflektieren, wie die Gefühle das Verhalten beeinflussen.
Kinder, die Trauma erlebt haben Gemeinschaft, Schule und häusliche Gewalt Körperlicher Missbrauch, sexueller Missbrauch und Vernachlässigung Trennung von den Eltern Naturkatastrophen Medizinisches Trauma (Bloom, 1995; Stein et al., 2003)	PTBS ADHS Angststörung Depression Kommunikationsstörung Verhaltensstörung Essstörung Oppositionelle, trotzige Störung Können selbst-zerstörerisch wirken und risikoreiches Verhalten zeigen	Schlafstörungen *ADL*. Können Mangel an Hygiene und Selbst-Pflege zeigen *Soziale Teilhabe*. Sozialer Rückzug und Isolation; können Schwierigkeiten haben, Menschen zu vertrauen *Schule*. Wenig Anwesenheit, schlechte Noten, Konzentrationsschwierigkeiten, und Verhaltensstörungen *Spiel/Freizeit*. Verlust des Interesses an Freizeitaktivitäten und Spielen	Änderung von Haus- und Schulumgebungen, um geschützte und sensorisch angenehme Räume zu schaffen (z.B. Spielzeug um Unruhe abzubauen (fidget toys), Schaukelstühle, beruhigende Lichter). Anwendung des Sanctuary-Modells, um kollaborative und heilende Umgebungen zu schaffen, die eine Erholung von Traumata fördern (www.santuaryweb.com) Struktur vorhersehbarer Routinen in Haus und Schule. Justierung auf die Affekte und emotionalen Reaktionen des Kindes und Auslösen von Problemverhalten und Entwicklung von Strategien, um sie zu modifizieren. Angebot an kleinen betätigungsorientierten Gruppen, um Gelegenheiten zu schaffen, neue Copingstrategien zu erlernen und sich in angenehmen kreativen Gruppen zu engagieren. Angebot an Freizeit-Coaching, um Kindern zu helfen, angenehme außerschulische Aktivitäten zu identifizieren und daran teilzunehmen. Lehre von Entspannungsfertigkeiten wie Yoga, tiefe Atmung und progressive Entspannung.
Kinder mit dem Risiko einer Psychose oder Anzeichen des Prodromalstadiums Vier Jahre vor Ausbruch einer Krankheit können leichte Symptome erkennbar sein, die in Frequenz und Intensität erscheinen und verschwinden	Kognitive Veränderungen der Funktion wie Konzentrationsstörungen, Erinnerung an Informationen, kann erfahren werden als ungeordnete Gedanken oder Durcheinander Kann erfahren werden als Wahrnehmungsverzerrung wie Hören des eigenen Namens oder zunehmende Empfindsamkeit für Geräusche	*Soziale Teilhabe*.herabgesetzte soziale Funktionen, veränderte Beziehungen zu Familie und Freunden, soziale Isolation möglich *Schule*. Konzentrationsschwäche in der Schule, Leistungsabfall *Arbeit*. Kann Zeichen abnehmender Leistungsfähigkeit zeigen (Müdigkeit und Schwäche, eine Arbeit zu Ende zu führen)	Angebote zu betätigungsorientierten Leistungen für Schulpersonal und Familien zu Vorlieben und zu Veränderungen der Umgebung, um Stress zu vermindern und ein positives Vorgehen möglich zu machen Angebot an Aktivitäten in kleinen Gruppen, um Partizipation in freudvollen Aktivitäten zu stärken und die Sozialisation zu unterstützen Beratung mit Lehrern und Eltern, um Vorschläge zu machen, Stress zu reduzieren, Partizipation zu verbessern und die Anforderungen an Aktivitäten zu senken Unterstützung durch Organsiation einer Aufgabe

Risikofaktoren	Assoziierte psychische Gesundheitsrisiken	Risiken der Betätigungsperformanz	Vorgeschlagene ergotherapeutische Interventionen
	Kann angezeigt werden durch Verhaltensänderungen wie Rückzug oder zunehmende Reizbarkeit Kann argwöhnisch sein und/oder grundlos ängstlich Kann angezeigt werden durch ungeordnetes Sprechen oder Schreiben	*Spiel/Freizeit*. Kann außerplanmäßige Aktivitäten versäumen *ADL*. Veränderungen in Appetit, Vernachlässigung der Kleiung und/oder Hygiene *Schlaf/Erholung:* Schlafstörungen wie schweres Einschlafen oder exzessives Schlafverhalten	Umgebungsreize senken und Routinen entwickeln, die Übungen, gesundheitsförderliche Ernährung und gutes Schlafhygiene umfassen

Der erste Schritt, Partizipation zu unterstützen, ist es, Kindern, Familien und Gemeindebehörden die vielen intra- und interpersonellen Vorteile einer strukturierten Teihabe an Freizeit darzustellen. Besondere Bemühungen zur Förderung der Teilhabe könnten für Kinder erforderlich sein, die aufgrund eingeschränkter Zugänglichkeit und Verfügbarkeit entstehen (z. B. niedriges Einkommen). Kinder und Jugendliche mit Entwicklungsbeeinträchtigungen können ebenfalls von einer eingeschränkten Teilhabe an strukturierter Freizeit betroffen sein, die zu Isolationsgefühlen, eingeschränkter sozialer Interaktion und Langeweile führen kann. Kinder, die frühzeitig Anzeichen einer psychischen Erkrankung erfahren (z. B. Depressionen), zeigen wenig Interesse oder Motivation an außerschulischen Aktivitäten teilzunehmen und können Unterstützung und Ermutigung zur Initiierung einer solchen Teilhabe benötigen. Um die Teilhabe an strukturierter Freizeit zu unterstützen, muss man die kommunalen Gegebenheiten kennen: Es ist essenziell, die Bandbreite an Möglichkeiten der Aktivitäten zu kennen: Sport, Kunst, Musik, Outdoor-Aktivitäten, Erholungsgebiete und Vereine.

Eine Strategie sind persönliche Besuche und Treffen von Vertretern bzw. Gemeindedirektoren, die Ergotherapeuten eine Beurteilung ermöglichen, ob der Kontext für Jugendliche mit Behinderungen oder psychischen Problemen offen ist und ob das Setting eine positive Funktion unterstützen würde (z. B. physische und psychologische Sicherheit, angemessene Struktur, unterstützende Beziehungen, Möglichkeiten für Zugehörigkeit, positive soziale Normen und Möglichkeiten Fertigkeiten auszubilden, Eccles & Gootman, 2002). Wenn die Ergotherapeutin diese kommunalen Gegebenheiten kennt, können Diskussionen zu möglichen Interessen erfolgen, aufbauend auf der Persönlichkeit des Kindes, Entwicklungsstadium und Level der Fertigkeiten. Der Schlüssel zu Engagement und Interesse liegt in der Identifizierung der Tätigkeiten, die bedeutungsvoll, lohnend, interessant sind und die richtige Herausforderung bieten.

„Die Identifizierung eines Interesses ist der erste Schritt zur Erreichung eines Ziels, dennoch, um sich in einer Aktivität zu engagieren, muss dieses Interesse durch unterstützende Umgebungen und gezielte Lernstrategien mitgetragen werden“ (Ziviani et al., 2009, S. 264). Die Anpassung des Erstzugangs in die Aktivität kann je nach den spezifischen Bedürfnissen des Einzelnen erforderlich sein. Zum Beispiel könnte ein Kind mit Angst zustimmen, an einer neuen Aktivität teilzunehmen, wenn die Möglichkeit gegeben wird, einen Freund mit zu bringen oder einfach die erste Teilnahme zu beobachten. Um eine erfolgreiche Teilhabe durch Modifizierung von Umwelt, Aktivität oder Interaktion zu unterstützen, kann die Beratung mit dem Instruktor oder Coach eine weitere Strategie zur Sicherstellung einer nachhaltigen Beteiligung sein. Auch die Bereitstellung einer laufenden Beratung und Problemlösung werden empfohlen. Wenn es möglich ist, wird die Förderung der Teilhabe an integrierten Gemeindesettings für Kinder mit Behinderungen vorgeschlagen. Wehmeyer und Bolding (1999) stellten fest, dass Personen, die in gemeindebasierten Settings lebten oder arbeiteten, selbstbestimmter waren, mehr Entscheidungsspielraum hatten und zufriedener waren als die diejenigen, die Wohnanlagen lebten.

Weitergehende Informationen siehe **Tabelle 4-3** Risikogruppen und vorgeschlagene ergotherapeutische Leistung; **Tabelle 4-4** für Beispiele ergotherapeutischer Angebote auf der gezielten Ebene mit Schwerpunkt Evaluation und Intervention in der Schule, Gesundheitsvorsorge und Gemeinde. **Kasten 4-3, 4-4**

Tabelle 4-4: Beispiele für gezielte ergotherapeutische Leistung (Ebene 2)

Gezielte Dienstleistungen	Schule
Selektierte oder gezielte Interventionen für gefährdete Kinder und Jugendliche **Zielgruppe: Kinder und Jugendliche** Bei jeder Behinderung (CP, ASD, LD, ADHS, etc.) Diejenigen, die Verluste erleiden (z.B. durch Tod, Scheidung, militärischer Einsatz) Diejenigen, die übergewichtig oder fettleibig sind Leben in Armut Demonstration erster Anzeichen einer psychischen Störung (z.B. Angst) oder plötzlicher Verhaltensänderungen Die mit Freundschaften zu kämpfen und/oder problematische Verhaltensweisen haben **Ergotherapeutische Leistung** Die Bestrebungen beinhalten eine direktere Rolle bei der Evaluierung und der Leistungserbringung und konzentrieren sich auf alle allgemeinen Leistungen sowie: Screening zur frühzeitigen Erkennung von Problemen in einer Vielzahl von Bereichen, einschließlich sozialer Teilhabe, sensorischer Verarbeitung, Spiel/Freizeit. Frühzeitige Interventionen zur Förderung der erfolgreichen Teilhabe in Schule, zu Hause und in der Gemeinschaft, die soziale Fertigkeiten, Gesundheitsförderung und Spiel/Erholung /Freizeit Nutzung Kleingruppenarbeit Coaching Beratung und Zusammenarbeit	*Wissen erwerben* Informationen zu frühen Anzeichen einer Vielzahl von psychischen Erkrankungen (z.B. Depressionen, Angstzustände, Zwangsneurosen, Schizophrenie) und wie sich solche Symptome in der Schule und zu Hause manifestieren können Kenntnisse über Strategien zur frühzeitigen Intervention erwerben. Wissenserwerb über Strategien für frühzeitige Interventionen *Evaluation* Nutzung sowohl informeller als auch formaler Evaluierungsstrategien, um Risiken, Verhaltensänderungen oder funktionale Fertigkeiten oder das frühzeitige Auftreten von psychischen Problemen zu identifizieren Evaluation der sozialen Teilhabe mit Gleichaltrigen während aller Schulaktivitäten, einschließlich Pausen und während des Mittagessens Analyse der sensorischen, sozialen und kognitiven Anforderungen der Schulaufgaben und Empfehlungen für Anpassungen, um die Teilhabe eines Schülers zu unterstützen *Intervention* Entwicklung und Durchführung von aktivitätsbasierten Gruppenprogrammen für soziale Fertigkeiten zur Förderung der sozialen Teilhabe für Studierende, die mit Peer-Interaktionen und/oder Problemverhalten kämpfen (Bierman & Furman, 1984, Bierman et al., 1987, Csapo, 1986. Hepler & Rose, 1988, Jackson & Marziller, 1983 Mevarech & Kramarksi, 1993, Morris et al., 1995) Bereitstellung von Programmen für soziale Fertigkeiten für Kinder und Jugendliche mit ADHS und Lernschwierigkeiten (Drysdale et al., 2008, Frankel et al., 1997, Lamb et al. 1997; Wiener & Harris, 1997) Eingebettete Yoga- und Entspannungsstrategien können positives Verhalten für Schüler mit Verhaltensherausforderungen fördern (Powell et al., 2008) Implementierung von Spiel-/Erholung-/Freizeitprogrammen zur Förderung der sozialen Interaktion und zur Verringerung von Verhaltensproblemen (Anderson & Allen, 1985a, 1985b, Carter & Hughes, 2005, Gencoz, 1997, Jeffree & Cheseldine, 1984, Santomier & Kopczuk, 1981) Frühzeitige Interventionen für Schüler, die Verhaltens- oder Lernschwierigkeiten durch leichte psychische Beeinträchtigungen oder psychosoziale Probleme zeigen Beratung der Lehrer, um die Lernanforderungen und die Schulroutinen zu modifizieren, um die Entwicklung von spezifischen sozial-emotionalen Fertigkeiten eines Schülers zu unterstützen Elternedukation, die die Anpassung von Familienroutinen oder Aktivitäten zur Unterstützung der psychischen Gesundheit von Kindern, besonders bei Risikokindern, vermittelt Bereitstellen von psychoedukativen Diensten, um Lehrer über die ersten Anzeichen einer psychischen Erkrankung aufzuklären und zu geeigneten Unterkünften zu informieren **Gemeinschaft** *Wissen erwerben* Wissen über die Vorteile der Teilnahme an strukturierter Freizeitgestaltung erwerben und dieses Verständnis Kindern/Jugendlichen und Familien vermitteln *Evaluation* Identifikation von Freizeitzentren, Tanzstudios, Sportmöglichkeiten, Vereine und andere Einrichtungen, die Möglichkeiten der Inklusion zur Teilhabe bieten *Intervention* Besuch von Community-Settings, Treffen von Programmbeauftragten und Erkundung von Möglichkeiten der Teilhabe von Jugendlichen mit geistigen oder körperlichen Einschränkungen Entwicklung eines Leitfadens positiver Rahmenbedingungen für die Teilnahme von Jugendlichen an strukturierten Freizeitaktivitäten

Hinweis. CP= Zerebralparese, ASD= Autismus-Spektrum-Störung, LD= Lernschwierigkeiten, ADHD= Aufmerksamkeitsdefizit-Hyperaktivitätsstörung, Von: „Ergotherapie-Prozess: Ein gesundheits-Ansatz zur Förderung der psychischen Gesundheit bei Kindern und Jugendlichen" von S. Bazyk, in Gesundheitswesen Förderung, Prävention und Intervention mit Kindern und Jugendlichen: Eine Richtlinie für Ergotherapie (S. 35), von S. Bazyk (Hrsg.), 2011b, Bethesda, MD: AOTA Press. American Occupation Therapy Association. Angepasst mit Erlaubnis.

und 4-5 zeigen klinische Fallvignetten der gezielten Intervention für ein Kind, bei dem die psychische Gesundheit gefährdet ist.

4.2.3 Zusammenfassungen von Evidenzen aus systematischen Reviews gezielter/selektiver Leistung

Es wurden gezielte Interventionen auf der Ebene 2 untersucht, welche die gleichen Themen der Ebene 1 der sozialen Fertigkeiten, Gesundheitsförderung und Spiel/Freizeit/Erholung beinhalteten. Die Unterthemen innerhalb des sozialen Kompetenzprogramms beziehen sich auf die untersuchten Populationen. Zu diesen Subthemen gehören Kinder und Jugendliche, die von Gleichaltrigen abgelehnt wurden, gefährdet sind, Verhaltensauffälligkeiten oder aggressive Verhaltensweisen zu entwickeln, oder Lernschwierigkeiten und/oder ADHS, intellektuelle Beeinträchtigungen und/oder Entwicklungsverzögerungen haben oder jugendliche Mütter sind.

Gezielte Interventionen sozialer Fertigkeiten

Sieben Studien konzentrierten sich auf aktivitätsbasierte Sozialkompetenzprogramme für Kinder und Jugendliche, die aufgrund sozialer Schwierigkeiten von Gleichaltrigen oder Jugendlichen abgelehnt wurden (Biermann & Furman, 1984 [Level-I-RCT]; Biermann, Miller & Stabb, 1987 [Level-I-RCT]; Csapo, 1986 [Level-I-RCT]; Hepler & Rose, 1988 [Level-II keine randomisiert kontrollierte Studie]; Jackson & Marziller, 1983 [Level-I-RCT]; Mevarech & Kramarksi, 1993 [Level-II keine randomisiert kontrollierte Studie]; Morris, Messer & Gross, 1995 [Level-I-RCT]). Die Ergebnisse dieser Studien deuten darauf hin, dass das Training von sozialen Fertigkeiten die soziale Interaktion, die Akzeptanz von Gleichaltrigen und die soziale Stellung von Kindern und Jugendlichen verbessert, die von Gleichaltrigen abgelehnt wurden

Die Ergebnisse einer Studie von Jugendlichen mit sozialen Schwierigkeiten (Jackson & Marziller, 1983) deuten jedoch darauf hin, dass es keinen Unterschied zwischen einer Intervention sozialer Fertigkeiten im Vergleich zu einer Warteliste der Kontrollbedingung gab.

Fünfzehn Studien untersuchten die Wirksamkeit der Programme für soziale Fertigkeiten für Kinder und Jugendliche, die als gefährdet, aggressiv oder als sozial auffällig eingestuft wurden (Charlebois, Normandeau, Vitaro, & Berneche, 1999 [Level-III vor dem Studium]; Verhaltensmuster Prävention Forschungsgruppe [Level-I-RCT]; Kamps, Tankersley, & Ellis, 2000 [Level-I-RCT]; Kazdin,, Bass, Siegel & Thomas, 1989 [Level-I-RCT]; Lochman & Wells, 2002 [Level-I-RCT]; 2003 [Level-I-RCT], 2004 [Level-I-RCT]; McMahon, Washburn, Felix, Yakin & Childrey, 2000 [Level-III]; Moody, Childs & Sepples, 2003 [Level-III-Prä-Post-Studie]; Ohl, Mitchell, Cassidy, & Fox, 2008 [Level-II nicht randomisiert kontrollierte Studie]; Rickel, Eshelman, & Loigman, 1983 [Level-II nicht randomisierte Studie]; Serna, Nielsen, Lambros, & Forness, 2000 [Level-I-RCT]; Tankersley, Kamps, Mancina, & Weidinger, 1996 [Level-I-RCT]; Waddell, Hua, Garland, Peters, & McEwan, 2007 [Level-I-SR]).

Obwohl die untersuchten Populationen und Interventionen unterschiedlich waren, zeigten die Gesamtergebnisse, dass Programme für soziale Fertigkeiten zu verbesserter Aufmerksamkeit, Gruppeninteraktion und sozialen Verhaltensweisen sowie zu reduzierten aggressiven, kriminellen und assozialen Verhaltensweisen führt. Die Studien berichteten auch über weniger Diagnosen von Verhaltensstörungen und eine Verringerung der Angst und Depression bei gefährdeten Kindern. Die Wirksamkeit von Programmen für soziale Fertigkeiten für Kinder und Jugendliche mit Lernschwierigkeiten und ADHS wurden in vier Studien untersucht. (Drysdale, Casey, & Porter-Armstrong, 2008 [Level-I-RCT]; Frankel, Myatt, Cantwell, & Feinberg, 1997 [Level-II nicht randomisiert kontrollierte Studie]; Lamb, Bibby, & Wood, 1997 [Level-III Prä-Post-Studie]; Wiener & Harris, 1997 [Level-I-RCT]).

Die Effektivität des Trainings von sozialen Fertigkeiten für Kinder und Jugendliche mit Lernschwierigkeiten und ADHS wurde in vier Studien untersucht: (Drysdale, Casey, & Porter-Armstrong, 2008 [Level-I-RCT]; Frankel, Myatt, Cantwell, & Feinberg, 1997 [Level-II nicht randomisiert kontrollierte Studie]; Lamb, Bibby, & Wood, 1997 [Level-III-Prä-Post-Studie], Wiener & Harris, 1997 [Level-I-RCT]). Die Ergebnisse dieser Studien zeigten, dass das Training von sozialen Fertigkeiten, entweder allein oder in Kombination mit Lebenskompetenz-Programmen wirksam hinsichtlich der Verbesserung kommunikativer sozialer und funktionaler Fertigkeiten sowie in der Verringerung des Problemverhaltens ist.

Sieben Studien untersuchten die Wirksamkeit von Sozialkompetenz- und Lebenskompetenz-Programmen für Kinder mit geistigen Beeinträchtigungen und Entwicklungsverzögerungen (Antia & Kreimeyer, 1996 [Level-II nicht randomisiert kontrollierte Studie]; Carter & Hughes, 2005 [Level-I-SR]; Girolametto, 1988 [Level-I-RCT]; Kingsnorth et al., 2007 [Level-I-SR]; O'Connor et al., 2007 [Level-II nicht randomisiert kontrollierte Studie]; Shechtman, 2000 [Level-I-RCT]; Wade, Carey, & Wolfe, 2006[Level-I-RCT]).

Die Ergebnisse zeigten, dass die Sozialkompetenz- und Lebenskompetenz-Programme die soziale Interaktion verbesserten, insbesondere im Bereich der Initiierung von sozialer Interaktion und Sprecherwechsel (Konversations-Turn-Taking). Darüber hinaus verbesserter sich die Performanz von Life Skills (Lebensfertigkeiten), Selbstmanagement und Compliance. Aggression und Problemverhalten reduzierten sich. Coren und Barlow (2001) fanden in einem Level-I-SR heraus, dass ein Elterntraining für jugendliche Mütter und ihre Kinder zu einer verbesserten Interaktion zwischen Mutter und Kind, der elterlichen Einstellungen, des elterlichen Wissens, der mütterlichen Kommunikation während der Mahlzeiten, des mütterliches Selbstvertrauens und der mütterlichen Identität führten.

Kasten 4-3: Gezielte Intervention für Kinder mit Behinderungen: Ein integratives kreatives Gruppenprogramm für Kinder mit und ohne Behinderungen – Masterpiece Kinds

Im Juli 2004 erhielt das Cleveland-Klinik-Kinderkrankenhaus für Rehabilitation einen Zuschuss für die Entwicklung eines kreativen Programms für Kinder mit Behinderungen und ähnlich entwickelten Gleichaltrigen.

Basierend auf zwei Level-I randomisiert kontrollierten Studien (Duffy & Fuller, 2000, Udwin, 1983), zwei Level-II nicht randomisiert kontrollierten Studien (Sparling, Walker & Singdahlsen, 1984, Sussman, 2009), und einer Level-III-Prä-Post-Studie (Lochman, Haynes, & Dobson, 1981) führen strukturierte Kunst- und Theaterinterventionen zu Verbesserungen in der sozialen Teilhabe.

Eine interdisziplinäre Gruppe von Fachleuten, ein Ergotherapeut, ein Pädagoge, ein Freizeittherapeut und der Leiter der Freiwilligendienste, entwickelte ein Programm mit dem Titel „Masterpiece Kids", für Kinder im Alter von sechs bis zehn Jahren und Jugendliche im Alter von elf Jahren oder älter. Das vier- bis sechswöchige Programm fand in zweistündigen Sitzungen nach der Schule statt. Jede Woche wurden zwei verschiedene Kunsterlebnisse angeboten. Lokale Künstler waren in jeder Sitzung beteiligt und boten eine Vielzahl kreativer Ausdrucksmöglichkeiten an, darunter Musik, Tanz, Trommeln, Töpferwaren, kreatives Schreiben, Puppenspiel und Backen. Hierbei reagierten die Kinder am besten auf eine Instruktion, die Struktur mit Flexibilität verband. Die teilnehmenden Kinder waren glücklich und interessiert, jede neue Aktivität auszuprobieren. Es war erfreulich, alle Arten von kreativen Künsten für alle Kinder mit und ohne Behinderungen anzubieten.

Susan Gara Mastromonaco, OTR/L

Hinweis. Modifiziert aus dem Artikel „Approaches Useful in Addressing the Mental Health Needs of Children and Youth: Minimizing Risks, Reducing Symptoms, and Buildng Competencies" von S. Bazyk und S. Brandenburger Shasby, in *Mental Health Promotion, Prevention, and Intervention With Children and Youth: A Guiding Framework for Occupational Therapy* (S. 58), von S. Bazyk (Hrsg.), 2011, Bethesda, MD: AOTA Presse Copyright © 2011 von der Americanischen Ergotherapie angepasst mit Genehmigung. Weiter Informationen finden Sie unter Duffy und Fuller (2000), Lochman et al. (1981), Lowenstein (1982), Ohl et al. (2008), Sparling et al. (1984), Sussman (2009), and Udwin (1983).

Kasten 4-4: Gezielte Intervention – Fallstudie eines Kindes, das medizinisch anfällig und gefährdet ist, psychische Gesundheitsprobleme zu entwickeln

Anna, 10 Jahre alt, wurde mit Nemalin-Myopathie diagnostiziert. Sie wird als medizinisch schwach betrachtet, durch eine perkutane endoskopische Gastrostomie (PEG) ernährt, hat ein Tracheostoma und benötigt regelmäßiges Absaugen sowie gelegentlich die Unterstützung durch ein Beatmungsgerät. Anna spricht nicht und durchlebt starke körperliche Einschränkungen. Sie kann nur ihren Kopf, ihre Augen und ihre beiden Zeigefinger bewegen. Trotz ihrer körperlichen Einschränkungen fährt sie einen Rollstuhl und nutzt selbstständig ein unterstützendes Kommunikationssystem (AAC), welches sie mit Knöpfen bedienen kann.

Annas sprachliche Auffassung in den zwei Sprachen Slowakisch und Englisch ist ihrem Alter angemessen. Ihre sprachliche Ausdrucksfähigkeit auf Englisch ist auf dem Stand einer Zweitklässlerin. Sie ist klug und schulisch wettbewerbsfähig. Anna lebt mit ihrem älteren Bruder und ihren Eltern, die vor zehn Jahren aus der Slowakei ausgewandert sind, in einem kleinen Haus. Ihre Eltern sprechen nur wenig Englisch.

Anna besucht regulär die vierte Klasse, in der sie von einer pädagogischen Hilfskraft ganztägig unterstützt wird. Anna nimmt an jedem Unterricht teil, mit Ausnahme des Sportunterrichts. Nach der Schule bleibt sie zuhause, wo sie Fernsehen schaut oder an ihrem Computer spielt, der an ihre körperlichen Bedürfnisse angepasst ist. Die Ergotherapeutin wurde gebeten, die schriftlichen Schultests für Anna anzupassen, so dass sie in der Lage ist, diese selbst zu bearbeiten. Außerdem richtete die Ergotherapeutin eine Fehlersuche bei Annas Computer ein, so dass sie dort ihre Hausaufgaben bearbeiten kann.

Während ihrer Schulbesuche bemerkt die Ergotherapeutin, dass Anna ganz hinten in der Klasse sitzt und nur mit ihrer pädagogischen Hilfskraft interagiert. Als die Therapeutin Anna zuhause besucht, erzählt Anna, dass sie gerne E-Mails schreiben würde und fragt, ob sie der Therapeutin schreiben könnte. Als die Therapeutin sich nach Annas Freunden erkundigt, erzählt Anna ihr, dass sie zwei Freunde in der Schule habe, die mit ihr reden, mit denen sie sich allerdings nicht nach der Schule treffe. Anna vertraut ihr ebenfalls an, dass sie sich oft alleine und ausgeschlossen von ihren Mitschülern fühle.

Auch wenn Anna zu diesem Zeitpunkt noch nicht mit einer psychischen Störung diagnostiziert wurde, ist sie aufgrund der sozialen Isolation in der Schule, zuhause und der Gemeinde bereits gefährdet. Speziell hinsichtlich der psychischen Gesundheit beinhaltet Annas Ergotherapie eine Reihe an evidenzbasierten Leistungen, die eine Beratung und Edukation für Eltern und Lehrer, die Förderung der sozialen Interaktion mit den Mitschülern und das Erkunden sowie die Teilnahme an kreativen Freizeitaktivitäten und Kunstangeboten einschließt. All diese Angebote werden zur Stärkung der psychischen Gesundheit und zur Prävention psychischer Krankheiten bei Kindern mit besonderer Gefährdung genutzt.

Evaluations- und Interventionsplanung

Die Evaluation und Intervention wird sich an Annas psychosozialem Wohlergehen, an soziale Teilhabe sowie an Betätigungen in der Schule, zuhause und in Gemeinschaft (außerhalb der Schule) richten. Die Evaluation wird sich auf Annas Interessen, ihre sozialen Netzwerke und auf die Qualität ihrer Umwelt konzentrieren. Die Ergotherapeutin wird Teilhabebarrieren identifizieren, einschließlich (1) Richtlinien, Praktiken, Einstellungen, fehlende Ressourcen und Unterstützungen sowie (2) kommunikationsrelevante Barrieren.

Die Intervention umfasst die Schaffung von optimalen Umweltbedingungen, welche Anna verschiedene Möglichkeiten und eine Auswahl bietet sowie entwicklungsfördernde Erfahrungen beinhaltet. Der Schwerpunkt soll außerdem auf der Unterstützung bedeutsamer Beteiligung und sozialer Interaktion in Annas natürlichem Umfeld liegen, mit verschiedenen Personen, insbesondere Gleichaltrigen. Das Ziel für Anna, ihre psychische Gesundheit zu verbessern und weiteren psychische Problemen vorzubeugen, soll durch positive Handlungs- und Zugehörigkeitserfahrungen erreicht werden, indem durch vielfältige Interventionen eine verbesserte Teilhabe und soziale Inklusion in verschiedenen Situationen erlangt wird.

Teilhabe und Inklusion in der Schule

Anna ist eine konkurrenzfähige Schülerin; sie wird daher unterstützt, an denselben Aktivitäten wie ihre Mitschüler teilzunehmen, um den gleichen Bildungsstand zu erreichen. Die Aufgabe des Ergotherapeuten ist es, die Lehrer bei der Veränderung der Arbeitsbelastung von Anna zu unterstützen; ihr eine angemessene Zeit zur Erfüllung der Aufgaben zu geben und ihr Ausmaß der körperlichen Unabhängigkeit zu maximieren, sodass sie sich auf denselben Lehrinhalt wie ihre Mitschüler konzentrieren kann. Diese Intervention sollte sich nicht nur auf die unabhängige (und alleinige) Teilnahme von Anna am Lehrplan konzentrieren, sondern auch auf die Optimierung ihrer Umgebung, um eine bedeutungsvolle Beteiligung in schulischen Aktivitäten und ein Gefühl der Zugehörigkeit im Klassenzimmer und der Schulgemeinschaft zu fördern. Soziale Interaktionen mit Gleichaltrigen und dem Schulpersonal im Klassenraumsetting ermöglichen und unterstützen diese bedeutungsvolle Beteiligung, wie auch informellen Pauseninteraktionen. Beispiele für spezifische Strategien sind:

(1) Bereitstellen strukturierter, anhaltender Gelegenheiten für Interaktionen unter den Schülern, wie in Gruppenarbeiten

(2) Annas Teilnahme an Klassenfahrten und an Sportstunden unterstützen, welches freudvolle Aktivitäten sind, die eine natürliche Interaktion zwischen den Gleichaltrigen ermöglichen

(3) Schaffen von sozialen Umgebungen, die eine erfolgreiche Bewältigung dieser Möglichkeiten unterstützen (z. B. Schulung von Schulpersonal und Mitschülern in der Kommunikation mit AAC-Strategien oder die Verwendung von Mitschüler-Instruktion und Unterstützung durch Bildung von kollaborativen Lerngruppen).
Studien, die die Wirksamkeit von Sozial- und Lebenskompetenz-Programmen für Kinder mit intellektuellen Beeinträchtigungen und Entwicklungsverzögerungen untersuchen (Antia & Kreimeyer, 1996; Carter & Hughes, 2005; Girolametto, 1988; Kingsnorth, Healy & MacArthur, 2007; O'Connor et al., 2007; Wade, Carey & Wolfe, 2006) zeigen, dass diese Programme soziale Interaktion (z. B. Initiierung sozialer Interaktion, Sprecherwechseln in der Konversation), Performanz von Lebenskompetenzen und Selbstmanagement verbessern.

Teilhabe und Inklusion an außerschulischen gemeinschaftsbasierten Aktivitäten

Während des ergotherapeutischen Assessments benannte Anna folgende Interessen: in die Bibliothek gehen, tanzen, schauspielern und Spaziergänge in der Nachbarschaft. Die Aufgabe des Ergotherapeuten ist es, eine Auswahl anzubieten, Möglichkeiten zu schaffen und Unterstützungen zu bieten, sowohl direkt als auch vermittelnd und befürwortend. Die Auswahlmöglichkeiten laden Anna ein, bestimmte gemeindebasierte Programme zu identifizieren und auszuwählen. Möglichkeiten zu schaffen, die Anna und ihre Familie unterstützen, schließt vermittelnde Bemühungen mit Gemeindeorganisationen und Agenturen wie der lokalen Bibliothek, dem Kindertheater und Tanzstudios mit ein, um somit die Teilnahme von Anna an Programmen zu fördern, die allen Kindern angeboten werden. Die direkte oder vermittelnde Bereitstellung von Unterstützungen beinhaltet die Koordinierung von organisatorischen und sozialen Unterstützungen, Zusammenarbeit mit der Gemeinde und der Familie, eine Gemeinschaft mit informierten und sensiblen Mitgliedern zu schaffen, um Anna eine bedeutungsvolle Teilhabe zu ermöglichen.Die Teilnahme an Programmen entsprechend ihrer Wahl bedeutet für Anna Gelegenheiten, Gleichaltrige zu treffen und eine Gruppenzugehörigkeit zu erlangen.

EineTeilnahme an Unterhaltungen und Freizeit zeigte, dass die soziale Interaktion bei Kindern und Jugendlichen mit Behinderungen sich verbessert (Anderson & Allen, 1985a, 1985b; Carter & Hughes, 2005; Gencoz, 1997; Jeffree & Cheseldine, 1984; Santomier & Kopczuk, 1981). Anna hat auch Interesse an einem Spaziergang in ihrer Nachbarschaft geäußert. Die Familie von Anna wird ermutigt, Nachbarschaftskinder im Alter von Anna einzuladen, um Spaziergänge in der Nachbarschaft mit der Möglichkeit zu verbinden, Anna zu Hause zu besuchen, was weitere Möglichkeiten bietet, sinnvolle Beziehungen aufzubauen. Aufgrund ihrer guten EDV-Kenntnisse kann Anna ihre neuen Beziehungen durch Social Media wie E-Mail, Instant Messaging, Facebook und interaktiven Online-Spielen beibehalten. Sie ermöglichen ihr, mit ihren Freunden außerhalb der Schule in Verbindung zu bleiben.

Teilhabe zu Hause

Anna äußert Interesse daran, ihre Mutter beim Kochen zu unterstützen. Die Ergotherapeutin wird mit Anna und ihrer Mutter die Aufgaben erörtern, die Anna interessieren und die Strategien erläutern, um sie regelmäßig miteinzubeziehen. Zum Beispiel kann Anna Rezepte ihrer Mutter laut vorlesen, während diese kocht, sie kann sich in Kochentscheidungen (z. B. Auswahl von Pizza-Toppings oder Kuchendekorationen) miteinbringen und sie kann für die Erstellung von Einkaufslisten sowie für das Einkaufen von Lebensmitteln verantwortlich sein. Letzteres bietet Anna Gelegenheit, aus dem Haus zu kommen, sich mit Menschen aus ihrer Nachbarschaft zu treffen und zu sprechen sowie ihre sozialen Netzwerke zu erweitern.

Teilhabe an speziellen Veranstaltungen

Anna genießt es, Gedichte zu schreiben und die Ergotherapeutin kann sie ermutigen, ihre ausdrucksvolle Arbeit mit anderen zu teilen. Zum Beispiel kann die Ergotherapeutin Anna bei der Organisation einer Gedicht-Lesung an ihrer Schule oder lokalen Bibliothek unterstützen oder sie ermutigen, einem Gedicht-Club beizutreten oder einen zu gründen. Der Therapeut kann auch eine Rolle spielen und Anna ermöglichen, ihre Gedichte durch die Gesellschaft für unterstützende Kommunikation (ISAAC[12]) zu veröffentlichen und ihre Arbeit auf Konferenzen für Menschen zu präsentieren, die AAC nutzen oder medizinische Fachkräfte sind. Die Teilnahme an solchen Veranstaltungen bietet Anna die Möglichkeit, andere zu treffen, die AAC-Strategien einzusetzen, ihre sozialen Netzwerke auszubauen und ein größeres Vertrauen in sich selbst und ihre kreativen Fertigkeiten zu entwickeln.

12 International Society for Augmentative and Alternative Communication

Modelle der Leistungserbringung (Models of Service Provision)

In Übereinstimmung mit den Best-Practice-Grundsätzen (Dunn, 2000) bietet die Ergotherapeutin direkte und indirekte Leistungen in Annas natürlicher Umgebung an.

Kinder- und Familienzentrierte Interventionen

Die direkte Intervention konzentriert sich auf die Anpassung von Annas Kommunikationssystem, sodass es für die soziale Interaktion und die Teilnahme an bestimmten Aktivitäten am effektivsten ist. Ziel ist es, effektive AAC-Systeme zu schaffen, um es Anna zu ermöglichen, leicht mit Menschen in verschiedenen Umgebungen in Kontakt treten zu können. Die Zusammenarbeit mit einem Logopäden ist wichtig, um das AAC-System auf spezifische Bedürfnisse anzupassen (z.B. das Programmieren eines neuen Vokabulars, das bereichsspezifisch ist, um das vorhandene neu zu organisieren, für einen gezielten effizienten Zugang). Zum Beispiel äußert Anna, dass sie mit ihrer nicht englischsprachigen Großmutter interagieren möchte, die sie bald besuchen wird. Eine Zusammenarbeit mit einem Computertechniker oder einem Verkäufer kann erforderlich sein, um eine zweite Sprache zu Annas AAC-System hinzuzufügen. Auch kann die Ergotherapeutin Anna helfen, eine „über mich“-Rede vorzubereiten, damit sie sich neuen Gleichaltrigen und Gruppenleitern in Gemeindeprogrammen vorstellen kann. Heimbasierte Interventionen mit der Familie konzentrieren sich auf:

(1) Pflegestrategien für ein Kind mit komplexen Bedürfnissen
(2) Ausgleich der Familienbedürfnisse und -routinen
(3) Entwicklung von Strategien zur Unterstützung der Teilhabe von Anna zu Hause, in der Schule und in der Gemeinde.

Im Bereich der Teilhabe erhalten die Eltern von Anna Informationen über spezielle gemeindebasierte Möglichkeiten, die Anna und ihrer Familie zur Verfügung stehen. Gemeinsam erforschen und besprechen die Familie und die Ergotherapeutin die vorhandenen Optionen und entwickeln einen Plan, um die Teilhabe von Anna an einer Einrichtung ihrer Wahl zu ermöglichen. Damit ihre Partizipation in diesem Bereich nachhaltig ist, muss die Ergotherapeutin sicherstellen, dass die von Anna gewählten Möglichkeiten mit den Bedürfnissen und Ressourcen der ganzen Familie (z.B. Zeit, Geld, Transport) übereinstimmt und passt.

Gemeindebasierte Intervention

Gemeindebasierte Interventionen beinhalten die Begleitung von Anna zu Beginn ihrer Teilhabe an verschiedenen kommunalen Programmen und Einrichtungen (z.B. Tanzstudio, Bibliothek, Theater), um sicherzustellen, dass ihre anfänglichen Interaktionen mit fremden Menschen erfolgreich sind. Positive Interaktionserfahrungen sind entscheidend für die Entwicklung positiver Beziehungen und wiederholte erfolglose Interaktionserfahrungen erzeugen negative Einstellungen und eine niedrige Motivation, um zukünftige Kontakte herzustellen.

Interventionen auf Systemebene

Interventionen auf der Ebene von Systemen beinhalten Kooperationen und Koordination von Schulpersonal und wichtigen Interessengruppen der kommunalen Vertretungen, einschließlich Verwaltungsangestellten und Lehrern. Ziel ist es, für Anna Leistungen und Ressourcen zu sichern, um Richtlinien, Verfahren oder Praktiken zu modifizieren, die Barrieren für Annas Teilhabe darstellen, sowie die Verabschiedung neuer Verfahren und Richtlinien zu fördern, die zu einer nachhaltigen Partizipation und sozialer Eingliederung führen werden. Alle diese Strategien sind wichtig, um die Chancen von Anna zu optimieren, ihr volles gesundheitliches Potenzial zu erreichen. Zu den Strategien gehören unter anderem die Bildungs- und Beratungsaktivitäten. Zu den pädagogischen Aktivitäten gehören die allgemeine Bildung über die Prinzipien der Kommunikation mit AAC und das Unterrichten von Annas Mitschülern und Lehrern, wie sie zu effektiven Kommunikationspartnern werden können, indem eine Reihe von strukturierten interaktiven Aktivitäten sowie durch den Ergotherapeuten die Modellierung positiver respektvoller Interaktionen durchgeführt werden. In diesen Unterrichtsseinheiten der Mitschüler und dem Schulpersonal dient Anna als Ausbilderin und vertritt sich selbst, indem sie über ihre Interessen, Stärken, Herausforderungen und Ziele spricht. Solche Unterrichtseinheiten sind wichtig für das Kreieren eines einladenderen Schulklimas, indem sie das Wissen und das Verständnis von Kindern über Kinder mit Behinderungen erhöhen. Sie sind auch wichtig für die Bildung und Aufklärung anderer über Annas Fertigkeiten sowie für die Erkundung von Möglichkeiten, Anna in schul- und gemeindebasierte Aktivitäten einzubeziehen. Zum Beispiel kann die Ergotherapeutin anderen helfen, zu verstehen, wie Anna mit ihrem Rollstuhl sicher und erfolgreich am Tanz teilnehmen kann, wodurch Anna Chancen für Tanzstunden und Teilhabe mit ihren Freunden geschaffen wird. Die Sitzungen sind zeitlich begrenzt und aufgabenbezogen. Fallkonsultationen beinhalten eine Reihe von Treffen mit Annas Lehrer, um Wege zu erkunden, wie die Lehrer die Teilhabe von Anna an Unterrichtsaktivitäten und Exkursionen verbessern können. Konsultationen können auch in Zeiten des Schulübergangs zur Verfügung gestellt werden, zum Beispiel, wenn Anna eine Klassenstufe, einen Pfleger, ein Klassenzimmer oder eine Schule wechselt.

Weitere Beratungsfelder beziehen eine Vielzahl von Gemeindevertretungen mit eine und beinhalten Fragen zu der persönlichen Sicherheit, Zugänglichkeit der Umgebung, die Veränderung der Aufgaben und die sensorische Umgebung, um die erfolgreiche Teilhabe von Anna zu ermöglichen.

Hinweis. Aus „Children and Youth With Disabilities: Enhancing Mental Health Through Positive Experiences of Doing and Belonging" by T. M. Petrenchik, G. A. King, & B. Batorowicz, in Mental Health Promotion, Prevention, and Intervention With Children and Youth: A Guiding Framework for Occupational Therapy (pp. 200–202), by S. Bazyk (Ed.), 2011, Bethesda, MD: AOTA Press. Copyright © 2011 by the American Occupational Therapy Association. Angepasst mit Erlaubnis

Kasten 4-5. Gezielte Intervention – Fallbeispiel von einer Jugendlichen, die gefährdet ist, eine Psychose zu entwickeln.

Allison, eine 13-jährige Siebtklässlerin, wird von der schulischen Sozialarbeiterin in das Portland Identification and Early Referral (PIER) Programm überwiesen, da sie die Kriterien des Programms auf Grund abgeschwächter positiver Symptome, einem stetigen Rückgang der schulischen Leistungen und einem Rückzug von Gleichaltrigen erfüllt. Sie lebt bei ihrer Mutter, ihrem Stiefvater und ihrem sechsjährigen Halbbruder. Ihr biologischer Vater, der eine Diagnose einer bipolaren I-Störung mit Psychose hat, ist nicht in ihr Leben integriert, aber ihr Stiefvater scheint sich zu sorgen und sich um sie zu kümmern. Die Schulsozialarbeiterin kennt durch eine aktuelle PIER Weiterbildung die frühen Anzeichen einer Psychose. Sie weiß auch um Allisons biologischen Vater, seine Geschichte der Psychose, die bei ihr ein erhöhtes Risiko einer Psychose bedingt. Nach dem Aufnahme-Assessment-Prozess des Programms trifft sich die praktizierende PIER-Ergotherapeutin mit Allison und ihrer Mutter in einer ersten Einheit. Es wird berichtet, dass Allison zunehmend Probleme bei der Verarbeitung auditiver Informationen, aber keine Lernschwäche hat. Sie zeigt auch eine erhöhte Reaktion auf Umweltreize, was zu einer sensorischen Vermeidung führt. Während des *Canadian Occupational Performance Measure* (COPM) (Law et al., 2005) berichtet Allison, dass sie die Schule nicht mehr mag und mit ihren schulischen Leistungen sowie ihrer Sozialisation unzufrieden ist. Sie mag immer noch einige Hobbys wie das Schreiben von Gedichten, was sie in ihrem Schlafzimmer macht. Dies ist ein Bereich, in dem sie zufrieden ist. Sie neigt dazu, die Schule zu vermeiden und ist gefährdet, zu viele Abwesenheitsstunden zu haben. Dies kann dazu führen, dass sie diese Ausfälle im Sommerunterricht nachholen muss. Schulaufgaben gibt Allison nicht vollständig oder gar nicht ab, was eine Veränderung in ihrer Performanz darstellt: In der Vergangenheit war Allison eine gewissenhafte Schülerin, die pünktlich ihre Aufgaben abgab.

Allison und ihre Mutter vereinbaren zwei Hauptziele: (1) Jeden Tag die Schule besuchen und (2) die Schulaufgaben rechtzeitig abgeben. Zudem möchten sie wissen, was sie tun können, um Umweltreize zu reduzieren, damit Allison in der Klasse weniger abgelenkt ist, sich sozial motivierter und weniger gestresst fühlt. Die Ergotherapeutin bespricht den ergotherapeutischen Evaluationsprozess und welche Assessments Auskunft über die kognitiven und funktionalen Fertigkeiten von Allison sowie über ihre sensorischen Präferenzen geben. Sie plant ein zweites Assessment zu einem späteren Termin in der Woche und bespricht, was sie und Allison während dieser Sitzung tun werden: (1) die Vervollständigung des sensorischen Profils für Jugendliche/Erwachsene (Brown & Dunn, 2002), um die sensorischen Präferenzen von Allison besser zu verstehen und (2) den Test *Everyday Attention Child Version* (Manly et al., 1998) abzuschließen, um die Schwierigkeiten mit der Aufmerksamkeit besser zu verstehen. Die Ergotherapeutin plant eine dritte Sitzung für Allison, um zwei Aktivitäten des täglichen Lebens zu beobachten, die sie als Teil des *Assessment of Motor and Process Skills* –(AMPS) (Fisher & Bray Jones, 2010) wählt. Allison beschließt, ein Sandwich zu machen und den Boden zu fegen, welches zwei bekannte Aktivitäten für sie sind.

Vor dem Ende der ersten Einheit bittet die Ergotherapeutin Allison und ihre Mutter, einen Plan für Allisons Schulbesuch am nächsten Tag zu erstellen. Gemeinsam entwickeln sie einen detaillierten Aktionsplan: (1) wie Allison aufwachen wird (d.h sie wird ihren Radiowecker in dieser Nacht früher als gewöhnlich einstellen, um mehr Zeit für zu haben für die Morgentoilette), (2) was ihr helfen wird, sich weniger ängstlich zu fühlen, damit sie das Haus leichter verlassen kann (d.h. ihre Mutter bringt sie mit ihrer besten Freundin zur Schule), und (3) wen sie in der Schule kontaktieren kann, wenn sie beginnt sich ängstlich zu fühlen (d.h die Schulkrankenschwester, einen Lieblingslehrer).

Sie identifizieren spezifische Aufgaben für jeden von ihnen, um den Plan erfolgreich umzusetzen. Allison und ihre Mutter erstellen ein Belohnungssystem, das darin besteht, am nächsten Abend gemeinsam Zeit zu verbringen, wenn Allison pünktlich zur Schule und dort für den Tag bleibt. Das Ergebnis ist, dass Allison und ihre Mutter sich positiver, hoffnungsvoller und weniger gestresst fühlen, weil sie einen klaren Plan haben. Mutter und Tochter vereinbaren, das Thema Hausaufgaben an diesem Tag später zu Hause anzugehen und dabei einige der Techniken anzuwenden, die sie in der Sitzung mit der Ergotherapeutin erlernt haben.

Die Ergebnisse des sensorischen Profils für Jugendliche/Erwachsene (Brown & Dunn, 2002) zeigen, dass Allison „viel mehr als die meisten Menschen" in den Bereichen der sensorischen Sensitivität und der sensorischen Vermeidung bewertet. Dieser Befund deckt sich mit den Berichten über Allisons aktuelle Erfahrungen und Verhaltensweisen. Während der Aktivitäten *Sandwich machen* und *Boden fegen* während des *Assessment of Motor and Process Skills* zeigt sie erhebliche Schwierigkeiten in den exekutiven Funktionen (vor allem bei der Planung und Sequenzierung), beim Überkreuzen der Mittellinie und in der Rumpfstabilität. Während des Testes *Everyday Attention* wird deutlich, dass Allison Schwierigkeiten mit der geteilten Aufmerksamkeit, der visuellen Verarbeitung und des verbalen Arbeitsspeichers hat. Alle diese Schwierigkeiten haben Auswirkungen auf mehrere Bereiche der Betätigungsperformanz in der Schule und zu Hause, einschließlich ihres Wunsches, sozial zu sein. Das Assessment verdeutlicht auch die Stärken von Allison (z.B. Motivation, gute soziale Kompetenz, angenehme Art und Weise/Verhalten, die Fähigkeit, Aufmerksamkeit aufrechtzuerhalten, wenn Ablenkungen minimal sind, Einsicht in Defizite), welche die Ergotherapeutin in ihrem Bericht aufnimmt. Die PIER-Ergotherapeutin schreibt einen kurzen Bericht, der für Eltern und Schulpersonal leicht verständlich ist, d.h. Fachsprache wird vermieden. Der Bericht enthält die Stärken und Herausforderungen von Allison sowie Empfehlungen für ihre Sensibilität, den spezifischen Lernstil, die außerschulischen Freizeitaktivitäten und die Unterstützung von Möglichkeiten der sozialen Teilhabe. Alle Empfehlungen sind einfach umzusetzen und nicht stigmatisierend. Dies gilt vor allem für den Klassenkontext, der ein wichtiges Thema in Allisons Altersklasse ist. Die PIER-Ergotherapeutin fragt die Familie, ob sie die Ergebnisse des Assessments an den kommenden Terminen für die Elternedukation mitteilen kann und inwieweit sie die Hilfe des Schulergotherapeuten für die Implementierung der Empfehlungen anfragen kann. Die Familie stimmt beiden Anfragen zu.

In diesem Fallbeispiel nutzt die Ergotherapeutin drei Ansätze, die in dem Review als evidenzbasierte Intervention für Kinder/Jugendliche mit dem Risiko für emotionale und verhaltensbezogene Herausforderungen emfohlen werden: Elternedukation, Interventionen zur Förderung sozialer Fertigkeiten und Unterstützungen der außerschulischen Freizeitaktivitäten.

Auch die enge Zusammenarbeit mit den Eltern wird in der Forschung belegt, um ihnen zu helfen, mit ihrem Kind auf positiver Weise zu interagieren und Verhalten effektiv zu unterstützen. Der Einfluss der Elternedukation auf das Verhalten der Kinder wurde in zwei Level-I randomisiert kontrollierten Studien untersucht.

Wahler und Meginnis (1997) stellten fest, dass elterliches Lob in der Erziehung von Grundschulkindern zu einer erhöhten Mitarbeit der Kinder und zu einer höheren Zufriedenheit zwischen Kind und Mutter im Vergleich zur Kontrollgruppe führte. Walker, Kavanagh, Stiller, Golly, Severson und Feil (1998) untersuchten die Wirksamkeit eines Mehrkomponenten-Universalprogramms, einschließlich der Elternarbeit, um unsoziales Verhalten in gefährdeten Kindergärten zu verhindern. Von den Teilnehmern der Interventionsgruppe wurde berichtet, dass sie weniger aggressives Verhalten im Follow-up zeigten als diejenigen, die in der Kontrollgruppe waren.

Eine starke Unterstützung durch Programme für soziale Fertigkeiten für gefährdete Kinder und Jugendliche erfolgt durch eine verbesserte Gruppeninteraktion und förderliche soziale Verhaltensweisen sowie einer Verringerung der Angst und Depression bei gefährdeten Kindern (Charlebois, Normandeau, Vitaro & Berneche, 1999; Dubow, Huesmann & Eron,

1987; Eshelman, & Loigman, 2003, 2004, Kamps, Tankersley & Ellis, 2000, Kazdin, Bass, Siegel & Thomas, 1989; Lochman & Wells, 2002, 2003, 2004; McMahon, Washburn, Felix, Yakin & Childrey, 2000; Moody et al., 2003; Ohl et al., 2008; Rickel et al., 1983; Serna et al., 2000; Tankersley et al., 1996; Waddell et al., 2007).

Schließlich gibt es starke Evidenz, die den Einsatz von Spiel-, Freizeit- und Freizeitprogrammen zur Verbesserung der sozialen Interaktion und des Selbstwertgefühls in Risikogruppen unterstützen (Anderson & Allen, 1985a, 1985b, Carter & Hughes, 2005; Gencoz, 1997; Jeffree & Cheseldine, 1984; Santomier & Kopczuk, 1981).

Hinweis. Aus „Occupational Therapy for Youth at Risk of Psychosis and Those With Identified Mental Illness" by D. Downing in Mental Health Promotion, Prevention, and Intervention With Children and Youth: A Guiding Framework for Occupational Therapy (p. 156), by S. Bazyk (Ed.), 2011, Bethesda, MD: AOTA Press. Copyright © 2011 by the American Occupational Therapy Association. Angepasst mit freundlicher Genehmigung.

Gezielte gesundheitsfördernde Interventionen

Im Themenbereich der Gesundheitsförderung untersuchten drei Studien die Auswirkungen von Yoga. Benavides und Caballero (2009 [Level-III-Prä-Post-Studie]) berichteten über einen durchschnittlichen Gewichtsverlust von fünf Pfund. Verbesserungen des Selbstwertgefühls für 8- bis 15-Jährige mit Risiko für Typ-2-Diabetes, die an einem Yoga-Programm teilnehmen, waren ebenfalls erkenntlich.

Ein RCT für Jugendliche mit Reizdarmsyndrom (Birdee et al., 2009) berichtet über reduzierte gastrointestinale Symptome nach der Teilnahme an einem Yoga-Programm. Powell und Kollegen (2008 [Level-II nicht randomisiert kontrollierte Studie]) berichteten über die Wirksamkeit eines Programms für Yoga, Massage und Entspannung für Kinder mit Verhaltensschwierigkeiten und fanden Verbesserungen im Selbstvertrauen und der Kommunikation im Vergleich zur Kontrollgruppe. Hernandez-Guzman, Gonzalez und Lopez (2002 [Level-I-RCT]) stellten fest, dass ein geleitetes Bildprogramm (Guided-Imagery-Programm) mit zurückgezogenen oder abgelehnten Erstklässlern in Mexiko zu mehr Sozialisation führte, wenn die Bilder mit der Wiederholung von Bewältigungsstrategien kombiniert wurden. Eine Level-I-Meta-Analyse (Wilfley et al., 2007) lieferte starke Evidenz darauf, dass Lebensstil-Interventionen, einschließlich Ernährung, Bewegung, elterliche Beteiligung und Selbstkontrolle, zu einem geringeren Prozentsatz von Übergewicht bei Kindern und Jugendlichen führten. Ein systematischer Review (Level-I) ergibt moderaten Nachweis, dass die Teilnahme an Exergaming- und lehrreichen Videospielen zu erhöhter körperlicher Aktivität und vermehrtem Ernährungswissen bei gesunden und gefährdeten Kinder führt (Guy, Ratzki-Leewing, & Gwadry-Sridhar, 2011).

Zwei Level-I-RCT untersuchten die Wirksamkeit von Trainingsprogrammen mit Kindern und Jugendlichen, um das Selbstmanagement bei Asthma zu verbessern. Die Studie von Gebert und Kollegen (1998) zeigte eine Verbesserung des Wissens über Asthma durch ein Mehrkomponenten-Trainingsprogramm, das Entspannung, soziale Aktivitäten und Sport umfasste. McPherson, Glazebrook, Forster, James und Smyth (2006) untersuchten die Effektivität eines interaktiven Computerspiels und stellten fest, dass die Teilnehmer der Interventionsgruppe über sechs Monate hinaus bessere Kenntnisse über Asthma, vermehrt einen internen Kontrollpunkt (locus of control) und weniger Fehltage in der Schule zeigten, im Vergleich mit der Kontrollgruppe. Ein Level-I-RCT (Christian & D'Auria, 2006) bewertete die Effektivität eines Lebensfertigkeitentrainings (Life-Skill-Management-Programm) für Kinder mit Mukoviszidose. Bei den Kindern der Interventionsgruppe hatte sich im Follow-Up im Vergleich zur Kontrollgruppe die Unterstützung von Gleichaltrigen und die soziale Kompetenz erhöht sowie die Einsamkeit verminderte. Dolgin, Somer, Zaidel und Zaizov (1997) stellten eine aktivitätsbasierte Gruppenintervention für Geschwister von Kindern mit Krebs in einer Prä-Post-Studie mit Level-III vor. Neben den Verbesserungen des krankheitsbezogenen Wissens hatten die Teilnehmenden auch ihre Stimmungs- und Kommunikationsfähigkeit verbessert.

Gezielte Interventionen mit Schwerpunkt auf Spiel, Freizeit und Erholung

Das dritte Thema der Ebene 2 für die gezielten Interventionen ist Spiel/Freizeit/Erholung. Drei Studien untersuchten die Wirksamkeit des Spiels für missbrauchte oder vernachlässigte Kinder (Fantuzzo et al., 1996 [Level-I-RCT]; Tyndall-Lynd, Landreth, & Giordano, 2001 [Level-II nicht randomisiert kontrollierte

Studie]; Udwin, 1983 [Level-I-RCT]). Die Ergebnisse zeigten, dass Spielgruppen für diese Population zu verbessertem Spiel, Selbstwertgefühl und positiven Gefühlen sowie vermindertem Solitärspiel- und Verhaltensproblemen führten.

Fünf Studien untersuchten die Auswirkungen von Spiel und Musik auf Kinder mit einer Vielzahl von geistigen und sprachlichen Beeinträchtigungen (Duffy & Fuller, 2000 [Level-I-RCT]; Robertson & Weistmer, 1997 [Level-I-RCT]; Schery & O'Connor, 1992 [Level-II nicht randomisiert kontrollierter Versuch]; Sparling, Walker & Singdahlsen, 1984 [Level-III-Prä-Post-Studie]; Sussman, 2009 [Level-II, wiederholte Messung mit Teilnehmenden, die als Kontrolle dienten]). Verbesserungen in den sozialen und sprachlichen Fertigkeiten sowie in der Aufmerksamkeit gegenüber Gleichaltrigen wurde festgestellt. Eine nicht randomisiert kontrollierte Studie des Levels-II untersuchte die Auswirkungen eines kurzen kreativen Programms für Kinder und Jugendliche mit Schwierigkeiten gegenüber Gleichaltrigen (Walsh, Kosidoy, & Swanson, 1991). Die Ergebnisse zeigten eine Verbesserung des Selbstvertrauens im Umgang mit Konflikten mit Gleichaltrigen im Vergleich zu der Kontrollgruppe ohne Behandlung.

Das zweite Unterthema zu Spiel/Freizeit/Erholung sind Freizeit- und Sportprogramme. Sechs Studien untersuchten die Auswirkungen dieses Unterthemas auf Kinder und Jugendliche mit geistiger Behinderung (Anderson & Allen, 1985a [Level-I-RCT]; 1985b [Level-I-RCT]; Carter & Hughes, 2005 [Level-I-SR]; Gencoz, 1997 [Level-I-RCT]; Jeffree & Cheseldine, 1984 [Level-III-Prä-Post-Studie]; Santomier & Kopczuk, 1981[Level-I-RCT]). Die Ergebnisse zeigten, dass die Teilnahme an Erholungs-, Freizeit- und Sportprogrammen zu einer verbesserten sozialen Interaktion führt. Obwohl die Teilnehmenden die Schritte einer Freizeitaktivität erlernen konnten, sind die Ergebnisse nicht eindeutig, dass die Teilnahme an der Freizeitaktivität nach Beendigung des Programms fortgesetzt wurde. Eine Level-III-Prä-Post-Studie untersuchte die Wirkung eines aktivitätsorientierten Sommeraufenthaltsprogramms für Kinder mit Lippen- und Gaumenspalte (Lochman, Haynes, & Dobson, 1981). Die soziale Interaktion und die Erwartungen an die soziale Interaktion mit Gleichaltrigen haben sich am Ende des Programms verbessert. Lowenstein (1982 [Level-I-RCT]) stellte nach Teilnahme an einem strukturierten Freizeit- und Aktivitätsprogramm bei Kindern mit extremer Schüchternheit eine Zunahme der Extraversion und eine Abnahme der Schüchternheit fest, im Vergleich zu einer Kontrollgruppe, die ermutigt wurde, den sozialen Kontakt zu erhöhen.

Ohl und Kollegen (2008 [Level-II nicht randomisiert kontrollierte Studie]) verglichen die Teilnahme an einem aktivitätsbasierten außerschulischen Programm für Kinder mit identifizierten Problemen und Kinder ohne identifizierte Probleme. Obwohl sich beide Gruppen verbesserten, zeigten diejenigen mit Problemen auf einem Stärken- und Schwierigkeitsfragebogen eine deutlich größere Effektgröße als diejenigen ohne identifizierte Probleme.

4.2.4 Zusammenfassung: Gezielte Interventionen

Auf dieser Ebene können Ergotherapeuten mit ihrem Wissen in Psychopathologie und sozialer Partizipation eine wichtige Rolle bei der Früherkennung, Bewertung sowie Intervention von Kindern und Jugendlichen spielen, die von der Entwicklung psychischer Gesundheitsprobleme bedroht sind. Da Kinder auf Ebene 2 in der Regel nicht als Kinder mit einer psychischen oder emotionalen Störung identifiziert werden, muss die Evaluation einen Schwerpunkt auf effizientes, jedoch sorgfältiges Screening hinsichtlich subtiler Verhaltensänderungen und/oder funktionaler Fertigkeiten umfassen.

Es können eine Reihe an Früherkennungsleistungen durchgeführt werden, die sich auf die Förderung und Prävention konzentrieren, wie z. B. die Konsultation von Lehrern, um das Umfeld oder die Aufgaben anzupassen, um Erfolgserlebnisse zu unterstützen, und/oder die Teilnahme an aktivitätenbasierten Gruppen, die sich auf soziale Fertigkeiten oder die Teilnahme am Spiel und Freizeit konzentrieren. Ergotherapeuten können mit Lehrern, Sozialarbeitern oder anderen Mental Health Providern (Einrichtungen in der psychiatrischen Versorgung) zusammenarbeiten, um solche gezielten Interventionen zu entwickeln und zu koordinieren.

Die soeben vorgestellte Evidenzlage verdeutlicht eine starke Unterstützung durch den Einsatz von Sozialkompetenzprogrammen für gefährdete Jugendliche zur Verbesserung der sozialen Funktionen und der Reduktion des Problemverhaltens von Kindern und Jugendlichen, bei denen ADHS und eine geistige Beeinträchtigung diagnostiziert wurde und die sozial auffälliges Verhalten zeigen. Darüber hinaus gibt es starke Evidenz, die den Einsatz von Spiel-/Erholungs-/Freizeitprogrammen unterstützt. Verbesserung der sozialen Interaktion und des Selbstwertgefühls in Risikogruppen wie Kinder und

Jugendliche mit geistigen Beeinträchtigungen, mit Lippen-/Gaumenspalte und Kinder mit extremer Schüchternheit. Programme mit Schwerpunkt der Gesundheitsförderung zeigen ebenfalls eine Reihe positiver Effekte, einschließlich eines verbesserten Selbstwertgefühls und sozialer Funktionen sowie reduzierter Symptome bei Gruppen von Kindern mit medizinischen Herausforderungen (z.B. Diabetes, Asthma, Reizdarmsyndrom).

4.3 Ebene 3: Intensive psychische Gesundheitsleistung

Für Kinder und Jugendliche mit identifizierten psychischen, emotionalen Störungen oder Verhaltensstörungen, die eine Teihabe an notwendigen und gewünschten Bereichen der Betätigungsperformanz einschränken, werden intensive individuelle Leistungen angeboten. Ungefähr eins von fünf Kindern im Alter von 9 bis 17 Jahren hat eine diagnostizierte emotionale Störung oder Verhaltensstörung, wobei die häufigsten Störungen Drogenmissbrauch (10,3 %), Angst (8 %), Depression (5,2 %), ADHS (4,5 %) und Verhaltensstörungen (3,5 %) sind (Koppelman, 2004; NRC & IOM, 2009). Etwa die Hälfte hat nur geringe Beeinträchtigungen und kann durch gezielte Leistungen versorgt werden, die andere Hälfte hat erhebliche Beeinträchtigungen. Zusätzlich wird geschätzt, dass durchschnittlich eins von 88 Kindern in den Vereinigten Staaten eine Autismus-Spektrumstörung hat (ASD; *Centers for Disease Control and Prevention*, 2012). Schwere emotionale Störungen beziehen sich auf eine Reihe von diagnostizierbaren Verhaltensstörungen und psychischen Störungen, die die täglichen Aktivitäten in Haus, Schule und Gemeinde stark beeinträchtigen und etwa 5–9 % der Kinder und Jugendlichen betreffen (U.S. Department of Health and Human Services, 1999).

Eine größere Zahl von Kindern und Jugendlichen in den Systemen der Kinderfürsorge (50 %) und der Jugendgerichtsbarkeit (67–70 %) haben psychische Probleme (NRC & IOM, 2009). Es wurde berichtet, dass in der Population der Kinder mit Behinderungen etwa 11,5 % psychosoziale Probleme haben, wobei nur etwa 42 % tatsächlich psychosoziale Leistungen erhalten (Witt, Kasper, & Riley, 2003). Zusätzlich zu diesen Statistiken entsprechen viele andere Kinder, die mit sozialen und emotionalen Herausforderungen konfrontiert sind, nicht den Kriterien einer Diagnosestellung (Masia-Warner et al., 2006).

Bedauerlicherweise erhalten etwa 70 % bis 80 % der Kinder, die eine psychiatrische Versorgung benötigen, keine solche Versorgung (Kutash et al., 2006). Auf der Ebene der intensiven Leistung erfordert die Transaktion zwischen Mensch, Betätigung und Umwelt ein vertieftes Wissen über eine Vielzahl psychischer Gesundheits- und Verhaltensbeeinträchtigungen. Diese beeinflussen die Funktionsfähigkeit einer Person in einer Vielzahl von Betätigungsbereichen (z.B. Bildung, Freizeit, ADL, soziale Teilhabe), entsprechende aktuelle medizinische und psychosoziale Interventionen wie auch schulische und kommunale Leistungen. Der Zugriff auf Informationen von zuverlässigen Gesundheitsdiensten, der Gesundheitsberichterstattung und aktueller Literatur ist für den Aufbau einer soliden Wissensbasis unerlässlich (Bazyk, 2011c). Auf dieser Ebene findet PBS statt (positive behaviorale Intervention und Unterstützung), wenn gezielte Interventionen nicht den Erfordernissen eines einzelnen Schülers entsprechen. Intensive Interventionen wurden entwickelt, um Verhaltensweisen anzusprechen, die sehr störend, gefährlich oder lernbehindernd sind (Freeman et al., 2006). Der Prozess der funktionalen Verhaltensbewertung (FBA) und der Verhaltensinterventionsplanung (BIP) ist auf dieser Ebene zeitaufwendiger und komplexer. Ein Verständnis von Verhaltensanalyse und Verhaltensmanagement bildet die Grundlage für diesen Prozess[13]. Auf der Ebene *Intensive Leistung* besteht das Team des Schülers in der Regel aus Familienmitgliedern, Schulpersonal und Mitgliedern der Gemeinschaft, die sich regelmäßig treffen, um einen individuellen Unterstützungsplan zu entwickeln, umzusetzen und zu überwachen. Ergotherapeuten haben viele Möglichkeiten, das Verhalten der Schüler in verschiedenen Schulkontexten (z.B. Klassenzimmer, Flure, Cafeterien, Spielplätze) zu beobachten und können so sowohl zum FBA-Prozess als auch zum BIP-Prozess beitragen.

4.3.1 Evaluation

Die Ergotherapeutin muss eine Vielzahl von Strategien der Evaluation anwenden, um die Transaktion zwischen Mensch und Betätigung sowie die einschränkenden Faktoren der Betätigungsperformanz zu analysieren. Beobachtungen, Interviews und formale Assessments werden am besten in natürlichen schulischen, häuslichen und kommunalen Kontexten durchgeführt. Assessments lassen sich grob in die Ka-

13 Instrumente zur Durchführung von FBAs und BIPs finden Sie unter www.pbis.org.

tegorien Evaluation der Betätigungsperformanz und der sozialen Teilhabe einordnen (siehe **Tabelle 4-2**: Beispiele ausgewählter Assessments).

4.3.2 Intervention

Obwohl die Leistungen auf der Ebene *Intensive Leistungen* individuell auf die spezifischen Erfordernisse von Kindern und Jugendlichen abgestimmt sind, ist es wichtig, eine Systemperspektive einzunehmen, denn Kinder und Jugendliche profitieren oft von Unterstützungen und Leistungen, die von mehreren Systemen in der Gemeinschaft erbracht werden. In erster Linie sind die Interventionen betätigungsbasiert und betonen die erfolgreiche Teilhabe an Betätigungen, die das Kind oder der Jugendliche in der Schule, zuhause und in der Gemeinschaft braucht oder machen will. Zusätzlich zu den individualisierten Leistungen können Kinder und Jugendliche mit identifizierten psychischen Erkrankungen gezielte Leistungen der Ebene 2 und allgemeine Leistungen der Ebene 1 erhalten und davon profitieren. Drei Schlüsselperspektiven sind wichtig, um die Leistungserbringung für Kinder und Jugendlichen mit psychischen Störungen zu steuern: (1) Pflegesysteme, (2) Empowerment von Jugendlichen und (3) Förderung des subjektiven Wohlbefindens. Darüber hinaus folgt eine Diskussion zur kognitiven Verhaltenstherapie (CBT).

Pflegesysteme

Systeme von Betreuungsansätzen bieten Jugendlichen, Familien, Schulen und Gemeindepartnern einen Rahmen für individuelle Leistung und Unterstützungen, die Kindern, Jugendlichen mit schweren emotionalen Beeinträchtigungen und ihren Familien helfen, ihre gewünschten Ziele zu erreichen (Sebian et al., 2007).

Die föderale Stelle, die das Programm *Umfassende psychische Gesundheitsdienste für Kinder und ihre Familien* (Pflegesysteme) verwaltet, ist die *Substance Abuse and Mental Health Services Administration* (Verwaltung für Drogenmissbrauch und psychische Gesundheit). Philosophien, die die Pflegeansätze leiten, betonen ein umfassendes, integriertes Kontinuum psychischer Gesundheit und die damit zusammenhängenden Leistungen und Unterstützungen, die gemeindebasiert, familien- und jugendorientiert, kulturell sowie sprachlich kompetent sind. Solche Ansätze sind notwendig, weil Jugendliche mit schweren psychischen Störungen in der Regel von zwei oder mehreren öffentlichen Einrichtungen wie Jugendgerichtsbarkeit, Kinderfürsorge, Sonderpädagogik sowie staatlichen und lokalen Gesundheitsbehörden betreut werden. Systeme der Pflege zielen darauf ab, Familien in ein umfassendes Netzwerk von kommunalen Leistungen mit behördenübergreifender Zusammenarbeit einzubinden. Koordinierte Dienste entlasten die Familien, wenn deren Dienste fragmentiert und widersprüchlich sind. Die Leistung sollen familien- und jugendorientiert sein. Um umfassende, integrierte Leistung anbieten zu können, müssen Ergotherapeuten sich auf Betreuungssysteme stützen und mit Jugendlichen, Familien und verschiedenen Dienstleistern zusammenarbeiten (Bazyk, 2011c).

Empowerment der Jugendlichen

Die Beteiligung der Jugendlichen in den Betreuungssystemen beginnt mit der Edukation und führt zu Möglichkeiten für die Jugendlichen als Entscheidungsträger in ihrer eigenen Pflege sowie als aktive Partner bei der Mitgestaltung von Politiken und Verfahren, die die Jugend in den kommunalen Systemen der Fürsorge regeln. Dieser Empowerment-Prozess unterstützt alle Schüler dabei, führend in der Förderung der psychischen Gesundheit in ihrem eigenen Leben sowie im Kontext Schule als auch Gemeinde zu werden. Beteiligung der Jugendlichen bedeutet, dass bei allen Entscheidungen, die ihr Leben und das Leben ihrer Altersgenossen und Familien betreffen, ihre Stimme gehört, geschätzt und genutzt werden sollte (Gowen & Walker, 2009). Ergotherapeuten müssen die nationalen, staatlichen und kommunalen Programme für das Empowerment der Jugendlichen kennen und unterstützen, um die psychische Gesundheit der Jugendlichen zu fördern.

Subjektives Wohlbefinden

Mehrere Begriffe wurden verwendet, um positives Denken und Gefühle über das eigene Leben zu beschreiben, darunter subjektives Wohlbefinden (Diener, 2000) und authentisches Glück (Seligman, 2002). Ein Gefühl des emotionalen Wohlbefindens oder Glücks kann durch das Gefühl und den Glauben charakterisiert werden, dass das eigene Leben befriedigend ist und mit häufigen Erfahrungen positiver Auswirkungen, geringer negativer Folgen und der Fähigkeit verbunden ist, an Aktivitäten teilzunehmen, die diese Zustände bewahren. „Erfahrungen, die positive Emotionen hervorrufen, führen dazu, dass sich negative Emotionen schnell auflösen“ (Seligman, 2002, S. xii). Laut Seligman (2002) kommt authentisches Glück dadurch zustande, dass man seine charakteristischen Stärken erkennt und entwickelt (d.h. Stärken, die für die Person zutiefst charakteristisch sind) und sie jeden Tag in Arbeit, Liebe und Spiel einsetzt. Für Menschen mit schweren und anhaltenden psychischen Erkrankungen und/oder Entwicklungsstörungen ist es wichtig, sich nicht ausschließlich auf die Reduzierung des Problemverhaltens zu konzentrieren. Die Aufmerksamkeit auf die Teilhabe an sinnvollen Betätigungen, die positive Emotionen und charakteristische Stärken fördern, erhöht das emotionale Wohlbefinden, das Glück und die Lebensqualität.

Bereicherung durch Betätigung beinhaltet die bewusste Anpassung der Umwelt, um die Beteiligung an einer Reihe von bedeutungsvollen Betätigungen zu unterstützen, welche das subjektive Wohlbefinden und das echte Glücksgefühl fördern. Bereicherung durch Betätigung ist besonders kritisch in Situationen, in denen es um Betätigungsdeprivation geht (Molineux & Whiteford, 1999). Betätigungsdeprivation wurde als der Einfluss einer Umgebung beschrieben, die eine Person davon abhält, etwas zu entwickeln, zu benutzen oder zu genießen (Wilcock, 2006). Für Jugendliche mit erheblichen psychischen Problemen oder Entwicklungsstörungen wird empfohlen, den Zugang zu einer Reihe von kommunalen Freizeitbetätigungen sicherzustellen und eine erfolgreiche Teilhabe zu unterstützen (z. B. Kunst, Theater, Tanz, Sport).

Kognitive Verhaltenstherapie

Kognitive Verhaltenstherapie (KVT) (Cognitive Behavioral Therapy – CBT) ist ein relativ kurzfristiger fokussierter Ansatz, der Menschen lehrt, wie man Gedankenmuster verändert, um unangenehme Gefühle und Verhaltensweisen zu beeinflussen. Der Schwerpunkt liegt darauf, der Person zu helfen, kognitive Verzerrungen (inakkurate Überzeugungen) zu erkennen, effektive Selbsthilfefertigkeiten zu erlernen und sie im täglichen Leben zu üben (Ginsburg & Kingery, 2007). KVT wurde bei Kindern und Jugendlichen eingesetzt, die eine Vielzahl von psychischen Problemen wie Angst, Depression, Panik, posttraumatische Belastungsstörung und Zwangsstörung aufweisen. KVT wird am häufigsten bei Kindern mit Angststörungen eingesetzt (20 %; Ginsburg & Kingery, 2007).

Komorbidität bei Angststörungen und anderen Erkrankungen, einschließlich ADHS, oppositionellem Verhalten und ASD, ist häufig. Daher wird KVT auch bei dieser Personengruppe oft eingesetzt (Monga, Young, & Owens, 2009). Obwohl KVT in erster Linie im Rahmen einer individuellen Therapie angeboten wird, werden in der Regel auch den Eltern und anderen wichtigen Erwachsenen Strategien vermittelt, um den Transfer zu Hause und in der Schule zu fördern. Die Anwendung von KVT im schulischen Kontext auf der universellen, gezielten und intensiven Ebene wurde berichtet (Christner, Forrest, Morley, & Weinstein, 2007). Ergotherapeuten müssen über spezifische KVT-Strategien Bescheid wissen, um den Transfer zu unterstützen und und ihre Wirksamkeit zu stärken.

Eine Auswahl von Programmen, die KVT-Strategien verwenden und auf den Ebenen der allgemeinen und zielgerichteten Leistung angewendet werden, sind in **Tabelle 4-5** dargestellt, zusammen mit Beschreibungen der wichtigsten KVT-Strategien, die Psychoedukation, affektive Erziehung, kognitive Umstrukturierung, Entspannungstraining sowie Expositions- und Notfallmanagement umfassen. Die Website www.csmh.umaryland.edu/ bietet praktische Informationen über Interventionsansätze zur Behandlung verschiedener psychischer Erkrankungen. Die Betätigungsrisiken und Interventionsvorschläge für verschiedene psychische Störungen sind in **Tabelle 4-6** zusammengefasst. **Kasten 4-6** verdeutlicht eine klinische Vignette auf der Ebene der intensiven Interventionen. Dem folgt die Zusammenfassung von Evidenzen aus systematischen Reviews von intensiven Diensteistungen.

4.3.3 Zusammenfassungen der Evidenz systematischer Reviews zu intensiven Leistungen

Der Schwerpunkt der Ebene 3 liegt auf Kindern und Jugendlichen, die intensive psychische Interventionen benötigen. Die Evidenz auf dieser Ebene läßt sich in zwei Bereiche unterteilen: (1) Maßnahmen zur Entwicklung sozialer Fertigkeiten und (2) Maßnahmen, die sich auf Spiel, Freizeit und Erholung konzentrieren. Die Personengruppen innerhalb dieser Ebene haben Diagnosen von psychischen Erkrankungen, schweren Verhaltensstörungen und/oder einer ASD.

Intensive Sozialkompetenzprogramme?

Im Bereich der Interventionen für soziale Kompetenzen untersuchten 15 Studien Kinder und Jugendliche mit ASD (Aldred, Green, & Adams, 2004 [Level-I-RCT]; Bauminger, 2007 [Level-III-Prä-Post-Studie]; Epp, 2008 [Level-III-Prä-Post-Design]; Kröger, Schultz, & Newson, 2007 [Level-II nicht-randomisierte kontrollierte Studie]; Laugeson, Frankel, Mogil, & Dillon, 2009 [Level-I-RCT]; Lee, Simpson, & Shogren, 2007 [Level-I-Meta-Analyse]; LEGO® ff, 2004 [Level-II nicht-randomisierte kontrollierte Studie]; LEGO® ff & Sherman, 2006 [Level-II retrospektive Prä-Post-Kontrolle, nicht randomisiert]; Lopata, Thomeer, Volker, Nida, & Lee, 2008 [Level-I-RCT];

Tabelle 4-5: Kognitive-Verhaltenstherapie (KVT), Strategien (Ginsburg & Kingery, 2007) und Beispiele für die Verwendung von KVT in Schulprogrammen

Strategien	Beschreibung
Psychoedukation Hilft zum Entmystifizieren der Therapie, Empowern von Kind/Familie und Vermitteln von Hoffnung für ein positives Ergebnis	Aufklärung von Kind und Familie über die Erkrankung, einschließlich typischer Symptome (Gedanken und körperliche Reaktionen), Ursachen (meist mehrdimensional), Behandlungsverlauf und Hauptinterventionsstrategien Rolle des Therapeuten als „Coach" Bedeutung der „Hausaufgaben" für das Üben zwischen den Sitzungen
Affektive Education Hilft Kindern, ihre eigenen und Gefühle eines anderen anzuerkennen und passend zu antworten	Unterrichten von einer Bandbreite von Gefühlswörtern mit dem Ziel der Fähigkeit, Emotionen durch Gesichtsausdrücke, Tonfall und Körpersprache zu erkennen Eigene und fremde Emotionen erkennen (Empathie) Identifizieren von körperlichen Hinweisen auf unangenehme Emotionen – Angst (Herzklopfen, Schwitzen der Handflächen, Magenschmerzen, Atemnot); Depression (Müdigkeit, Energiemangel); Wut (körperliche Anspannung, Herzklopfen) Aktivitäten identifizieren, die Emotionen beeinflussen (z. B. kann die Teilnahme an einem Hobby oder Sportaktivität zu Gefühlen der Freude und Wohlbefinden führen)
Kognitive Umstrukturierung (Reframing) Hilft dem Kind zu lernen, Selbstgespräche zu führen, um Veränderungsdenken und Gemütsbewegungen herbeizuführen	Erkennen von fehlerhaftem Denken und dessen Auswirkungen auf Gefühle Identifizieren von fehlerhaftem oder ängstlichem Denken und erkennen, warum es nicht realistisch ist Erzeugen von Bewältigungsgedanken für eine Situation und vermitteln der Strategie, diese auf einer Karte zu schreiben, die griffbereit genutzt werden kann Verwenden von „Gedanken-Stopp"-Strategien; ersetzen von gefürchteten Gedanken durch weniger bedrohliche Ansichten, realistische Gedanken und positive Affirmationen
Entspannungstraining Hilft Gefühle wie Angst und Schrecken zu reduzieren und unterstützt Erfolgreiche Interaktion und Teilhabe	Progressive Muskelentspannung lehrt den Unterschied zwischen angespannten und entspannten Zuständen durch Straffung und Entspannung der Muskulatur. Das Kind spannt und entspannt systematisch Körperteile, um zu lernen, wie man sie entspannt. Yoga und Meditation kann auch verwendet werden. Tiefes Atmen: Erlernen der Zwerchfellatmung zur Förderung der Entspannung. Mit einem Ballon als Metapher kann Kindern Folgendes vermittelt werden: Indem sie eine Hand auf den Bauch und eine Hand auf die Brust legen und durch die Nase einatmen (Bauch/Brust „auffüllen" wie ein Ballon), drei Sekunden halten und ausatmen und hierbei sich vorstellen, dass alle ängstlichen Gefühlen ihren Körper verlassen. Geführte Imagination
Umgang mit Ängsten und Kontingenz-Management	Rationale Erklärungen für die Exposition gegenüber Situationen: Das Vermeiden einer Situation im Laufe der Zeit stärkt die vermeidbare Reaktion und erhöht die Angst; Vermeidung verhindert das Entwickeln von Bewältigungsfähigkeiten, die Fähigkeit, erfolgreich zu sein und Vertrauen zu gewinnen. Die Exposition beinhaltet die schrittweise Einführung des gefürchteten Ereignisses, das von der Vorstellung der Situation und dem Rollenspiel vor dem eigentlichen Ereignis ausgeht. Notfallmanagement bedeutet, mutiges Verhalten mit einer bevorzugten Aktivität oder einem kleinen Gegenstand zu belohnen, um das Auftreten des Verhaltens zu erhöhen.
Beispiele von Schulprogrammen mit KVT-Strategien	
Programm „Ich kann Problem lösen" (Shure, 2001)	Zielt auf Gewaltprävention und allgemeine Problemlösung für Kinder im Alter von 4–12 Jahren Umsetzung erfolgt im Unterricht durch Lehrer mit anschließender Nachbereitung durch Eltern Der Unterricht konzentriert sich auf die Anwendung sozialer Problemlösungsfähigkeiten und der Gestaltung alternativer Lösungen von Konflikten mit Hilfe von Spiele und Dialog Befunde: Steigerung des prosozialen Verhaltens, des Wohlbefindens, der Belastbarkeit, der schulischen Konzentration sowie eine Abnahme von Stress, Etikettierungen, unterschiedlichen Problemen und risikoreichen Verhaltens.

Strategien	Beschreibung
Förderung von alternativen Denkstrategien (PATHS) (Kusche & Greenberg, 1994)	Implementierung auf allgemeiner Ebene innerhalb des Klassenzimmers Fokussiert emotionale Entwicklung, Selbstregulierung, soziale Interaktion und soziale Problemlösungsfähigkeiten Wurde sowohl in städtischen als auch in ländlichen Grundschulen eingesetzt Befunde: Erweites Wissen über Gefühle sowie weniger Berichte über depressive Belastung
Wut und Aggression: Coping-Power-Programm (Lochman & Wells, 2003)	Ein evidenzbasiertes Programm zur Verbesserung der sozial-kognitiven Fertigkeiten bei aggressiven Jugendlichen Der Unterricht ist strukturiert sowie organisiert und konzentriert sich auf spezifische Fertigkeiten, die in einer Schulumgebung leicht vermittelt und geübt werden können, wie z. B. Aggressionsbewältigung, Zielsetzung, emotionales Bewusstsein, Entspannungstraining, Training sozialer Fertigkeiten, Problemlösung und Umgang mit Gruppenzwang.
Angst/Stress: Coping-Koala-Programm (Tomb &Hunter, 2004)	Ziel dieses Gruppenprogramms ist es, Kindern dabei zu helfen, ihre Gemütsverfassung (Kognitionen) und Erfahrung von angsterzeugenden Ereignissen durch das Erlernen von Bewältigungsmechanismen zu verändern. Die Sitzungen vermitteln den Teilnehmenden die Fertigkeiten, mit ihren Ängsten durch kognitive, verhaltensbedingte und körperliche Bewältigungstechniken umzugehen.

Hinweis. Aus „Major Approaches Useful in Addressing the Mental Health Needs of Children and Youth: inimizing Risks, Reducing Symptoms, and Building Competencies" by S. Bazyk and S. Brandenburger Shasby, in Mental Health Promotion, Prevention, and Intervention With Children and Youth: A Guiding Framework for Occupational Therapy (p. 67), by S. Bazyk (Ed.), 2011, Bethesda, MD: AOTA Press. Copyright © 2011 by the American Occupational Therapy Association. Angepasst mit Erlaubnis.

Machalicek, O'Reilly, Beretvas, Sigafoos, & Lancioni, 2007 [Level-I-Meta-Analyse]; Mackay, Knott, & Dunlop, 2007 [Level-III-Prä-Post-Design]; Owens, Granader, Humphrey, & Baron-Cohen, 2008 [Level-I-RCT]; Ozonoff & Miller, 1995 [Level-II nicht randomisierte Untersuchung]; Tse, Strulovitch, Tagalakis, Meng, & Fombonne, 2007 [Level-III-Prä-Post-Design]; Wood et al., 2009 [Level-I-RCT]). Die untersuchten Interventionen umfassen Training der sozialen Kompetenzen, Selbstmanagementtraining, Aufbau von Freundschaft, LEGO®-Therapie, KVT und Joint Attention (JA, gemeinsam gerichtete Aufmerksamkeit). Im Allgemeinen deuten die Ergebnisse darauf hin, dass das Training sozialer Kompetenzen einen positiven Einfluss auf das Sozialverhalten, die soziale Kompetenzen und das Selbstmanagement hat, aber einige Ergebnisse waren nicht eindeutig.

Machalicek und Kollegen (2007) führten eine Meta-Analyse von Einzelfallstudien zu Interventionen durch, die dazu dienten, herausforderndes Verhalten bei Kindern und Jugendlichen mit ASD zu reduzieren. Sie fanden heraus, dass Selbstmanagement-Strategien, Änderungen im Lehrinhalt und differenzierte Verstärkung wirksam waren. Auch in den Studien, die von Verbesserungen im Verhalten berichteten, stellen die Autoren dennoch fest, dass die Teilnehmenden unerwünschtes Verhalten zeigten. Lee und Kollegen (2007) haben eine Meta-Analyse von Einzelfall-Studien zu Selbstmanagementtechniken (z. B. Training sozialer Fertigkeiten, Selbstmonitoring) durchgeführt und keine Unterschiede zu schulpflichtigen Kindern mit ASD festgestellt.

Andere Studien berichteten von Verbesserungen im Sozialverhalten durch spezifische Interventionen bei Kindern mit ASD. Kroeger und Kollegen (2007) berichteten von Verbesserungen im prosozialen Verhalten und der sozialen Interaktion bei der Verwendung von Videomodellierung oder direktem Gruppenunterricht, um soziale Kompetenzen im Vergleich zum freien Spiel zu vermitteln. Laugeson und Kollegen (2009) evaluierten die Effektivität einer Sozialkompetenzgruppe zur Verbesserung der Kompetenzen im Aufbau von Freundschaften im Vergleich zur verzögerten Behandlung. Die Ergebnisse zeigten, dass die Eltern der Behandlungsgruppe über bessere soziale Fertigkeiten und eine bessere Qualität der Freundschaft berichteten.

Owens und Kollegen (2008) verglichen eine LEGO® Gruppe für Kinder mit einem ASD zu einem sozialen Sprachprogramm und eine Kontrollgruppe ohne Behandlung. Reduktionen in sozialen Schwierigkeiten wurden in der LEGO® Gruppe im Vergleich zu den anderen Vergleichsgruppen berichtet und die Teilnehmenden in den LEGO® und sozialen Sprachgruppen[14] zeigten eine Verringerung des maladaptiven

14 Social language groups: Gruppen mit einer sozialen Kommunikation in Form von Sprechen und Körpersprache

Tabelle 4-6: Psychische Erkrankungen, Symptome, Auswirkungen auf die Performanz für Schule oder Arbeit, Anpassungen und Unterstützung

Diagnose	Allgemeine Symptome	Auswirkungen auf die Performanz	Empfohlene Anpassungen und Unterstützungen von Ergotherapeuten
Denkstörungen (Höhepunkt des Ausbruchs liegt im Alter von 16 und 25 Jahre)			
Schizophrenie und schizoaffektive Störung	Halluzinationen – visuelle, auditive, olfaktorische und taktile sensorische Verzerrungen Wahnvorstellungen – feste und falsche Vorstellungen Paranoia oder Misstrauen Verringertes Registrieren Reduzierter Geruchssinn Mangelnde Einsicht in die Symptome Reduzierte Fähigkeit zur Informationsverarbeitung Verlangsamte visuelle Scan-Fertigkeiten Stimmungsschwankungen Reduzierte Mimik (Abstumpfung)	Ablenkung durch innere Stimulation, erschwert die Orientierung und Konzentration in den Aufgaben und vermittelt das Erscheinungsbild von „seltsam sein" Schwierigkeiten, Gedanken zu organisieren und gut zu artikulieren, was sich auf die schulische oder berufliche Leistung und die sozialen Beziehungen auswirkt. Isolation und Schwierigkeiten, Freunde zu finden und zu halten durch Stimmungsschwankungen, sensorische Empfindlichkeiten, Verdächtigungen, verzögerte Reaktionen und merkwürdige Verhaltensweisen Tendenz, wichtige Informationen zu verpassen, weil das Bewusstsein für visuelle Hinweise und Umgebungen zu gering sowie die Informationsverarbeitung verlangsamt ist Schwierigkeiten beim Lesen von Gesichtsausdrücken, die zu unangemessenen emotionalen Reaktionen und schlechtem Verständnis von sozialen Lagen führen Schwierigkeiten beim Multitasking und Verstehen komplexer Situationen Möglicherweise muss wieder am Anfang begonnen werden, wenn eine Aktivität unterbrochen wird. Selbstmordgedanken und -handlungen können bestehen und führen zu vollzogenem Suizid.	*Hinweis*. Zur Behandlung dieser Erkrankungen können Medikamente und andere Therapien verschrieben werden, die als Orientierungshilfe für die ergotherapeutische Intervention dienen sollen. Verwendung von Aktivitäten, um Gedanken und Verhaltensweisen zu organisieren, wie z. B. tiefe propriozeptive Aufgaben (z. B. Kalisthenik, Ziehen eines mit Erde oder Steinen gefüllten Wagens, Schieben eines Besens, Tauziehen, Schwingen an einem Seil). Verwendung von Umgebungen mit wenigen Ablenkungen für Schul- oder Arbeitsaufgaben, z. B. ruhige Räume, wenige Unterbrechungen, vorhersehbare Veränderungen und nicht überfüllt. Verwendung von klaren, einfachen Anweisungen, die sich wiederholen lassen und die ggf. verschriftlicht sind, um den Erfolg in der Durchführung zu sichern; in ruhiger Sprache, aber nicht in einem gönnerhaften Ton. Demonstration einer neuen Aufgabe oder eines neuen Aufgabenschritts und anschließende mehrfache Übungen unter Beobachtung. Angebot zusätzliche Demonstrationen und Übungseinheiten bei Bedarf Angebot an individueller Unterstützung bei der Organisation von Aufgaben, indem die Person gebeten wird, an der Entwicklung der Strategien mitzuwirken; dieser Ansatz unterstützt den Transfer Schaffung und Unterstützung durch Gelegenheiten zur Sozialisierung mit Gleichaltrigen und Mitarbeitern, z. B. kleine Zusammenkünfte, insbesondere wenn soziale Situationen nicht übermäßig vorhanden sind; Vorstellung des Klienten einer Person, die ein gemeinsames Interesse hat, und Unterstützung beim Smalltalk Auf Anzeichen von Depressionen reagieren und Ansprache von Suizid mit der Unterstützung, professionelle Hilfe zu suchen.
Affektive Störungen (Diese Störungen haben mehrere diagnostische Variationen und es sind	Wechsel der Stimmungslage von Traurigkeit (Depression) zu Euphorie (Hypomanie oder Manie)	*Manie*: Kann auf Frustration mit explosiven Ausbrüchen reagieren, die zu Zerstörung, Angriff oder beidem führen können Kann aufsässig auf Autorität reagieren	*Manie*: Argumentationen bzw. Streitereien meiden und Hilfe anfordern, wenn die Person impulsiv und/oder gefährlich wird Kommentare über überlegene Fertigkeiten ignorieren und die Person behutsam ermutigen zur Teilnahme an einer Aufgabe, die sie für sinnvoll hält

Diagnose	Allgemeine Symptome	Auswirkungen auf die Performanz	Empfohlene Anpassungen und Unterstützungen von Ergotherapeuten
im Einzelfall nicht immer alle der aufgeführten Symptome gegeben) Bipolar I Störungen und Bipolar II Störungen	**Manie:** Reizbarkeit Vermindertes Schlafbedürfnis Vermehrte Gesprächigkeit Viele Ideen auf einmal, Ideenflucht – überschlagende Gedanken Starke Ablenkbarkeit Vermindertes Urteilsvermögen Impulsivität Vermehrte Risikobereitschaft und waghalsige Aktivitäten Überhöhtes Selbstwertgefühl und Vorstellungen von besonderen Fertigkeiten Psychomotorische Unruhe Wahnvorstellung, Halluzination oder beides (d. h. psychotische Merkmale)	Kann desorganisiert und zerstreut erscheinen, mit Begeisterung von einer Aufgabe zur anderen springen und große Ideen teilen, aber niemals eine vervollständigen Menschen, die mit jemandem an Hypomanie oder Manie Erkrankten in Kontakt stehen, fühlen sich erschöpft (als ob sie nicht mithalten könnten). Risikobereitschaft wie sexuelle Promiskuität, Mehrausgaben, rücksichtsloses Fahren, etc.	Autonomie ermöglichen Energien in körperliche Aktivitäten umleiten, entweder allein oder mit einer anderen Person (um die Möglichkeit der Argumentation bzw. Ausbrüche zu minimieren bzw. die bei der Organisation des Denkens und Handelns unterstützend mitwirken) Angebot an einfachen, strukturierten Aufgaben, die der Person Anreiz bieten, sich in der Aufmerksamkeit und Konzentration zu verbessern
Schwere Depression	Länger andauernde Traurigkeit Reizbarkeit Verminderter Antrieb Vernachlässigen von Interesse und Aktivitäten, Interssenverlust Schwierigkeiten beim Initiieren von Aufgaben Schlaf- und Appetitlosigkeit Rückzug von Freunden und sozialen Aktivitäten Kinder und Jugendliche können die Schule verweigern. Verminderte geistige Leistungsfähigkeit Funktionieren Gedanken an den Tod oder Suizid	Affekt erscheint traurig und die Person kann Humor nicht verstehen und nicht darauf antworten Kann streitlustig oder schnell reizbar erscheinen, welches sich auf die sozialen Beziehungen auswirkt Schläft in der Schule, auf der Arbeit und in sozialen Situationen leicht ein Aufstehen fällt zu jeder Tageszeit schwer Übermäßiges Essen oder Weigerung zu essen, was für die Familie und Freunde beunruhigend ist. Schwierigkeiten beim Starten von Aufgaben, so das die Personen in der Schule oder bei der Arbeit ins Hintertreffen geraten Schwierigkeiten bei jeder Aufgabe oder Aktivität und jedem Schwierigkeitsgrad der Verarbeitung in der Aufrechterhaltung der Aufmerksamkeit Schwierigkeiten bei der Entscheidungsfindung Kann Selbstmordversuch nach Ankündigungen oder Hinweisen vollenden	Unterstützen von Entscheidungen zur Steigerung der Aktivität und Stressabbau Angebot an einfachen, strukturierten Aufgaben, um Selbstwirksamkeit und Produktivität zu fördern Förderung der Entwicklung eines Tagesablaufs, der eine gute Ernährung und physische Aktivität beinhaltet Einsatz für (anwaltschaftliches Vertreten) kürzere (auch wenn nur vorübergehend) Schul- und Arbeitstage, mit reduzierten Aufgaben und Erwartungen Angebote zur Beratung von Arbeitgebern, Schulpersonal und Dienstleistern, die bei der Anpassung helfen Angebote der Teilhabe aufzeigen, aber nicht bedrängen damit Gespräche kurz und einfach halten Begründete realistische Ziele setzen, die kurzfristig von der Person umgesetzt werden können (z. B.: „Versuchen Sie dies in der nächsten 10 Minuten"). Auf Anzeichen suizidaler Gedanken achten und Selbstmord thematisieren, um schnelle Hilfe aufzuzeigen!

Diagnose	Allgemeine Symptome	Auswirkungen auf die Performanz	Empfohlene Anpassungen und Unterstützungen von Ergotherapeuten
Angststörungen (Es gibt mehrere diagnostische Varianten für diese Störungen und es sind im Einzelfall nicht immer alle der aufgeführten Symptome gegeben) Posttraumatische Belastungsstörung (PTSD)	Vermeiden von Orten, Menschen oder Situationen Wiedererleben des Ereignisses durch Bilder (flashbacks), Gedanken oder Wahrnehmungen Hohe Erregungszustände wie Einschlaf- oder Durchschlafstörungen, Reizbarkeit oder Wutausbrüche, Konzentrationsschwierig-keiten, Hypervigilanz, übertriebene Schreckhaftigkeit Depressionen oder Gefühl der Gefühlslosigkeit Müdigkeit Unruhe Schlafstörungen, weil die Träume erschütternde Ereignisse widerspiegeln	Tendenz, sich von anderen zu isolieren und sich von Aktivitäten zurückzuziehen -Verweigern von Aktionen in der Schule, der Arbeit oder Abbruch einer außerschulischen Ausbildung. Schwierigkeiten bei der Erledigung von Aufgaben aufgrund von Müdigkeit, Ablenkbarkeit, Konzentrationsschwäche, Unruhe und Hypervigilanz Mangelnde Freude an Geselligkeit und Teilnahme an Aktionen Ängstlichkeit bei Aufforderung, etwas Unbekanntes oder in nicht vertrauter Umgebung zu tun Neigt dazu, leicht zu erschrecken, insbesondere wenn es laut ist oder unerwartete Geräusche auftreten; Betroffene können Schwierigkeiten beim Wiedereinstieg in eine Aufgabe haben.	Angenehme, beruhigende Aktivitäten suchen, insbesondere tiefe Atemübungen, Meditation und körperliche Übungen Aufbau förderlicher Routinen für einen erholsamen Schlaf, zum Beispiel: kein Koffein fünf bis sechs Stunden vor dem Schlaf inklusive Limonade und Schokolade), kein TV eine Stunde vor dem Schlafengehen, konstante Bettzeit Angenehme, körperliche Aktivitäten suchen, welche auch mit anderen Personen ausgeübt werden können (u.a. als ein Weg für zunehmende Sozialisation) Identifikation von Aufgaben, welche die Person erledigen muss; Aufgabe in einfache Schritte zerlegen mit einem realistischen Zeitfenster (d.h. extra Zeit ist innerhalb eines begrenzten Zeitrahmens erlaubt) Vetretung sein (Advocay) für erforderliche Umweltanpassungen in der Schule oder Arbeit, die die Hypervigilanz reduziert
Generalisierte Angststörungen	Übermäßige Ängste und Sorgen, die schwer zu kontrollieren sind und zu Beeinträchtigungen in Sozial-, Arbeits-, Schul- oder anderen wichtigen Funktionsbereichen führen können Gefühl des Angespanntseins oder der Nervosität Schnelle Ermüdung Schwierigkeit sich zu konzentrieren oder das Gefühl geistiger Leere Reizbarkeit Muskelverspannungen Schwierigkeit einzuschlafen oder aufzustehen oder ruheloser, nicht erholsamer Schlaf	Tendenz, sich von anderen zu isolieren und sich von den Aktivitäten zurückziehen als ein Weg, die Angst zu verringern; Betroffene können die Schule oder Arbeit verweigern oder außerschulische Aktivitäten aufgeben. Schwierigkeiten bei der Erledigung von Aufgaben aufgrund von Müdigkeit, Ablenkbarkeit, Konzentrationsschwäche oder niedriger Frustrationstoleranz Betroffene können den „roten Faden"/Gedanken beim Reden vergessen, was ihre Not erhöht Betroffene können aufgrund von Übermüdung in der Schule oder bei der Arbeit einschlafen Können unruhig erscheinen oder Schwierigkeiten haben sich an Aufgaben zu beteiligen	Angenehme, beruhigende Aktivitäten suchen, insbesondere tiefe Atemübungen, Meditation und körperliche Übungen Identifikation von Aufgaben, welche die Person erledigen muss, Aufgabe in einfache Schritte zerlegen mit einem realistischen Zeitfenster (d.h. extra Zeit ist innerhalb eines begrenzten Zeitrahmens erlaubt) Diskussion von Wegen, wie Muskelspannung verringert werden kann, zum Beispiel durch warme Bäder, Yoga, Stretching, Heizkissen Verschriftlichung von Gedanken als eine Strategie vor dem Sprechen – die Notiz kann als Stütze genutzt werden und erhöht das Selbstvertrauen. Aufbau förderlicher Routinen für einen erholsamen Schlaf aufzubauen, zum Beispiel: kein Koffein fünf bis sechs Stunden vor dem Schlaf inklusive Limonade und Schokolade), kein TV eine Stunde vor dem Schlafengehen, konstante Bettzeit Möglichkeiten zum Umgang mit Unruhe erkunden und sozialverträgliche Strategien erarbeiten für Arbeit oder Schule, zum Beispiel, die Bitte um eine zehnminütige Gehpause oder Dehnungsübungen.

Diagnose	Allgemeine Symptome	Auswirkungen auf die Performanz	Empfohlene Anpassungen und Unterstützungen von Ergotherapeuten
		Können von Gleichaltrigen aufgrund ihrer Reizbarkeit gemieder werden Können über Schmerzen in verschiedenen Körperregionen klagen oder bei körperlichen Aktivitäten (auch beim Gehen oder Sitzen) wenig beweglich oder gar steif erscheinen	Identifikation sozialverträglicher Methoden, die anregend wirken, um der Müdigkeit in der Schule oder bei der Arbeit entgegenzuwirken.

Quelle. American Psychiatric Association (2000); Minnesota Association for Children's Mental Health (2009).
Hinweis. From „Occupational Therapy for Youth at Risk of Psychosis and Those With Individual Mental Illness," von D. Downing, in *Mental Health Promotion, Prevention, and Intervention With Children and Youth: A Guiding Framework for OccupationalTherapy* (pp. 146–147), von S. Bazyk (Ed.), 2011, Bethesda, MD: AOTA Press. Copyright © 2011 American Occupational Therapy Association. Nachgedruckt mit freundlicher Genehmigung.

Verhaltens. Zwei Studien untersuchten die Auswirkungen von LEGO® Bau- und Sozialkompetenzgruppen zum Thema soziale Kompetenzen bei Kindern mit Autismus im Kindergartenalter (LEGO®ff, 2004; LEGO®ff & Sherman, 2006). LEGO®ff (2004) stellte eine deutliche Erhöhung sozialer Initiierung und Dauer der sozialen Interaktion der LEGO® Gruppe im Vergleich zur Kontrollgruppe fest. LEGO®ff und Sherman (2006) berichteten über die Ergebnisse der Teilnahme an einer LEGO® Gruppe für Kinder im Alter von drei Jahren. Die Ergebnisse zeigten, dass sich die sozialen Interaktionen der Teilnehmenden in der LEGO® Gruppe im Vergleich der Kontrollgruppe stärker verbessert haben. Kinder, die anfänglich stärker in der Sprache waren, erzielten während der Intervention größere Gewinne.

Wood und Kollegen (2009) bewerteten die Wirksamkeit von KVT zur Verringerung hinsichtlich der von den Eltern gemeldeten Angst-Symptome bei Kindern mit Autismus im Vergleich zur Kontrollgruppe der Wartelisten. Die Ergebnisse zeigten, dass die Kinder in der Interventionsgruppe niedrigere Angstwerte bei der Nachsorge hatten. Auch berichteten die Autoren von einer mittleren bis großen Effektgröße, insbesondere bei den sozialen Kommunikationsfertigkeiten. Epp (2008) verwendete KVT-Strategien in Kombination mit Kunstaktivitäten und Spielen und fand eine signifikante Verbesserung des Durchsetzungsverhaltens sowie eine Reduzierung der Hyperaktivität und des Problemverhaltens.

Aldred und Kollegen (2004) untersuchten eine Intervention zur sozialen Kommunikation für Vorschulkinder mit Autismus, die Joint Attention (gemeinsam gerichtete Aufmerksamkeit) beinhaltete: den Prozess, die Erfahrung des Beobachtens eines Objekts oder Ereignisse zu teilen, indem einem Blick oder einer Geste gefolgt wird. Die Kinder in der Interventionsgruppe hatten, im Vergleich zur üblichen Behandlung, Verbesserungen im sprachlichen und adaptiven Verhalten. Darüber hinaus ergab die Analyse von Videos zur Bewertung der Eltern-Kind-Interaktion eine signifikante Zunahme der positiven synchronen Kommunikation und der Kinderkommunikation, hingegen gab es keinen Unterschied im elterlichen Stresserleben bei der Nachsorge zwischen den Gruppen.

Zehn Studien untersuchten die Intervention für soziale Kompetenzen für Personen mit diagnostizierter psychischer Erkrankung und/oder schwere Verhaltensstörungen, einschließlich Schizophrenie, Depressionen, Angstzuständen, Verhaltensstörungen, schwere Verhaltensbeeinträchtigung und emotionale Beeinträchtigungen sowie Alkohol- und Drogenmissbrauch (Amish, Gesten, Smith, Clark, & Stark, 1988 [Level-II nicht randomisiert kontrollierte Studie]; Baker, Lang, & O'Reilly, 2009 [Level-I-SR]; Butler, Chapman, Forman, & Beck, 2006 [Level-I Meta-Analyse]; Cook et al., 2008 [Level-I-Meta-Analyse]; Dobson, McDougall, Busheikin, Aldous, 1995 [Level-I RCT]; Gangl, 1987[Level-III-Prä-Post-Studie]; Grizenko, Papineau, Sayegh, 1993a [Level-II-Kohorte mit wiederholten Maßnahmen], 1993b [Level-II-Kohorte mit wiederholten Maßnahmen]; Ison, 2001[Level-I-RCT]; Stermac & Josefowitz, 1985[Level-III-Prä-Post-Studie]). Die Ergebnisse zeigen, dass Interventionen für soziale Kompetenzen bei dieser Personengruppe zu einem verbesserten Sozialverhalten führen.

Baker und Kollegen (2009) führten einen systematischen Review zu der Videomodellierung als Intervention durch und stellten fest, dass diese zu einer verbesserten Interaktion mit Gleichaltrigen und Aufgabenerfüllung führt und unangemessenes Verhalten reduziert. Ähnliche Ergebnisse wurden in der Meta-Analyse von Cook und Kollegen (2008) vermerkt, die berichteten, dass das Training der sozialen Kompetenzen eine mittlere Effektgröße für die Jugendliche mit schweren Verhaltensstörungen hatte, insbesondere die Modellierung, die sozial-kognitiven und operativen Verfahren. Butler und Kollegen (2006) nutzen meta-analytische Techniken zur Bewertung der Wirksamkeit von KVT und erhoben großen Effektgrößen, wenn KVT bei Depression im Kinderalter eingesetzt wurde. Die Effektgrößen für somatische Störungen im Kindesalter waren moderat.

Intensive Spiel-, Freizeit- und Erholungsprogramme

Die beiden Populationen, die im Rahmen des Spiel-/Freizeit-/Erholungsprogramms untersucht wurden, waren Kinder und Jugendliche mit ASS (Autismus-Spektrum-Störung) und Studien von Kindern mit schweren Verhaltensstörungen. Fünf Studien prüfen die Interventionen für Kinder und Jugendliche mit ASS (Gold, Wigram, & Elefant, 2006 [Level-I-SR]; Kim, Wigram, & Gold,2008 [Level-I randomisiert kontrollierte Studie]; Koegel, Dyer, & Bell, 1987 [Level-III-Prä-Post-Studie]; Schleien, Mustonen, & Rynders, 1995 [Level-III-Prä-Post-Studie]; Schleien, Rynders, Mustonen, & Fox, 1990 [Level-III-Prä-Post-Studie]).

Kasten 4-6: Intensive Interventionen – Fallstudie zur Förderung psychischer Gesundheit bei einem Kind mit Autismus

Betätigungsprofile

Hester, 13 Jahre alt, lebt mit ihrer Mutter und ihren neunjährigen Zwillingsbrüdern zusammen. Sie neigte als Baby zu Koliken, reagierte überempfindlich auf Veränderungen bei ihrem Essen, auf Geräusche und Lichter, und ihre Sprache entwickelte sich langsam. Sie rezitierte Dialoge aus Filmen, wenn sie sich ängstlich fühlt oder gestresst ist, besonders aus *Die Schöne und das Biest*. Normalerweise gibt sie sich zufrieden, wenn sie mit sich selbst und immer den gleichen wenigen Spielen für Stunden spielen kann; sie gibt aber das Spiel auf, wenn ihre Brüder versuchen, sich ihr anzuschließen, oder sie regt sich auf, wenn diese die Spielsteine neu anordnen. Ihre Mutter erfreut sich an Hesters Humor und ist stolz darauf, wie freundlich und tapfer sie ist.

Hester ist in der fünften Klasse und erhält ihren gesamten Hauptunterricht in einem Ressourcen-Raum. Sie beteiligt sich am Unterricht im allgemeinen Unterrichtssetting wie Sport, Bibliothek, Kunst und Computer. Ihre Lehrerin hat von Fällen mit Hänseleien und Mobbing in den Fluren berichtet. Wenn Hester Angst bekommt oder sie etwas aus der Fassung bringt, fängt sie an zu jammern und wirft mit Gegenständen. Dieses Verhalten hat dazu geführt, dass ihre Mitschüler die Interaktion mit ihr meiden. Hester nimmt einmal wöchentlich an dem Ballett- und Stepptanzunterricht teil, obwohl sie die Namen der anderen Mädchen in den Tanzkursen nicht kennt.

Die Ergotherapeutin trifft sich mit Hester, ihrer Mutter und dem pädagogischen Team. Sie entscheiden gemeinsam, dass parallele Interventionen aus Ebene 1, 2 und 3 eine bestmögliche Edukation für die Gemeinschaft zum Krankheitsbild Autismus bereitstellt und eine erfolgreiche Partizipation Hesters zu Hause und in der Schule unterstützen wird.

Interventionen auf Ebene 1

Die Ergotherapeutin wird Folgendes tun:

- Mitarbeit in einem Komitee zur Entwicklung einer schulweiten Anti-Mobbing-Initiative und zur Förderung eines positiven Umfeldes für alle Kinder
- Angebot eines einstündiges Informationsprogramms für die Tanzlehrer Hesters zur Förderung der sozialen Teilhabe und einer positiven psychischen Gesundheit an und Bereitsstellen weiterer Beratungen (bei Bedarf)

Interventionen auf Ebene 2

Die Ergotherapeutin und der Klassenlehrer ermöglichen einen „Freundeskreis“ für Hester, der Folgendes umfasst:

- Eine anfängliche Orientierungsveranstaltung über das Störungsbild Autismus und die Bedeutung von Freundschaft
- Ein monatliches Pizzaessen mit Hester und vier Mädchen aus ihrer Klasse, um ihre Bemühungen zu unterstützen, Hester zu ermutigen, sich ihnen anzuschließen und bei Klassenprojekten mitzuarbeiten und hierbei zwischen den Klassen zu wechseln.

Die Ergotherapeutin und der Logopäde wollen Folgendes tun:

- Eine wöchentlich stattfindende „Mittagessen-Brunch"-Gruppe organisieren, welche aus drei typischen Gleichaltrigen und zwei weiteren Kindern von Hesters Ressourcen-Raum besteht, um Fähigkeiten zum Aufbau von Freundschaften zu entwickeln.
- Hesters Mutter Strategien aufzeigen, die in das häusliche Umfeld integriert werden können und eine Spielinteraktion zwischen Hester und ihren Brüdern ermöglichen.

Interventionen auf Ebene 3

Die Ergotherapeutin wird Folgendes tun:

- Anwendung zweier Assessments (Underlying Characteristics Checklist, UCC-CL, Aspy & Grossmann, 2007 und das Individual Strengths and Skills Inventory, Aspy & Grossmann, 2008), um auf ihre individuellen Bedürfnisse im Bereich der sozialen Teilhabe und der psychischen Gesundheit einzugehen.
- Verwendung des Ziggurat-Modells, um individualisierte Interventionen zu entwickeln, die auf Hesters Angst und Stress und die daraus resultierenden Verhaltensausbrüche abzielen.
- Empfehlung von Strategien, die Hesters Mutter zu Hause einbauen kann, um Hester zu helfen, ihren Stress zu bewältigen und zum häuslichen Frieden beizutragen.

Die Ergotherapie bei Hester umfasst eine Bandbreite an Behandlungsangeboten, darunter Beratung, Kleingruppen- und individuelle Interventionen mit Schwerpunkt auf schulischen Ansätzen, Kleingruppen für soziale Fertigkeiten und Freundschaftsgruppen sowie Eltern- und Lehrer-Edukation. Es wurden 15 Studien mit Schwerpunkt auf Interventionen für soziale Kompetenzen für Kinder und Jugendliche mit ASD untersucht. Es konnte festgestellt werden, dass diese Programme einen positiven Einfluss auf das soziale Verhalten und die Interaktion haben, Aldred at al., 2004; Bauminger, 2007; Epp, 2008; Kroeger et al., 2007; Laugeson et al., 2009; Lee et al., 2007; LEGO®ff, 2004; LEGO®ff & Sherman, 2006; Lopata et al., 2008; Machalicek et al., 2007; Mackay et al., 2007; Owens et al., 2008; Ozonoff & Miller, 1995; Tse et al., 2007; Wood et al., 2009). Die ergotherapeutischen Leistungen unterstützten Interventionen im Bereich Spiel/Freizeit/Erholung wie das monatliche Pizza-Essen, den Tanzunterricht sowie den wöchentlichen „Mittagessen-Brunch". Sie alle fokussieren ein höheres Maß an sozialem Spiel und dienen dazu, ein angemessenes Spielverhalten bei Kindern mit ASD zu entwickeln (Gold et al., 2006; Kim et al., 2008; Koegel et al., 1987; Schleien et al., 1990, 1995). Die Beratung von Lehrer und Eltern unterstützt die positive Interaktion mit dem Kind und wird ebenfalls durch Forschung bestätigt (Wahler & Meginnis, 1997).

Hinweis. Aus „Autism: Promoting Social Participation and Mental Health," von L. Crabtree & J.V. Delaney, in *Mental Health Promotion, Prevention, and Intervention With Children and Youth: A Guiding Framework for Occupational Therapy* (pp. 182–183), *von* S. Bazyk (Ed.), 2011, Bethesda, MD: AOTA Press. Copyright © 2011 American Occupational Therapy Association. Angepasst mit freundlicher Genehmigung.

Die Ergebnisse von Schleien und Kollegen (1990) zeigten, dass Spielaktivitäten, die ein höheres Maß an sozialem Spiel beinhalteten, zu vermehrtem angemessenen Spielverhalten bei schulpflichtigen Kindern mit Autismus führten. Eine spätere Studie von Schleien und Kollegen (1995) berichtete über keine Veränderung im kooperativen Verhalten von Kindern mit Autismus, wenn sie mit Kindern ohne Autismus Kunstaktivitäten durchführten. Eine verbesserte soziale Interaktion der Kinder ohne Autismus mit ihren Altersgenossen mit Autismus wurde festgestellt. Gold und Kollegen (2006), welche in ihrer Studie die Wirksamkeit der Musiktherapie untersuchten (Gesang, Musik hören oder ein Instrument spielen), stellten eine mittlere Effektgröße hinsichtlich der Verbesserungen bei nonverbalen Kommunikationsfähigkeiten und eine kleine bis mittlere Effektgröße der Verbesserungen in der verbalen Kommunikation und Reduzierung des Problemverhaltens fest. Kim und Kollegen (2008) fanden heraus, dass bei Vorschulkindern mit Autismus die Musiktherapie mit Improvisationen unterschiedlicher Instrumente vermehrte Effekte hinsichtlich der Joint-Attention und der nonverbalen sozialen Kommunikationsfertigkeiten führte als das Spiel.

Die Wirksamkeit von Spiel-/Freizeit-/Erholungsinterventionen für Kinder und Jugendliche mit schwerwiegenden Verhaltensstörungen wurde in vier Studien untersucht (Grizenko et al., 1993a [Level-II-Kohorte mit wiederholten Maßnahmen], 1993b [Level-II-Kohorte mit wiederholten Maßnahmen]; Ikiugu & Ciaravino, 2006 [Level-III gemischter Pretest-Posttest mit phänomenologischem Design]; Sachs & Miller, 2001 [Level-I-RCT]). Ikiugu und Ciaravino (2006) nutzten Instrumentalismus in der Ergotherapie (IOT) als konzeptionellen Leitfaden, um Jugendlichen mit emotionalen und verhaltensbedingten Schwierigkeiten den Übergang in die Erwachsenenwelt zu erleichtern. IOT unterstützt den Jugendlichen bei der Entwicklung eines Lebensleitbildes, um sein Leben zu organisieren. Anschließend werden Strategien entwickelt, um die Partizipation in den Betätigungsfeldern zu ermöglichen. Obwohl die Autoren berichteten, dass die Teilnahme an Peer-bezogenen Betätigungen, wie z. B. Telefonieren, zurückgegangen ist, gab es keinen Unterschied in der Teilhabe an Freizeit, Bildung und den ADL nach der Teilnahme am IOT-Programm. Der wahrgenommene Wert von Familie und Freunden verbesserte sich nach dem IOT-Programm. Sachs und Miller (2001) stellten eine kurzfristige Verbesserung in der Zusammenarbeit nach der Teilnahme an einem Wildniserlebnis für Jugendliche mit Verhaltensstörungen im Vergleich zur Freizeit fest.

4.3.4 Zusammenfassung: Intensive individualisierte Leistung

Für Kinder und Jugendliche mit identifizierten psychischen, emotionalen oder Verhaltensstörungen, die eine Teilhabe an notwendigen und gewünschten Alltagsaktivitäten beeinträchtigen, werden intensive individuelle Leistungen angeboten. Auf dieser Ebene müssen Ergotherapeuten ein fundiertes Wissen über eine Reihe von psychischen Gesundheitsstörungen erwerben und darüber, wie diese die Funktion die Person beeinflussen und welche betätigungsbasierten Interventionen (auf Fakten basierend) am effektivsten sind und die Partizipation im Kontext unterstützen.

Auf Basis der auf Ebene 3 verfügbaren Evidenz gibt es starke Unterstützung für den Einsatz von sozialen Kompetenzprogrammen für Kinder mit ASD zur Verbesserung des Sozialverhaltens, der Sozialkompetenz sowie des Selbstmanagements. Insbesondere LEGO® Gruppen für Kinder mit einer ASD konnten identifiziert werden, um die soziale Interaktion zu verbessern. Darüber hinaus wurden KVT-Strategien gefunden, um die Durchsetzungsfähigkeit zu verbessern und Angst, Hyperaktivität und Problemverhalten bei Kindern mit ASD zu reduzieren. Es gibt auch starke Evidenz, dass Interventionen für soziale Kompetenzen das soziale Verhalten von Kindern und Jugendlichen mit psychischen Erkrankungen und/oder schweren Verhaltensstörungen verbessern. Die Verwendung von Spielaktivitäten und Musik hat zu positiven Veränderungen im Spielverhalten und in der Zusammenarbeit von Kindern und Jugendlichen mit ASD geführt, die Evidenz ist aber bei Jugendlichen und Kindern mit emotionalen und verhaltensbedingten Herausforderungen weniger aussagekräftig.

Die **Tabelle 4-7** enthält weitere Beispiele für ergotherapeutische Leistungen auf der Ebene intensiver Leistungen mit dem Schwerpunkt Evaluation und Intervention für Kinder und Jugendliche mit diagnostizierten psychischen Gesundheitsproblemen und/oder Verhaltensherausforderungen.

Tabelle 4-7: Beispiele für ergotherapeutische Leistung – Intensive Interventionen (Ebene 3)

Intensive Leistung	Schule
Zielpopulation: Kinder und Jugendliche mit identifizierten: • psychischen gesundheitlichen Problemen und/oder Diagnosen • Verhaltensherausforderungen • Entwicklungsstörungen	***Wissensgewinn*** *Wissen über Symptome*, medizinisches Management, psychologische Leistungen etc. für eine Reihe von psychischen Störungen und wie diese sich bei Kindern und Jugendlichen darstellen *Wissen über psychische Störungen*, die bei Kindern mit verschiedenen Entwicklungsstörungen wie Autismus, ADHS und geistigen Behinderungen auftreten *Identifizieren* von seriösen und nützlichen Internet-Ressourcen für den Zugriff auf aktuelle Informationen über psychische Erkrankungen und evidenzbasierte Interventionen ***Evaluation*** *Evaluieren* der Schulfunktionen (Teilhabe in der Klassengemeinschaft, ADL, Spiel/Freizeit, soziale Partizipation, und beginnende Arbeitsfertigkeiten) in verschiedenen natürlichen Kontexten (Klassenraum, Pausenraum) *Unterstützen* des FBA Prozesses und *Assistenz* in der Entwicklung und Durchführung des BIP

Intensive Leistung	Schule
Ergotherapeutische Leistung Die Bemühungen umfassen direktere, individuellere Leistungen innerhalb eines Systems der Pflegephilosophie und umfassen alle Leistungen auf Ebene 1 und Ebene 2 sowie: • direkte Intervention (Einzel- und Gruppenarbeit) • Fürsprache • Integration in die Gemeinschaft • Beratung und Zusammenarbeit • Anpassungen	***Interventionen*** *Zusammenarbeit* mit den Anbietern schulbasierter Gesundheitsleistung, Lehrern und Administratoren, um ein koordiniertes Betreuungssystem für Schüler zu ermöglichen, die intensive Interventionen benötigen *Angebote der Modifikation/Anpassung*, um Schulroutinen zu verbessern, um Stress und die Wahrscheinlichkeit von Verhaltensausbrüchen zu reduzieren *Förderung* der Entwicklung individueller Interessen durch die Erkundung außerschulischer Aktivitäten und die *Bereitstellung* von notwendiger Unterstützung für eine erfolgreiche Teilnahme *Angebot* an Einzel- oder Gruppeninterventionen für Schüler mit schweren emotionalen Störungen (SED), entweder durch sonderpädagogische Maßnahmen oder mit Maßnahmen, die Teilnahme an Bildung, sozialer Teilhabe, Spiel/Freizeit und ADL zu verbessern Für Schüler mit ASD sollten Interventionsprogramme für soziale Fertigkeiten in Betracht gezogen werden (Kroeger et al, 2007; Laugeson et al., 2009; Machalicek et al., 2007); LEGO® Gruppen (LEGO®ff, 2004; LEGO®ff & Sherman, 2006; Owens et al., 2008); CBT (Epp, 2008; Wood et al., 2009); und Spiel/Freizeit/Erholung (Gold et al., 2006; Kim et al., 2008; Schleien et al., 1990) Für Schüler mit diagnostizierter psychischer Erkrankung sollten *Interventionsprogamme* für soziale Fertigkeiten in Betracht gezogen werden (Amish et al., 1988; Baker et al., 2009; Butler et al., 2006; Cook et al., 2008; Dobson et al., 1995; Gangl, 1987; Grizenko et al, 1993a, 1993b; Ison, 2001; Stermac & Josefowitz, 1985). *Zusammenarbeit* mit Lehrern, um klassenraumbezogenes Verhalten des/der Schülers/Schülerin oder psychische Gesundheit zu ermöglichen *Analysieren* individueller sensorischer Bedürfnisse der Schüler und entwickeln von Interventionsstrategien zur Förderung der sensorischen Verarbeitung und erfolgreicher Funktionen in unterschiedlichen Schulkontexten (z. B. Klassenzimmer, Cafeteria) *Psychoedukation*: Auf Präventionsstrategien basierende Beratungen und Schulungen von Lehrern hinsichtlich früherer Anzeichen von psychischen Erkrankungen und proaktiven Stärken *Tipps zur Förderung* eines erfolgreichen Arbeitsverhaltens während des gesamten Schultages, einschließlich Klassenwechsel, Organisation von Arbeitsplätzen wie Schreibtisch und Schrank, Umgang mit Stress und Entwicklung von Strategien zum Zeitmanagement
	Gemeinschaft ***Wissensgewinn*** *Wissen* über die gesundheitlichen Vorteile von kreativ-künstlerischen Angeboten und alternativen Ansätzen (Yoga) bei Kindern und Jugendlichen mit psychischen Störungen ***Evaluation*** *Identifizieren* von überregionalen und örtlichen Gemeinschaften, die Kinder und Jugendliche mit identifizierten psychischen Störungen (Kunst, Theater, Musik, Erholung) willkommen heißen würden ***Intervention*** Verwendung von Coaching-Modellen, um Jugendlichen mit psychischen Gesundheitsproblemen und körperlichen Herausforderungen bei der Teilnahme an sinnvollen Freizeitbeschäftigungen zu helfen.

Hiweis. ADHD = attention deficit hyperactivity disorder; ADL _=activities of daily living; FBA = Functional Behavior Assessment; BIP = Behavioral Intervention Plan; ASD = autism spectrum disorder; CBT = cognitive–behavioral therapy.
aus „Occupational Therapy Process: A Public Health Approach to Promoting Mental Health in Children and Youth" by S. Bazyk, in *Mental Health Promotion, Prevention, and Intervention With Children and Youth: A Guiding Framework for Occupational Therapy* (p. 40), von S. Bazyk (Ed.), 2011b, Bethesda, MD: AOTA Press. Copyright © 2011 American Occupational Therapy Association. Angepasst mit freundlicher Genehmigung.

5 Schlussfolgerung für Praxis, Ausbildung und Forschung

Die Evidenzen in dieser Praxisleitlinie umfassen Ergebnisse von systematischen Reviews des Zeitraums 1980 bis 2002 sowie einer aktualisierten Übersicht für die Jahre 2003 bis 2009. Obwohl die Evidenz der neueren Reviews eher mit dem Modell von Public Health für die psychische Gesundheit von Kindern in Einklang zu bringen ist und wie es in dieser Version auch genutzt wird, bleiben die Implikationen aus der ersten Ausgabe (Jackson & Arbesman, 2005) genauso wertvoll. „Die derzeit beste Praxis in der Ergotherapie konzentriert sich auf Betätigungen, nicht auf die Behandlung mit spezifischen Techniken oder isolierten Interventionen. Ergotherapeuten nutzen Aktivitäten als Mittel zur Betätigung und für die Teilhabe in verschiedenen Kontexten" (Jackson & Arbesman, 2005, S. 31). Insgesamt wurden 124 Artikel der systematischen Review in dieser Praxisleitlinie berücksichtigt. Die Zusammenfassung der Verteilung dieser Artikel ist in **Tabelle B-3** dargestellt. Von den in den Rezensionen enthaltenen Artikeln waren 77 der Studien auf dem höchsten Evidenzlevel-I. 27 Artikel waren Studien auf Level-II, und 20 waren Studien auf Level-III. Bei der Analyse nach Ebenen befanden sich 35 Artikel auf der Ebene 1 der allgemeinen Intervention (30 %), 57 auf der Ebene 2 der gezielten Intervention (44 %) und 32 auf der Ebene 3 der intensiven Intervention (26 %).

5.1 Schlussfolgerung für die Praxis

Die Ergebnisse der systematischen Reviews liefern eine Fülle von Erkenntnissen, die ein individuelles, auf die Beeinträchtigung des Klienten ausgerichtetes Modell der Praxis aufzeigen und gezielte Leistung für Risikogruppen und Populationen sowie auf Stärken basierende unterstützende Ansätze verdeutlichen. Die Evidenz unterstützt auch einen betätigungs- und aktivitätsbezogenen Ansatz, der auf allen drei Ebenen in einer Vielzahl von Umgebungen (z. B. Schule, zuhause, Gemeinde) und Kontexten eingesetzt werden kann. Die **Tabelle 5-1** listet allgemeine Empfehlungen auf, die auf den zuvor in dieser Praxisleitlinie genannten Evidenzen beruht.

Die Ergebnisse auf der universellen Ebene 1 zeigen, dass es für Ergotherapeuten deutliche Hinweise auf betätigungs- und aktivitätsbezogene Interventionen in vielen Bereichen gibt. Es gibt starke Evidenz darauf, dass z. B. aktivitätsbasierte emotionale Lernprogramme die sozialen Fertigkeiten verbessern und dass schulweite Programme Mobbing und Viktimisierung verhindern. Aktivitätsbasierte Programme zu Problemlösefertigkeiten haben auch gezeigt, dass sie das Bewältigungsverhalten von Kindern verbessern. Ergotherapeuten, die in außerschulischen Programmen arbeiten, sollten eine soziale Kompetenz-Komponente in Betracht ziehen, da die Evidenz dahingehend stark ist, dass diese aktivitätsbasierten Interventionen das soziale Verhalten verbessern und das Problemverhalten reduzieren. Im Bereich der Gesundheitsförderung haben sich schulbasierte Stressmanagementprogramme bewährt, die bei Kindern in den Klassen 3 bis 8 Stress reduzieren und die Bewältigungsfertigkeiten verbessern. Auf der allgemeinen Ebene können Ergotherapeuten auch eine Rolle bei der Verbesserung der Teilhabe an Spiel/Freizeit/Erholung spielen. Es gibt starke Evidenz darauf, dass beispielsweise die Teilnahme an Programmen der darstellenden Künste, die soziale Interaktionsfähigkeiten und den sozialen Austausch verbessert. Ein kürzlich veröffentlichter Bericht von Catterall, Dumais und Hampden-Thomson (2012) zeigt, dass Kinder und Jugendliche mit niedrigem sozioökonomischen Status, die an Kunstprogrammen entweder in der Schule oder in außerschulischen Angeboten teilnehmen, bessere Erfolge in der Schule erzielen.

Auf der Ebene der gezielten Interventionen gibt es starke Evidenz darauf, dass Programme für soziale

Kompetenzen und Lebensfertigkeiten für eine Vielzahl von Risikokindern wirksam sind, wie z. B. für diejenigen, die aggressiv oder ausgegrenzt sind und für Teenager-Mütter. Es gibt auch starke Evidenz darauf, dass Spielgruppen bei missbrauchten oder vernachlässigten Kindern die Spielfertigkeiten verbessern und Verhaltensprobleme reduzieren. Darüber hinaus gibt es starke Hinweise darauf, dass Kinder mit geistigen Beeinträchtigungen, Entwicklungsverzögerungen und Lernschwierigkeiten von Programmen für soziale Kompetenzen, Entspannung/Erholung und Freizeitgestaltung profitieren würden. Ergotherapeuten sind das ideale Fachpersonal, um diese Art von Programmen anzubieten, weil sie ein umfangreiches Wissen sowohl über die Herausforderungen, denen diese Gruppen von Kindern und Jugendlichen ausgesetzt sind, als auch über die aktivitätsbasierten Programme haben. Im Bereich der Gesundheitsförderung bestehen moderate Evidenzen, dass Jugendliche mit Reizdarmsyndrom von Yoga profitieren, um Magen-Darm-Beschwerden zu lindern. Obgleich Yoga-Programme nicht gewöhnlich in einem schulbasierten Interventionssetting angesiedelt sind, sollten Ergotherapeuten diese im Gruppensetting für diese Zielgruppe anbieten.

Ebenfalls bestehen starke Evidenzen zu sozialen Kompetenzprogrammen für Kinder, die Leistungen auf der Ebene der intensiven Interventionen erhalten. Diese betätigungs- und aktivitätsbasierten Programme helfen Kindern mit ASD ihr Sozialverhalten und ihr Selbstmanagement zu verbessern. Darüber hinaus sind Programme für soziale Fertigkeiten wirksam bei der Verbesserung des Sozialverhaltens von Kindern und Jugendlichen mit diagnostizierten psychischen Erkrankungen und/oder schweren Verhaltensstörungen.

5.2 Schlussfolgerung für die Ausbildung

Die Aufnahme der Praxis der psychischen Gesundheit in die Lehrpläne der akademischen ergotherapeutischen Ausbildung hat eine lange Tradition. Ergotherapeuten sind gut darauf vorbereitet, nicht nur psychische Probleme zu erkennen, sondern auch zu verstehen, wie Kinder und Jugendliche, die intensive Dienste benötigen, beurteilt und versorgt werden können. Die in diesem Praxisleitfaden enthaltenen Informationen sind jedoch breiter angelegt, um die Förderung der psychischen Gesundheit und Präventionsmaßnahmen für Kinder und Jugendliche ohne diagnostizierte psychische Erkrankungen zu betonen.

In der theoretischen und praktischen Ausbildung ist es wichtig, die Auszubildenden darauf vorzubereiten, ein allgemeines Gesundheitsmodell psychischer Gesundheit von Kindern (Public-Health-Modell) auf allgemeiner, gezielter und intensiver Ebene anzuwenden, sowohl in der schulischen als auch in der gemeindenahen Praxis. Die evidenzbasierten Praxisleitlinien stellen sicher, dass die Erweiterung auf ein Public-Health-Modell unter Beibehaltung eines betätigungs- und aktivitätsbasierten Ansatzes untersucht werden kann.

Kasten 5-1: Erläuterung der Kriterien der Evidenz

A: Es gibt starke Evidenz dafür, dass Ergotherapeuten in Frage kommenden Klienten diese Intervention routinemäßig anbieten sollten. Es wurde gute Evidenz dafür gefunden, dass die Intervention wichtige Outcomes verbessert und der Nutzen gegenüber einem Schaden klar überwiegt.

B: Es gibt moderate Evidenz dafür, dass Ergotherapeuten in Frage kommenden Klienten diese Intervention routinemäßig anbieten sollten. Mit hoher Sicherheit ist der reine Nutzen moderat oder es besteht moderate Gewissheit, dass der reine Nutzen moderat bis erheblich ist.

C: Es gibt schwache Evidenz dafür, dass die Intervention die Outcomes verbessern kann. Es wird empfohlen, die Intervention wahlweise, auf Grundlage des professionellen Urteils und der Klientenpräferenzen, anzubieten. Es herrscht zumindest moderate Gewissheit darüber, dass es einen geringen Nutzen gibt.

I: Es gibt keine ausreichende Evidenz, um zu entscheiden, ob Ergotherapeuten die Intervention routinemäßig anbieten sollten oder nicht. Belege dafür, dass die Intervention effektiv ist, fehlen, sind von schlechter Qualität, widersprüchlich und das Verhältnis von Nutzen und Schaden kann nicht bestimmt werden.

D: Es wird empfohlen, dass Ergotherapeuten den entsprechenden Klienten die Intervention nicht anbieten. Es wurden zumindest ausreichende Hinweise darauf gefunden, dass die Intervention ineffektiv ist oder der Schaden den Nutzen überwiegt.

Tabelle 5-1: Empfehlungen für ergotherapeutische Interventionen zur psychischen Gesundheitsförderung, Prävention und Interventionen bei Kindern und Jugendlichen

Empfohlen*	Nicht empfohlen	Abgeraten/ nicht ratsam/ kontraindiziert?
Ebene 1		
Interventionen für soziale Fertigkeiten		
Whole-School und emotionale Lernprogramme zur Verbesserung der sozialen und emotionalen Fertigkeiten (A) Außerschulische Programme mit dem Ziel der sozialen Kompetenzen zur Verbesserung des Sozialverhaltens und zur Reduzierung des Problemverhaltens (A) Schulbasierte Präventionsprogramme zur Verhinderung von Mobbing und Viktimisierung (A) Poblemlösungskompetenzen zur Verbesserung des Bewältigungsverhaltens (A) Problemlösungskompetenz zur Verbesserung der Peer-Interaktion der Kinder im Vorschulalter (B) Elternedukation zur Verbesserung der Compliance von Kindern (B) Elternedukation als Teil eines Mehrkomponenten-Schulprogramms zur Verhinderung aggressiven Verhaltens bei Risikokindergartenkindern (B)		
Gesundheitsförderung		
Schulbasierte Stressmanagementprogramme für die Klassen 3–8 zur Reduzierung von Stress und zur Verbesserung der Bewältigungsfertigkeiten (A) Außerschulische Programme für Jugendliche zur Verbesserung der Kenntnisse und Einstellungen über psychische Erkrankungen (B) Rückenschulprogramme für Grundschulkinder zur Verbesserung der Rückenhaltung beim Heben von Gegenständen und Tragen von Rucksäcken (B) Yoga zur Verbesserung der körperlichen Fitness und kardiorespiratorischen Gesundheit (B und A) Yoga zur Reduzierung negativer Verhaltensweisen als Reaktion auf Stress (C)	Schulische Programme zur Verbesserung der Selbstwirksamkeit (I)	
Spiel /Erholung /Freizeit		
Teilnahme an Programmen darstellender Künste (z.B. Theater) zur Verbesserung der sozialen Interaktion und der sozialen Fertigkeiten (A) Einsatz von Freizeitvermittlern in außerschulischen Programmen zur Steigerung der Teilnahme an körperlichen Aktivitäten (B) Teilnahme an Programmen darstellender Künste (z.B. Theater) zur Reduzierung emotionaler Probleme (B) Teambildungsaktivitäten während des Sportunterrichts zur Verbesserung des Selbstkonzeptes/-bildes (B) Vermittlung von Kooperationsfähigkeiten bei Grundschulkindern zur Verbesserung der Zusammenarbeit und Reduzierung des Wettbewerbsverhaltens (B) Fertigkeitenbasierte Aktivitätsgruppen zur Reduzierung von Verstrickungen mit dem Rechtssystem (C) Fertigkeitenbasierte Aktivitätsgruppen zur Verbesserung des Verhaltens (I)	Fahrrad-Reparaturprogramm für Jugendliche zur Verbesserung des Selbstwertgefühls und der Zusammenarbeit mit anderen (I)	
Ebene 2		
Soziale Fertigkeiten		
Training der sozialen Fertigkeiten für unbeliebte oder abgelehnte Kinder und Jugendliche zur Verbesserung der sozialen Interaktion, der Akzeptanz von Gleichaltrigen und der sozialen Stellung (A) Programm zur Förderung sozialer Fertigkeiten für gefährdete, aggressive oder unsoziale Kinder und Jugendliche, um die Aufmerksamkeit auf Aufgaben, Interaktionen mit Gleichaltrigen und prosoziales Verhaltens zu verbessern und aggressives, straffälliges und unsoziales Verhalten zu reduzieren (A)		

Empfohlen*	Nicht empfohlen	Abgeraten/ nicht ratsam/ kontraindiziert?
Programme für soziale Kompetenzen für Kinder und Jugendliche mit Lernschwierigkeiten und ADHS zur Verbesserung der Kommunikation und der sozialen und funktionalen Fertigkeiten und zur Verringerung des Problemverhaltens (A) Programme für soziale Kompetenzen und Lebensfertigkeiten für Kinder mit geistigen Beeinträchtigungen und Entwicklungsverzögerungen zur Verbesserung der Lebensfertigkeiten, Gesprächsführung, Initiierung sozialer Interaktion, Selbstmanagement und Adhärenz sowie zur Verringerung von Problemverhalten (A) Elternprogramme für jugendliche Mütter und ihre Kinder zur Verbesserung der Interaktion zwischen Mutter und Kind, der elterlichen Einstellungen und Wissen, der mütterlichen Kommunikation während der Mahlzeiten, des mütterlichen Selbstvertrauens und Identität (A)		
Gesundheitsförderung		
Yoga für Jugendliche mit Reizdarmsyndrom zur Linderung von Magen-Darm-Symptomen (A) Yoga-, Massage- und Entspannungsprogramm für Kinder mit Verhaltensstörungen zur Verbesserung des Selbstvertrauens und der Kommunikation (B) Programm mit geführten Fantasiereisen kombiniert mit Bewältigungsstrategien für isolierte oder abgelehnte Erstklässler zur Steigerung der Sozialisation (B) Mehrkomponenten-Trainingsprogramm für Kinder und Jugendliche mit Asthma zur Verbesserung, des Wissens über Asthma und der inneren Kontrollüberzeugung sowie der Verringungerung der Fehltage (B) Yoga für Jugendliche mit Typ-2-Diabetes zur Steigerung von Gewichtsverlust und Selbstwertgefühl (C) Eine aktivitätsbezogene Gruppenintervention für Geschwister von krebskranken Kindern zur Verbesserung des Wissens, der Stimmung und der Kommunikationsfähigkeit (C)		
Spiel/Erholung/Freizeit		
Spielgruppen für misshandelte oder vernachlässigte Kinder zur Verbesserung von Spielfertigkeiten, Selbstwertgefühl und positiven Empfindungen und zur Reduktion des isolierten Spielens und von Verhaltensproblemen (A) Spiel und Musik für Kinder mit intellektuellen und sprachlichen Beeinträchtigungen zur Verbesserung der sozialen Fertigkeiten und der Aufmerksamkeit gegenüber Gleichaltrigen (A) Erholungs-, Freizeit- und schulische Sport-Programme für Kinder und Jugendliche mit intellektuellen Behinderungen zur Verbesserung der sozialen Interaktion (A) Strukturiertes Entspannungs- und Aktivitäts-Programm für Kinder mit extremer Schüchternheit zur Steigerung der Extrovertiertheit und Verringerung der Scheu (B) Kreative Aktivitäten für Kinder und junge Heranwachsende mit Problemen bzgl. Gleichaltrigen zur Verbesserung des Selbstvertrauens im Bewältigen von Konflikten mit Gleichaltrigen (C) Fertigkeitenorientiertes Gruppentraining, um die Konfrontationen mit dem Gesetz zu reduzieren Fertigkeitenorientiertes Gruppentraining, um das Ergebnis der Verhaltensänderung zu verbessern		

Empfohlen*	Nicht empfohlen	Abgeraten/ nicht ratsam/ kontraindiziert?
Ebene 3		
Soziale Fertigkeiten		
Training der sozialen Fertigkeiten für Kinder und Jugendliche mit ASS zur Verbesserung von Sozialverhalten, Sozialkompetenzen und Selbstmanagement (A) LEGO® Gruppe der sozialen Fertigkeiten (LEGO® social skills group) für Kinder mit ASS zur Reduktion von sozialen Schwierigkeiten und zur Verbesserung sozialer Interaktion (A) Interventionen der sozialen Fertigkeiten für Personen mit diagnostizierten psychischen Erkrankungen und/ oder schweren Verhaltensstörungen zur Verbesserung des Sozialverhaltens (A) Gruppen zum Aufbau von freundschaftlichen Fertigkeiten für Kinder mit ASS zur Verbesserung der sozialen Fertigkeiten (B) Kognitive Verhaltenstherapie für Kinder mit ASS zur Reduktion von elternberichteter Ängstlichkeit (B) Sozial-kommunikative-Intervention für Vorschulkinder mit Autismus mit besonderem Fokus auf die geteilte Aufmerksamkeit zur Verbesserung des Sprach- und Anpassungsverhaltens (B) Kognitive Verhaltenstherapie in Kombination mit Aktivitäten und Spiel für Kinder mit ASS zur Verbesserung/ Förderung von positivem Verhalten und zur Reduktion von Hyperaktivität und Problemverhalten (C) Video-Modellierung oder direkte Gruppeninstruktion zu sozialen Fertigkeiten für Kinder und Jugendliche mit ASS zur Verbesserung von prosozialem Verhalten und sozialer Interaktion (C) Selbstmanagment-Strategien, Veränderung der Lerninhalte und differenzierte Verstärkung für Kinder mit ASD zur Reduzierung von herausfordernden Verhaltensweisen (I)		
Spiel /Erholung /Freizeit		
Musische Aktivitäten (Singen, Musikhören, ein Instrument spielen) für Kinder mit Autismus zur Verbesserung der nonverbalen und verbalen Kommunikationsfertigkeiten und zur Reduktion von Problemverhalten (A) Wildnis-Erfahrungen für Jugendliche mit Verhaltensstörungen zur Verbesserung von kooperativem Verhalten (B) Spiel-Aktivitäten für Schulkinder mit Autismus zur Steigerung des Spiel- und Kooperationsverhaltens (I) Anwendung eines Programms zur Identifizierung des Lebenszwecks für Jugendliche mit Emotions- und Verhaltensstörungen zur Verbesserung der Partizipation in Betätigungen (I)		

* Die für die Empfehlungen verwendete Terminologie bezieht sich auf die Artikel, aus denen die Evidenz abgeleitet wurde.
Anmerkung. Die Kriterien für die Evidenzstufen (A, B, C, I, D) (siehe Kasten 5-1) basieren auf den Standards der Agency of Healthcare Research and Quality (2009). Die genannten Empfehlungen (Empfohlen, keine Empfehlung, nicht Empfohlen) basieren auf den verfügbaren Erkenntnissen und der klinischen Expertise der Experten hinsichtlich des Nutzens der Interventionen für die/in der Praxis.
ADHS – Aufmerksamkeits-Defizit-Hyperaktivitäts-Syndrom
ASS – Autismus-Spektrum-Störung

5.3 Schlussfolgerung für die Forschung

Obwohl ein Großteil der bisherigen Erkenntnisse, wie in dieser Praxisleitlinie berichtet, von Forschern außerhalb des Bereichs der Ergotherapie veröffentlicht wurde, ist es für Ergotherapeuten von entscheidender Bedeutung, diese vorhandenen Erkenntnisse zur Unterstützung der Praxis zu nutzen, wie sie für jede Ebene beschrieben werden. Beispielsweise können bei der Entwicklung neuer Programme mit den Schwerpunkten soziale Fertigkeiten, Spiel/Freizeit/Erholung oder Gesundheitsförderung die Zusammenfassungen von Evidenzen genutzt werden, um den Nutzen solcher Programme zu dokumentieren.

Darüber hinaus müssen sich Ergotherapeuten dazu verpflichten, Nachweise zu erbringen, um die Leistungen auf allgemeiner, gezielter und intensiver Ebene zu stützen/dokumentieren. Auf der allgemeinen Ebene können Ergotherapeuten mit Lehrern und Administratoren bei der Beurteilung des Schulklimas oder der Gesamtklassen-SEL nach der Implementierung von Whole School Programmen zusammenarbeiten. Das Sammeln von Vor- und Nachuntersuchungen sozialer Fertigkeiten bei der Durchführung von Kleingruppeninterventionen für Risikoschüler ist ein weiteres Beispiel für die Erlangung von Evidenz zur Bewertung von Interventionsergebnissen. Schließlich liefert eine klare Dokumentation der Outcomes der Schüler bei der Erbringung individualisierter Leistung Hinweise auf die Auswirkungen der Intervention für den einzelnen Schüler. Ergotherapeuten können auch an groß angelegten RCTs in ihrem Praxisfeld mitwirken.

6 Anhänge

A Vorbereitung und Qualifikationen von Ergotherapeuten und Ergotherapie-Assistenten

Wer sind Ergotherapeuten?

Um als Ergotherapeutin zu praktizieren, hat die Person in den Vereinigten Staaten:

- das vom Accreditation Council for Occupational Therapy Education (ACOTE®) bzw. seinen Vorgängerorganisationen zertifizierte ergotherapeutische Programm absolviert;
- erfolgreich einen Zeit lang Praxiserfahrung unter Begleitung eines erfahrenden Ergotherapeuten gesammelt in einer dafür anerkannten Bildungseinrichtung, die den akademischen Anforderungen an ein Bildungsprogramm für Ergotherapeuten, das durch die ACOTE bzw. Vorgängerorganisationen zertifiziert worden ist, anerkannt wurde;
- hat einen national anerkannten Aufnahmetest für Ergotherapeuten bestanden; und
- erfüllt die staatlichen Anforderungen für die Zulassung, Zertifizierung bzw. Registrierung.

Bildungsprogramme für Ergotherapeuten

Diese beinhalten Folgendes:

- Biologie, Physische-, Sozial- und Verhaltenswissenschaften
- Grundprinzipien der Ergotherapie
- Theoretische Perspektiven der Ergotherapie
- Screening-Erfassung
- Formulierung und Implementierung eines Interventionsplanes
- Kontext von Berufsausübung
- Management der ergotherapeutischen Dienste (Master-Abschluss)
- Mitarbeiterführung und Management (Doktorabschluss)
- Berufsethik, Werte und Verantwortlichkeiten

Die praktische Arbeit als Bestandteil des Programmes wurde dafür entworfen, kompetente und generalistische Berufseinsteiger in der ergotherapeutischen Ausbildung zu entwickeln, indem eine Vielzahl an Erfahrung über Klienten aller Altersgruppen in einer Vielzahl von Behandlungssettings vermittelt wird. Die praktische Arbeit ist ein integraler Bestandteil des Curriculums des Kurses, beinhaltet vertiefte Erfahrung in der Anwendung von ergotherapeutischer Behandlung gegenüber Klienten und fokussiert die Anwendung von zielgerichteter und aussagekräftiger Betätigung beziehungsweise Forschung, Administration und Management von ergotherapeutischen Dienstleistungen. Die Erfahrungen aus der praktischen Arbeit dienen der Förderung des Clinical Reasoning und der reflektierenden Praxis, um die Werte und Vorstellungen, die die ethische Praxis ermöglichen, zu leiten und Professionalismus sowie Kompetenzen in Karrierezuständigkeiten zu entwickeln. Von Doktoranden wird verlangt, eine empirische Untersuchung durchzuführen, die sie in die Lage versetzt, erweiterte Kompetenzen, über das generalistische Niveau hinaus, zu entwickeln.

Wer sind Ergotherapie-Assistenten?

Um als Ergotherapie-Assistent zu arbeiten, hat die Person in den Vereinigten Staaten:

- das vom ACOTE bzw. seinen Vorgängerorganisationen zertifizierte Programm für Ergotherapie-Assistenten absolviert
- erfolgreich eine Zeitlang Praxiserfahrung unter Begleitung eines erfahrenden Ergotherapeuten gesammelt in einer dafür anerkannten Bildungseinrichtung, die den akademischen Anforderungen an ein Bildungsprogramm für Ergotherapeuten, das durch die ACOTE bzw. Vorgängerorganisationen zertifiziert worden ist, anerkannt wurde;
- einen national anerkannten Aufnahmetest für Ergotherapeuten bestanden und

- erfüllt die staatlichen Anforderungen für die Zulassung, Zertifizierung bzw. Registrierung.

Bildungsprogramme für den Ergotherapie-Assistenten
Diese beinhalten Folgendes:
- Biologie, Physische-, Sozial- und Verhaltenswissenschaften
- Grundprinzipien der Ergotherapie
- Theoretische Perspektiven der Ergotherapie
- Screening-Erfassung
- Formulierung und Implementierung eines Interventionsplanes
- Kontext von Berufsausübung
- Assistenz im Organisieren von Ergotherapie

Die praktische Arbeit als Bestandteil des Programmes wurde dafür entworfen, kompetente und generalistische Berufseinsteiger in der ergotherapeutischen Ausbildung zu entwickeln, indem eine Vielzahl an Erfahrung über Klienten aller Altersgruppen in einer Vielzahl von Behandlungssettings vermittelt wird. Die praktische Arbeit ist ein integraler Bestandteil des Curriculums des Kurses und beinhaltet vertiefte Erfahrung in der Anwendung von ergotherapeutischer Behandlung gegenüber Klienten und fokussiert die Anwendung von zielgerichteter und aussagekräftiger Betätigung. Die Erfahrungen aus der praktischen Arbeit dienen der Förderung des Clinical Reasoning und der reflektierenden Praxis, um die Werte und Vorstellungen, die die ethische Praxis ermöglichen, zu leiten und Professionalismus sowie Kompetenzen in Karrierezuständigkeiten zu entwickeln.

Regulierung der ergotherapeutischen Praxis
Alle Ergotherapeuten und Ergotherapie-Assistenten müssen nach föderalem und staatlichem Gesetz agieren. Derzeit haben 50 Staaten, der District of Columbia, Puerto Rico und Guam Gesetze zur Regulierung der ergotherapeutischen Praxis beschlossen.

B Evidenzbasierte Praxis

Angesichts der Systeme der Gesundheitsversorgung ist es für Dienstleister und andere Entscheidungsträger in Bildung und Politik eine der größten Herausforderungen, dass die erschreckend geringen Ressourcen effizient genutzt werden. Seit 30 Jahren nimmt das Interesse an outcome-orientierter Forschung und evidenzbasierter Gesundheitsversorgung zu, was teilweise erklärt werden kann durch diese systembedingten Herausforderungen national wie international. Als Antwort auf die Erfordernisse an ein System einer kostenorientierten Gesundheitsversorgung, in das die Ergotherapie oftmals eingebettet ist, müssen Ergotherapeuten und Ergotherapie-Assistenten wie auch viele andere Tätige in den Gesundheitsberufen angesichts der Anforderungen von Kostenträgern, Gesetzgebern und Verbrauchern in zunehmendem Maß ihre klinische Effektivität nachweisen. Die wissenschaftliche Literatur stellt eine wichtige Quelle zur Legitimierung und Autorisierung dar, um den Wert der Gesundheitsversorgung und ihrer Dienstleister zu zeigen. Zunehmend werden Ergotherapeuten und andere Dienstleister aufgefordert, den Wert ihrer Interventionen und Dienstleistungen, die sie an Klienten und Studenten weitergeben, anhand der Literatur nachzuweisen.

Seit 1998 hat der Amerikanische Ergotherapieverband (AOTA) eine Reihe von EBP-Projekten durchgeführt, um seine Mitglieder zu unterstützen, die Herausforderungen anzunehmen, Literatur zu finden und nach Evidenz zu suchen, die dann die Praxis durchdringt (Lieberman & Scheer, 2002). Nach den Grundsätzen der Evidenzbasierung von Sackett, Rosenberg, Muir Gray, Haynes und Richardson (1996) bauen die AOTA-Projekte auf dem Prinzip auf, dass EBP sich in der Ergotherapie auf die Integration von Informationen aus drei Quellen stützt: 1. klinische Erfahrung und Reasoning, 2. Vorlieben der Klienten und ihrer Familien und 3. Ergebnisse der qualitativ hochwertigsten verfügbaren Forschung.

Der evidenzbasierte Review der Literatur für diese Leitlinie untersuchte Studien, die die Auswirkung der aktivitätsbasierten Intervention auf die gruppenbezogene und soziale Interaktion legte, auf die Adhärenz zu den Anweisungen der Erwachsenen und soziale Reglen und Normen oder produktives bzw. aufgabenorientiertes Verhalten bei Personen von 3 bis 21 Jahren auf einer allgemeinen, aufgabenbezogenen und differenzierten Ebene. Diese Themen wurden von einer Gruppe aus Fachexperten ausgewählt, weil angenommen wurde, dass diese Bereiche am meisten die psychosozialen Komponenten repräsentierten für eine Teilhabe in der Schule, zuhause und in der Gemeinde. In anderen Worten: Die Expertenmeinung besagt, dass Kinder, die in der Lage sind, in Gruppen und in der sozialen Gemeinschaft zu interagieren, und/oder sich mit den Regeln der Erwachsenen einvernehmlich erklären und ein aufgabenbezogenes Verhalten zeigen, eher erfolgreich sind, in einer Gemeinschaft wie Schule oder Gemeinde zu partizipieren.

Nach Law und Baum (1998) nutzt *evidenzbasierte Ergotherapie* „Forschungsnachweise zusammen mit klinischen Kenntnissen und klinischem Reasoning, um Entscheidungen zu Interventionen zu treffen, die für einen bestimmten Klienten effektiv sind.“ Die evidenzbasierte Sichtweise gründet sich auf der Annahme, dass ein wissenschaftlicher Nachweis der Effektivität ergotherapeutischer Intervention als mehr oder weniger stark und valide eingestuft werden kann, entsprechend der Hierarchie des Studiendesigns, eines Assessments der Forschungsqualität oder beidem. Der AOTA setzt Evidenzstandards ein, die sich an denen der evidenzbasierten Medizin orientieren.

Dieses Modell standardisiert und ordnet den Wert wissenschaftlicher Evidenz für biomedizinische Praxis mit Hilfe des Bewertungssystems aus **Tabelle B-1**

Tabelle B-1: Evidenzlevel für die ergotherapeutische Ergebnisforschung

Evidenzlevel	Definition
I	Systematische Reviews, Meta-Analysen, randomisierte kontrollierte Studien
II	zwei Gruppen, nicht-randomisierte Studien (z. B. Kohorten-, Fall-Kontroll-Studie)
III	eine Gruppe, nicht-randomisiert (z. B. vorher/nachher, Pretest/Posttest)
IV	beschreibende Studien mit Analyse der Ergebnisse (z. B. Single-Subject Design, Fallserien)
V	Fallberichte und Expertenmeinung mit narrativen Literaturreviews und Konsensstatements

Zur Beachtung: Aus „Evidence-Based Medicine: What It Is and What It Isn't," by D. L. Sackett, W. M. Rosenberg, J. A. Muir Gray, R. B. Haynes, & W. S. Richardson, 1996, *British Medical Journal, 312*, pp. 71–72. Copyright © 1996 by the British Medical Association. Genehmigte Anpassung.

ein. In diesem System gehören systematische Literaturreviews, Meta-Analysen und randomisierte kontrollierte Studien (RCT) zum höchsten Evidenzgrad, *Level-I*. Bei RCT werden die Teilnehmer zufällig einer Interventionsgruppe bzw. einer Kontrollgruppe zugeordnet und dann die Ergebnisse beider Gruppen verglichen. Bei *Level-II-Studien* geschieht die Zuordnung zu einer Behandlungs- und einer Kontrollgruppe nicht randomisiert (Kohortenstudie), bei *Level-III-Studien* gibt es keine Kontrollgruppe, *Level-IV-Studien* arbeiten mit Einzelfallstudien mit einem experimentellen Design, das manchmal auch bei mehreren Teilnehmern angewendet wird und *Level-V-Studien* nutzen Fallbeispiele und Expertenmeinung, die auch narrative Literaturreviews und Konsensstatements enthalten.

Folgende gezielte Frage aus dem Review sind in dieser Praxisleitlinie enthalten:

- Welche Evidenz gibt es für die Effektivität von aktivitätsbasierten Interventionen für die Unterstützung, Prävention und Intervention der psychischen Gesundheit von Kindern und Jugendlichen?

Die Interventionen beinhalteten solche, die auf soziale und gruppenbezogene Interaktionen gerichtet sind, die Adhärenz mit den Anweisungen der Erwachsenen und dne sozailen regeln und Normen und die Teilhabe mit produktivem und aufgabenbezogenem Verhalten.

Für den evidenzbasierten Review untersuchten die Experten die Studien in peer-reviewter wissenschaftlichen Literatur auf der Grundlage ihrer Qualität (wissenschaftliche Stärke und fehlender Verzerrung) und ihres Evidenzlevels. Die evidenzbasierten Reviews, die in die Leitlinie der AOTA eingeflossen sind, beruhen auf einem Review und Ranking der relevanten Literatur zu Interventionen der Ergotherapie, die seit 1980 publiziert wurden, um eine große klinische Bandbreite abzudecken. Ein aktualisierter Review beinhaltete Artikel zwischen 2003 und 2009. Zusätzlich deckten erst kürzlich veröffentlichte Artikel die Zeit von 2010 bis 2012 ab, auf der Basis von Empfehlungen von Fachexperten. Folgende Einschlusskriterien waren:

- Der Artikel wurde entweder in einer peer-reviewten Fachzeitschrift oder in einem peer-reviewten Review veröffentlicht, ab 1980 und in englischer Sprache.
- Die Altersspanne der Studienteilnehmer betrug 3 bis 21 Jahre.
- Die beschriebene Intervention einer jeden Studie war eingebettet in Aktivitäten und in das Handlungsfeld der Ergotherapie, obgleich es keine allgemeine ergotherapeutische Intervention sein musste oder von einem Ergotherapeuten oder Ergotherapie-Assistenten durchgeführt wurde.
- Die Ergebnisse, die in der Studie gemessen wurden, beinhalteten soziale oder gruppenbezogene Interaktionen oder Adhärenz mit Regeln der Erwachsenen oder soziale Regeln und Normen.
- Evidenz auf Level-I, Level-II und Level-III

Folgende Aussschlusskriterien waren:

- Präsentationen oder Konferenz-Ergebnisse
- Nicht peer-reviewte Literatur
- Dissertationen und Master-Arbeiten
- Studie beinhaltete keine aktivitätsbasierte Komponente.
- Studie bewegte sich außerhalb des Handlungsfeldes der Ergotherapie.
- Level-IV und Level-V-Evidenz.

Methode

Zunächst identifizierten die Reviewer und das Personal der AOTA die Suchbegriffe, die wiederum von der beratenden Gruppe überprüft wurden. Die Suchbegriffe wurden nicht nur entwickelt, um sachdienliche Artikel zu finden, sondern auch, um dafür zu sorgen, dass die für den spezifischen Thesaurus jeder Datenbank relevanten Begriffe berücksichtigt wurden. **Tabelle B-2** nennt die Suchbegriffe in Bezug auf Populationen und Interventionen, die in jedem systematischen Review genutzt wurden. Für den aktualisierten Review wurden zusätzliche Suchbegriffe hinzugefügt, um die Veränderungen der Terminologie zu reflektieren, die seit dem letzten Review aufgetreten sind. Diese Suchbegriffe wurden von einem Berater des EBP-Projekts und von Mitarbeitern des AOTA gemeinsam mit den Autoren jeder Frage entwickelt und von der beratenden Gruppe überprüft. Ein Bibliothekar aus dem Bereich medizinischer Forschung mit Erfahrung in systematischer Reviewsuche führte die gesamte Suche aus und bestätigte bzw. verbesserte die Suchstrategien.

Folgende Quellen dienten der Suche: Datenbanken der Bibliotheken (Medline, ERIC, Emabse, PsychINFO); OTseeker wurde für den aktualierten Review durchsucht sowie etablierte Informationsquellen (evidenzbasierte medizinische Reviews, Cochrane Datenbank der systematischen reviews und das Cochrane Controlled Trials Register sowie Database of Abstracts of Reviews of Effectiveness).

Tabelle B-2: Suchbegriffe für systematische Reviews zu ergotherapeutischen Interventionen zur psychischen Gesundheit von Kindern und Jugendlichen

Suchbegriffe für die Originalsuche (1980–2002)	(deutsch)
Activities, activities of daily living, activity groups, adaptation, adaptive behavior, aggression, alcohol, anger management, antisocial behavior, approach, behavior, behavior(al) disorders, bullying, communication skills training, conflict resolution, cooperative behavior, coping strategies, craft, decision-making skills, disruptive behavior disorders, drug, emotional support, emotionally disturbed, exercise, experiential learning, family, field trip, friendship, games, group activities, health, human activities, impulsive behavior, instrumental activities of daily living, interaction, interpersonal, intervention, job training, leisure, mental disorders, mental health, outcome management, peer group, peer interaction,personal care, physical, physical education, play, pregnancy prevention, prevocational, problem solving, program effectiveness, prosocial, development, psychiatric, psychological, psychosocial, recreation, reinforcement, religion activities, resistance skills, reward, role, self-care, self-concept, sexual activity, sibling support, social behavior disorders, social competence, social skills, specialized interventions, sports, stress, substance abuse prevention, support, tasks, teaching, team, therapy, token economy, treatment, treatment effectiveness	Aktivitäten, Aktivitäten des täglichen Lebens, Adaptation/ Anpassung, Anpassungsverhalten, Agression, Alkohol, Wutmanagement, antisoziales Verhalten, Zugang, Verhalten, Verhaltensstörung, Bullying/ Mobbing, Kommunikationstraining/ Kompetenztraining für Kommunikation, Konfliktlösung, kooperatives Verhalten, Coping-Strategien, stärkung, Entscheidungsfähigkeit, auffällige Verhaltensstörungen, Drogen, emotionale Unterstützung, emotional beeinträchtigt, Trai^ning, experimentelles Lernen, Familie, Exkursion, Freundschaft, Spiele, Gruppenaktivitäten, Gesundheit, menschliche Aktivitäten, impulsives Verhalten, Instrumentelle Aktivitäten des täglichen Lebens, Interaktion, zwischenmenschlich, Intervention, Job Training, Freizeit, psychische Störungen, Outcome-Management, Peer-Gruppe, persönliche Sorge, körperlich, Leibeserziehung, spielen, Schwangerschaftsvorbeugung, präoperativ, Problemlösung, Wirksamkeit, prosozial, Entwicklung, psychiatrisch, psychologisch, psychosozial, Erholung, Verstärkung, religiöse Aktivitäten, Widerstandskräfte, Belohnung, Rolle, Selbstpflege, Selbstkonzept, sexuelle Aktivität, Zwillingsunterstützung, soziale Verhaltensstörungen, soziale Kompetenzen, soziale Fähigkeiten, spezielle Interventionen, Sport, Stress, Drogenmissbrauch, Unterstützung, Aufgaben, Lehren, Team, Therapie, symbolische Wirtschaft, behandlung, Wirksamkeit der Behandlung
Suchbegriffe für die Follow-up-Suche (2003–2009)	
Activities, character strengths, community integration, coping skills, delayed gratification, flow, graded activity, group process, health, hobbies, homeless children, impulse control, impulsivity, interest development, interpersonal, juvenile delinquency, learning, managing emotions, mental health promotion, organized activities, out-of-school activities, participation, positive behavioral, positive mental health, positive psychology, prevention of psychosis, promotion/wellness, public health approach, relationships, resiliency, school mental health, school violence, self-calming, self-advocacy, self-determination, social emotional, social participation, structured leisure, supports, systems of care, transition, work/ vocational	Aktivitäten, Charakterstärken, kommunale Integration/Integration in die Gemeinschaft, Coping-Fähigkeiten, verspätete Vergütung, Flow, abgestufte Tätigkeit, Gruppenprozess, Gesundheit, Hobbies, obdachlose Kinder, Impulskontrolle, Impulsivität, Interessenentwicklung, zwiwschenmenschlich, jugendliche Straffälligkeit, lernen, Emotionen handhaben, Unterstützung psychischer Gesundheit, organisierte Aktivitäten, außerschulische Aktivitäten, Partizipation, positives Verhalten, positive psychische Gesundheit, positive Psychologie, Prävention von Psychosen, Unterstützung/ Wellness, Zugang zur öffentlichen Gesundheitsversorgung, Beziehungen, Resilienz, psychische Gesundheit der Schule, schulische Gewalt, selbstberuhigend, Selbstvertretung, sozial-emotional, soziale Partizipation, strukturierte Freizeit, Unterstützungen, System der Fürsorge, Übergang, Arbeit/Beruf

Der Berater der AOTA vervollständigte den anfänglichen Review der Ergebnisse der Datenbanksuche. Der aktualisierte Review wurde vervollständigt in einer akademischen Partnerschaft zwischen Susan Nochajski und den Master-Studierenden der Ergotherapie der Universität Buffalo, State University of New York. Das Team der Reviewer untersuchte ebenfalls die Bibliographie der Schlüsselartikel. Nach der Literaturrecherche werteten die Reveiwer die Qualität der Studien aus und nutzten dazu das Ranking der Evidenz-Level (Tabelle B-1). Die Teams, die an der Fragestellung arbeiteten, prüften die Artikel in Bezug auf ihre Qualität und den Level der Evidenz. Zu jedem Artikel, der in den Review eingeschlossen wurde, wurde anhand einer Evidenztabelle ein Abstract verfasst, das eine Zusammenfassung der Methoden und Treffer des Artikels enthielt wie auch eine Bewertung der Stärken und Schwächen der Studie in Bezug auf Studiendesign und Methodologie. Das Personal der AOTA und die Berater des Praxisprojekts untersuchte die Zusammenfassungen, um die Qualitätskontrolle sicherzustellen (siehe **Anhang D**).

Tabelle B.3: Anzahl der Artikel in jedem Review zu jedem Evidenzlevel

Review	Evidenzlevel					Gesamt
	I	II	III	IV	V	
Ebene 1	26	7	2	0	0	35
Ebene 2	36	13	8	0	0	57
Ebene 3	15	7	10	0	0	32
Gesamt	77	27	20	0	0	124

124 Artikel wurde im frühen und im aktualisierten Review erfasst. Obgleich die Artikel der Reviews sowohl die Veröffentlichungen aus der Ergotherapie wie auch von angrenzenden Handlungsfeldern enthielten, stellten alle Studien die Evidenz der ergotherapeutischen Praxis zur Verfügung. 77 Artikel (62 %) entsprachen dem Level-I, 27 Artikel (22 %) dem Level-II und 20 Artikel (16 %) waren Level-III-Studien (siehe **Tabelle B-3**).

Die Artikel des systematischen Reviews hatten einige übergreifende Einschränkungen wie folgende: kleine Stichprobengröße, breites Feld der Interventionen, Diagnose und klinischen Bedingungen; große Verschiedenheit der Ergebnismessungen und die Verwendung von Selbstverurteilungsbogen zur Ergebnismessung. Abhängig vom Level der Evidenz, kann es an Randomisierung und Kontrollgruppen mangeln und es treten Begrenzungen der statistischen Berichte auf. Eine große Bandbreite der Diagnosen und klinischen bedingungen kann in den Meta-Analysen und systematischen Reviews enthalten sein, die diese Berichte beeinflussen.

C Ergänzende Informationen zur psychischen Gesundheit von Kindern

Die folgenden ergänzenden Informationen konzentrieren sich auf Themen, die für die Rolle der Ergotherapie bei der Förderung der psychischen Gesundheit, der Prävention und der Intervention bei Kindern und Jugendlichen relevant sind. Die ersten drei Abschnitte liefern Informationen, die für die ergotherapeutische Intervention relevant sind, wie die psychische Gesundheitskompetenz (Mental Health Literacy), die sensorische Verarbeitung und die Teilnahme an strukturierten Freizeitbetätigungen. Die letzten drei Abschnitte konzentrieren sich auf eine Auswahl von situativen Faktoren, die mit psychischen Herausforderungen verbunden sind: Mobbing und Freundschaftsprobleme, Adipositas und riskantes Teenagerverhalten. Ergotherapeuten müssen überlegen, wie sie gezielte Dienstleistungen für diese und andere Risikogruppen entwickeln können, um psychischen Problemen vorzubeugen und eine positive psychische Gesundheit zu fördern.

Mental Health Literacy (Psychische Gesundheitskompetenz)

Mental Health Literacy konzentriert sich darauf, allen Kindern und Jugendlichen grundlegende Kenntnisse über psychische Gesundheit als integralen Bestandteil der allgemeinen Gesundheit zu vermitteln (Barry & Jenkins, 2007). Der Begriff *Mental Health Literacy – psychische Gesundheitskompetenz* wurde in Australien von Anthony Jorm eingeführt und stellt ein relativ neues Forschungsgebiet dar (Jorm et al., 1997). Das Konzept, das sich aus dem Begriff Gesundheitskompetenz ableitet, ist die funktionale Leistung, Informationen zum Zwecke der persönlichen Gesundheitsförderung zu verstehen und zu nutzen. *Psychische Gesundheitskompetenz* bezieht sich auf das Wissen und die Vorstellungen über psychische Gesundheit und psychische Störungen, die dabei helfen, die psychische Gesundheit zu fördern sowie psychische Erkrankungen zu erkennen, zu managen und zu behandeln (Griffiths, Christensen, & Jorm, 2009).

Als Leistung auf der Ebene 1 könnte ein Ergotherapeut mit Gesundheitspädagogen, Schulkrankenschwestern oder Vertrauenslehrern im Rahmen eines Co-Teaching zusammenarbeiten. Es könnte gemeinsam eine Unterrichtseinheitseinheit über das Kontinuum der psychischen Gesundheit gestaltet werden, einschließlich psychischer Erkrankungen, schleichende, mäßige und sich entwickelnde psychische Gesundheit (Keyes, 2007).

Programme, die Kindern helfen, über psychische Gesundheit, psychische Erkrankungen und Interventionen zu lernen und zu sprechen, können dabei helfen, die Stigmatisierung im Zusammenhang mit psychischen Erkrankungen zu verringern, indem sie das Thema in alltägliche Gespräche einbringen und die psychische Gesundheit als einen positiven Funktionszustand einstufen. Um gesamtschulische Strategien in der Vermittlung von positiver psychischer Gesundheit bei Kindern und Jugendlichen zu entwickeln und zu unterstützen, können Beauftragte für Drogenprävention und psychische Gesundheitsförderung der Verwaltung z. B. den *National Children's Mental Health Awareness Day*[15]) organisieren. Plakate, Lesezeichen, Malblätter und Infoflyer, die Strategien zur Pflege der eigenen psychischen Gesundheit vermitteln, können in der täglichen Praxis genutzt werden, um psychische Gesundheitskompetenz zu fördern.

Sensorische Verarbeitung

Mit einer soliden Wissensbasis bzgl. der sensorischen Verarbeitung ist ein Ergotherapeut oft eines der wenigen Mitglieder in interdisziplinären Teams, welche die Auswirkungen von sensorischen Verarbeitungsstörungen auf die soziale, emotionale und körperliche Funktion erkennen. „Ergotherapeuten erkennen, dass gut regulierte sensorische Systeme zu wichtigen Ergebnissen in der sozial-emotionalen, körperlichen, kommunikativen, selbstversorgenden, kognitiven und adaptiven Entwicklung von Fertigkeiten beitragen können." (AOTA, 2008, S. 1)

Das spezifische Wissen und die Fertigkeiten von Ergotherapeuten in diesem Bereich kann auf der allgemeinen, gezielten und intensiven Ebene eingesetzt werden, um eine erfolgreiche Teilhabe in der Schule, zuhause und in der Gemeinschaft für Kinder mit und ohne Behinderung zu fördern. Eine leitende Annahme ist, dass alle Kinder und Erwachsenen sensorische Wesen sind, die auf individuelle Weise auf alltägliche Wahrnehmungen reagieren, was zu einzigartigen sensorischen Präferenzen führt, die sich in dem widerspiegeln, was sie tun und wie sie mit anderen interagieren. Die meisten Menschen zeigen leichte oder mäßige Reaktionen auf sensorischen Input (z. B. leichte Irritationen in einem überfüllten Einkaufszentrum), was ihnen eine erfolgreiche Teilhabe im Alltag ermöglicht, hingegen können Menschen mit verschiedenen Behinderungen (z. B. Autismus) oder psychischen Erkrankungen (z. B. Psychose) intensiver auf

15 Tag der psychischen Gesundheit bei Kindern, findet jährlich im Mai statt.

sensorischen Input reagieren, was zu Herausforderungen in der Performanz führt (Dunn, 2007). Starke Reaktionen auf Sinneseindrücke können beispielsweise die Emotionen (z.B. Reizbarkeit oder Wutausbrüche) und die soziale Interaktion (z.B. Rückzug oder Aggression) negativ beeinflussen. Ergotherapeuten können eine wichtige Rolle spielen, wenn es darum geht, Kindern, Familien und Fachkräften zu helfen, grundlegende Kenntnisse über die sensorische Verarbeitung zu entwickeln, um Verhaltensweisen von Kindern zu verstehen und alltägliche Interaktionen und Umgebungen anzupassen, um Erfolg und Wohlbefinden zu fördern (Dunn, 2007).

Eine Fülle von Informationen in Form von Zeitschriftenartikeln, Büchern, Workshops und Internetressourcen unterstützt Ergotherapeuten bei der Bewertung und Intervention von sensorischen Verarbeitungsstörungen, insbesondere auf der intensiven und zielgerichteten Ebene. Die Autoren bestätigen ebenfalls, dass die in diesem Dokument vorgelegte Evidenz den Zusammenhang mit der psychischen Gesundheit von Kindern darlegt. Personen, die detaillierte Evidenz zur sensorischen Verarbeitung suchen, können sich auf die AOTA-Praxisleitlinie beziehen, die sich auf dieses Thema konzentriert: *Occupational Therapy Practice Guidelines for Children and Adolescents With Challenges in Sensory Processing and Sensory Integration*[16] (Watling, Koenig, Davies, & Schaaf, 2011). Sie gibt einen umfassenden Überblick über die aktuelle Evidenzlage zur sensorischen Verarbeitung und sensorischen Integration.

Auf allgemeiner Ebene wird der Bedeutung von Edukation (Dunn, 2007) und Umweltmodifikation (Champagne, 2008; Vogel, 2008) zunehmend Aufmerksamkeit geschenkt, um Verständnis und Respekt gegenüber sensorischen Unterschieden zu fördern und Umgebungen zu schaffen, die ein Gefühl von Geborgenheit und emotionalem Wohlbefinden unterstützt. **Tabelle C-1** enthält Beispiele für Strategien und Ressourcen zur Förderung der sensorischen Verarbeitung, Prävention und Intervention.

Die Anwendung von Wissen auf jeder Ebene der Leistungen erfordert den Einsatz einer breiten Palette von Strategien, einschließlich direkter (Einzel- oder Gruppeninterventionen) und indirekter (Fortbildung, Konsultation von Lehrern und Familien, Umweltanpassung) Strategien.

16 Leitlinien der Ergotherapie: *Sensorische Integration bei Kindern und Jugendlichen* (erscheint 2019 in der deutschen Version im Hogrefe Verlag, Bern)

Strukturierte Partizipation an Freizeit

Ein wichtiger Aspekt der betätigungsbasierten Praxis in der Arbeit mit Kindern und Jugendlichen ist die Entwicklung einer strukturierten Freizeitgestaltung in der außerschulischen Zeit. Die Partizipation von Jugendlichen an strukturierten Freizeitaktivitäten wie Sportmannschaften, Vereinen und Unterricht ist relativ verbreitet, wobei etwa sechs von zehn Jugendlichen zu einem bestimmten Zeitpunkt an organisierten außerschulischen Aktivitäten teilnehmen (Mahoney et al., 2005, 2008). Für Ergotherapeuten ist es wichtig, sich der vielfältigen Vorteile einer solchen Partizipation bewusst zu sein und Kindern und Jugendlichen zu helfen, gesundheitsförderliche Freizeitinteressen zu entwickeln. Strukturierte Partizipation an Freizeit fördert die persönliche Entwicklung in mehrfacher Hinsicht (Hansen et al., 2003). Erstens bietet sie die Möglichkeit, die Identitätsarbeit zu erleichtern. Die Auseinandersetzung mit und die Partizipation an vielfältigen Freizeitaktivitäten ermöglicht es einem jungen Menschen, seine Identität und Leidenschaft zu erforschen, auszudrücken und zu verfeinern (Kleiber, 1999). Währenddessen bewerten die Jugendlichen ihre Talente, Interessen, Werte und ihren Platz in der Sozialstruktur. Zweitens wurden organisierte Aktivitäten als Kontext für die Entwicklung von Initiativen angesehen (Larson, 2000). Laut Larson (2000) spiegelt die Initiative die Selbstmotivation wieder, die erforderlich ist, um im Laufe der Zeit Anstrengungen zu unternehmen, um ein anspruchsvolles Ziel zu erreichen: eine Kernqualität, die Individuen brauchen, um mit der Komplexität des Erwachsenenlebens und der zukünftigen Arbeit fertig zu werden. Zu den drei Elementen der Initiative gehören:

(a) Intrinsische Motivation (der Wunsch, die Aktivität durchzuführen)
(b) Konzertiertes Engagement
(c) Engagement im Laufe der Zeit.

Der dritte Bereich der Persönlichkeitsentwicklung umfasst kognitive, körperliche und emotionale Fertigkeiten (Hansen et al., 2003). Die Partizipation an organisierten Aktivitäten wird mit höheren akademischen Leistungen assoziiert (Passmore, 1998); der Entwicklung positiver Gewohnheiten, die zur körperlichen Gesundheit beitragen, insbesondere beim Sport (Mahoney et al., 2005); der Entwicklung von Fertigkeiten (z.B. sportliche, künstlerische und häusliche Fertigkeiten) und beginnenden Arbeitsfertigkeiten (Dworkin, 2003; Mahoney & Stattin, 2000).

Verschiedene emotionale Kompetenzen wurden mit der Teilnahme an strukturierter Freizeit verbun-

Tabelle C-1: Anwendung der sensorischen Verarbeitung in einem Public-Health-Modell

Ebene	Schwerpunkt	Beispiele für Ressourcen
Ebene 3: **Intensiv, individualisiert** **Kinder und Jugendliche mit identifizierten sensorischen Verarbeitungsproblemen**	Einzelpersonen evaluieren: Identifizieren von Mustern der sensorischen Verarbeitung (über-/unterreagieren) und deren Auswirkungen auf die Teilhabe Interventionen auf der Basis individueller Bedürfnisse und Einstellungen nutzen: In Schulen werden Interventionen in der Regel in die schulische Umgebung (Klassenzimmer, Cafeteria) eingebettet. Beispiel: Entwicklung einer sensorischen „Diät" für das Kind Edukative Maßnahmen nutzen, um das Verständnis über die Bedeutung von Verhalten aus einer sensorischen Perspektive zu verbessern	*Assessments* (Beispiele, keine umfassende Auflistung): Sensory Processing Measure (Miller-Kuhanek, Henry, Glennon, Parham, & Ecker, 2008) Sensory Profile (Dunn, 1999) Sensory and environmental modifications applied in mental health: Sensory Modulation Program; restraint reduction (Tina Champagne); www.ot-innovations.com Sensory Connection Program (Karen M. Moore); www.sensoryconnectionprogram.com
Ebene 2: **Selektiv** **Kleine Gruppe** **Gezielt**	Screening gefährdeter Kinder und Jugendlicher auf mögliche sensorische Verarbeitungsprobleme (z. B. Autismus-Spektrum-Störung, Angststörungen, prodromale Symptome). Modifikation von Umgebungen (z. B. Klassenzimmer, Cafeteria, Spielplatz, zuhause), um sensorischen Bedürfnissen zu entsprechen	*Evaluation*: Beobachtung im natürlichen Kontext; Interviews mit Eltern und Lehrern Interventionsressourcen: Das Alert-Programm: Wie läuft eigentlich mein Motor? (Williams & Shellenberger, 1996) Die Werkzeugkiste: Für Lehrer, Eltern und Schüler (Henry, 2001)
Ebene 1: **Allgemein** **Whole School** **Gemeinschaft**	Information von Kindern, Jugendlichen, Familien und Fachkräften über sensorische Verarbeitung, den Auswirkungen auf das Verhalten und Anpassungen Bewertung von Umgebungen nach Gestaltungsqualitäten, um soziale Teilhabe und Lernen zu fördern	Fortbildungen oder Präsentationen für Kinder und Jugendliche, Lehrer sowie weiterem Schulpersonal und Elterngruppen Mitarbeit in Ausschüssen, die sich mit Umfeldgestaltung/ Umweltdesign in Schulen und Gemeinden befassen, um sensorische Variablen in Cafeteria, Spielbereichen, Fluren und Klassenzimmern anzusprechen

Hinweis. Aus „Major Approaches Useful in Addressing the Mental Health Needs of Children and Youth" by S. Bazyk, in Mental Health Promotion, Prevention, and Intervention With Children and Youth: A Guiding Framework for Occupational Therapy (S. 59), S. Bazyk (Hrsg.) 2011b, Bethesda, MD, American Occupational Therapy Association. Copyright © 2011 Nachdruck mit freundlicher Genehmigung

den, einschließlich der Regulation von Gefühlen, der Impulskontrolle und der Steigerung des Selbstwertgefühls (Mahoney et al., 2005). Csikszentmihalyi (1993) fand heraus, dass Menschen, die lernen, komplexe Betätigungen zu genießen, die ihren Fertigkeiten entsprechende Herausforderungen bieten, eher die natürliche Fähigkeit entwickeln, ein positives Selbstwertgefühl zu erfahren und insgesamt glücklicher sind.

Die zwischenmenschliche Entwicklung konzentriert sich auch auf die Entwicklung sozialer Beziehungen. Strukturierte Freizeitaktivitäten beinhalten eine höhere soziale Komplexität, die eine Zusammenarbeit mit Gleichaltrigen und die Anleitung/ Begleitung erwachsener Rollenmodelle erfordert. Erstens bietet die Partizipation an organisierten Aktivitäten einen wichtigen Kontext für die Entwicklung neuer Peer-Freundschaften – oft mit Jugendlichen, die verschiedene Schulen besuchen und aus unterschiedlichen Ethnien und sozialen Schichten kommen (Dworkin et al., 2003). Zweitens bieten Jugendaktivitäten Möglichkeiten zur Entwicklung einer Vielzahl von sozialen Kompetenzen, einschließlich effektiver Zusammenarbeit mit anderen, Feedback geben und erhalten und angemessene Werte über Regeln und Verhaltensweisen gewinnen (Hansen et al., 2003; Mahoney et al., 2005).

Ein drittes Merkmal der zwischenmenschlichen Entwicklung ist die Entwicklung enger Verbindungen zu Erwachsenen mit sozialem Kapital, wie z. B. Trainern, Künstlern, Tänzern, Musikern und anderen geschätzten Mitgliedern der Gemeinschaft. Diese Beziehungen können zu langfristigen Quellen emotionalen und sozialen Kapitals werden (z. B. Zugang zu Informationen über zukünftige Jobs oder Hochschulen; McLaughlin, 2000).

Um „den größten Nutzen aus organisierten Aktivitäten zu ziehen, muss die Jugend daran partizipieren" (Mahoney et al., 2005, S. 13). Sowohl die Darbietung einer Reihe potenzieller Freizeitbetätigungen als auch die Verfügbarkeit von Ressourcen zur Unterstützung des Engagements sind entscheidende Faktoren, die die Wahrscheinlichkeit beeinflussen, dass Kinder und Jugendliche gesunde Freizeitinteressen entwickeln und aufrechterhalten. „Verfügbarkeit und Erschwinglichkeit von Aktivitäten sind die grundlegendsten Faktoren, die die Partizipation beeinflussen" (Mahoney et al., 2005, S. 14). Ressourcen wie Parks, organisierte Sport- und andere Gemeinschaftsprogramme sowie kompetente Erwachsene zur Beaufsichtigung der Aktivitäten sind unerlässlich. Die Bereitstellung von Transport und finanzieller Unterstützung sind ebenfalls entscheidende Faktoren, die die Partizipation beeinflussen.

Angesichts der positiven Auswirkungen auf Entwicklung und psychische Gesundheit durch die Partizipation an strukturierter Freizeitgestaltung gibt es viele Möglichkeiten, durch ergotherapeutische Leistungen eine sinnvolle Freizeitbeteiligung für alle Kinder zu fördern. In erster Linie können sich Ergotherapeuten für die Partizipation an einer strukturierten Freizeitgestaltung für alle Kinder einsetzen, indem sie Jugendliche, Familien, Lehrer und Gemeindeleiter über die Vorteile der Freizeitbeteiligung aufklären. Besondere Bemühungen zur Förderung der Partizipation könnten für Kinder erforderlich sein, die aufgrund eingeschränkten Zugangs und Verfügbarkeit (z. B. einkommensschwache städtische Jugendliche, Kinder mit Behinderungen) gefährdet sind. Ergotherapeuten können die Rolle des „Freizeitcoaches" bei Jugendlichen ohne Freizeitbeteiligung übernehmen oder Gruppenprogramme zur Förderung der Partizipation an strukturierten Freizeitaktivitäten entwickeln.

Mobbing und Freundschaftsprobleme

Mobbing gilt als eine der häufigsten Formen von Gewalt in Schulen, und deshalb setzen die meisten Schulen Programme ein, um Mobbing zu reduzieren und physisch sowie emotional sichere Lernkontexte zu schaffen (*Collaborative for Academic, Social, and Emotional Learning* [CASEL], 2009; Espelage & Swearer, 2003; Nansel et al., 2001). Darüber hinaus haben 46 Staaten (Stand: Juni 2011) Anti-Mobbing-Gesetze verabschiedet, darunter klare Mobbing-Verbote und Gesetzesentwürfe bezüglich dessen negative Auswirkungen auf das schulische Umfeld[17].

Obwohl viele Definitionen vorgeschlagen wurden, beschrieb das Center for the Study and Prevention of School Violence (2008) Mobbing als einen Akt absichtlicher Aggression, der im Laufe der Zeit wiederholt durchgeführt wurde und innerhalb einer Beziehung auftritt, die durch ein Ungleichgewicht der Macht gekennzeichnet ist. Es wurden drei Arten von Mobbing identifiziert:

(a) direkt (z. B. Drücken, Schieben)
(b) indirekt (z. B. Verbreitung negativer Gerüchte) und
(c) Cybermobbing (z. B. negative Bemerkungen über eine Person, die auf einer Internetseite veröffentlicht wurde).

Jungen sind eher in direktere Mobbingakte verwickelt, während Mädchen eher in indirekte Formen involviert sind (Jenson & Dieterich, 2007). Da indirektes Mobbing und Cybermobbing für Außenstehende weniger sichtbar sind, ist es für Erwachsene oft schwierig, ein solches Verhalten zu erkennen und anzugehen (Nansel et al., 2001).

Im Jahr 2007 gaben etwa 32 % der Schüler (12–18 Jahre) an, innerhalb des vergangenen Jahres schikaniert worden zu sein; wovon 63 % dieser Schüler ein bis zwei Mal im Jahr, 21 % ein bis zwei Mal pro Monat, 10 % ein bis zwei Mal pro Woche und 7 % fast täglich gemobbt wurden (CASEL, 2009). Mobbing tendiert dazu, im Alter zwischen 11 und 13 Jahren seinen Höhepunkt zu erreichen und nimmt während der gesamten Schulzeit weiter ab (CASEL, 2009; Jenson & Dieterich, 2007).

Mehrere psychische Gesundheitsrisiken sind mit Opfern, Mobbenden und Zuschauern verbunden. Opfer von Mobbing berichten von Symptomen emotionalen Stresses, darunter geringes Selbstwertgefühl, Einsamkeit, Depression, Angst und schlechte schulische Leistungen (Jenson & Dieterich, 2007). Kinder, die schikanieren, zeigen oft eine Reihe negativer Symptome, einschließlich schlechter Schulanpassung, Verhaltensstörungen, Depression und Ablehnung durch Gleichaltrige. Darüber hinaus können Zuschauer, die Zeuge von Mobbing werden, Gefühle von Angst, Wut, Schuld und Trauer erleben (Batsche & Porter, 2006). Zuschauer können auch eine Rolle spielen, indem sie entweder positiv reagieren (z. B.

17 Siehe http://bullypolice.org

lachen, mitmachen) oder passiv zuschauen und nicht eingreifen, um dem Opfer zu helfen. Obwohl die meisten Diskussionen über Mobbing im Allgemeinen Einzelpersonen als Mobbende oder Opfer bezeichnen, schlagen einige Forscher vor, dass Mobbing entlang eines Kontinuums und als ein Gruppenphänomen betrachtet werden sollte, das in einem sozialen Kontext auftritt (CASEL, 2009). Zum Beispiel erleben die meisten Schüler während ihrer gesamten Entwicklung Momente, in denen sie in irgendeiner Form schikaniert und von Gleichaltrigen gehänselt oder belästigt werden (Espelage & Swearer, 2003).

Schulweite Mobbing-Präventionsprogramme

Da Mobbing die gesamte Schülerschaft und das Schulklima beeinflussen kann, unterstützt die bestehende Forschung allgemeine schulbasierte Programme, anstatt nur Opfer und Täter einzubeziehen. Laut mehreren Forschern in diesem Bereich (Swearer, Espelage, Love, & Kingsbury, 2008; Ttofi & Farrington, 2009; Vreeman & Carroll, 2007) bestehen effektive ganzheitliche Ansätze aus einer Vielzahl von Strategien, wie beispielsweise Lehrertraining, schulweite Regeln, Lehrpläne und Managementstrategien, Elternbildung, verbesserte Pausen/Schulhofaufsicht und Peer-Beteiligung, um Mobbing zu bekämpfen. Die Einbettung von Mobbingprävention in das schulweite soziale und emotionale Lernen (SEL) und positive Verhaltensunterstützung (PBS) wurde vorgeschlagen (CASEL, 2009; OSEP Technical Assistance Center on Positive Behavioral Interventions and Supports, n. d.). Mobbingprävention im PBS betont die Verbesserung von Problemverhalten und die Verhinderung von weiterem Mobbing. Zwei Programmmanuale für Mobbingprävention, eins für die Grundschule und das andere für die weiterführende Schule, sind erhältlich auf der Internetseite des OSEP Technical Assistance Center on Positive Behavioral Interventions and Supports Internetseite (siehe **Kasten C-1**).

Mobbingprävention im Rahmen des SEL betont die Förderung eines positiven Schulklimas (Herzlichkeit, Respekt) und positive Schülerinteraktionen (Steigerung der SEL-Kompetenzen). Schüler, die über eine höhere SEL-Kompetenz verfügen, sind weniger wahrscheinlich Aggressoren, Ziele von Mobbing oder passive Zuschauer. Darüber hinaus sind Schulen, die ein schulweites positives Umfeld schaffen, dem Mobbing nicht förderlich, so dass ein solches Verhalten weniger wahrscheinlich auftritt oder fortbesteht. Ein Dokument, das ein SEL- und Mobbingpräventions-Rahmenkonzept beschreibt, ist auf der CASEL-Website (www.casel.org) verfügbar. Es scheint, dass eine Kombination von PBS- und SEL-Ansätzen einen umfassenden Weg zur Verhinderung von Mobbing und zur Förderung von Fertigkeiten mit Schwerpunkt auf positiver Interaktion bieten würde.

Ergotherapeuten müssen sich der staatlichen und regionalen Ansätze der Politik zur Bekämpfung von Mobbing bewusst werden und diese Bemühungen aktiv unterstützen, indem sie schul- und klassenraumübergreifende Strategien nach Möglichkeit in die ergotherapeutische Intervention einbetten. Besonders die Entwicklung von Fertigkeiten, die wichtig für den Aufbau und die Aufrechterhaltung von Freundschaft sind, können leicht in die ergotherapeutische Leistung einbettet werden. Kinder mit Beeinträchtigungen sind öfters die Zielscheibe von Mobbing, wegen ihrer Andersartigkeit. Diejenigen mit diagnostizierten speziellen Erfordernissen wie ADHS, oppositionellem Trotzverhalten, bipolarer Störung, Zwangsstörung, nonverbaler Lernstörung, Asperger-Syndrom und/oder einer Lernstörung, können Angst und Depressionen erleben und werden in der Regel von ihren Altersgenossen eher abgelehnt. Es ist erforderlich, dass Anpassungen und Modifikationen in Mobbingpräventionsprogramme integriert werden, um den Erfordernissen der Kinder mit speziellen Bedürfnissen gerecht zu werden.

Kasten C-1: Mobbing-Prävention durch positive Verhaltensinterventionen und -unterstützungen

Die Mobbing-Prävention *Bully Prevention in Positive Behavioral Interventions and Supports* (BP-PBIS) wurde entwickelt, um schulweit positive Verhaltensinterventionen und Unterstützungen zu verbessern, indem allen Schülern Verhaltensweisen vermittelt werden, die die Wahrscheinlichkeit von Mobbing verringern. Das Programm legt den Schwerpunkt auf die Vorbeugung und Behebung des Problems. BP-PBIS gibt den Schülern die notwendigen Werkzeuge an die Hand, um die sozialen Belohnungen aufzuheben, die unangemessenes Verhalten aufrechterhalten, wodurch die Wahrscheinlichkeit des Auftretens von Problemen in der Zukunft verringert wird. Die Handbücher bieten klare Methoden und anwendungsfreundliche Arbeitsblätter für das Unterrichten von Schülern und Mitarbeitern in diesem Programm.

Den Schülern wird eine dreistufige Reaktion auf das Problemverhalten vermittelt, um die Verstärkung von Mobbing zu verhindern und es abzuschalten. Separate Lektionen wenden die drei Schritte auf die Probleme von Lästern, unangemessene Bemerkungen und Cybermobbing an:

1. Stopp: Vermitteln Sie den Schülern das schulweite „Stoppsignal" (verbales und körperliches Handeln) für Problemverhalten und üben Sie, wann und wie es richtig eingesetzt wird.
2. Geh: Vermitteln Sie den Schülern, wegzugehen, wenn das Problemverhalten nach dem Stoppsignal weitergeht. Das Weggehen beseitigt die Verstärkung für das Problemverhalten.
3. Rede: Vermitteln Sie den Schülern, mit einem Erwachsenen zu sprechen, wenn das Problemverhalten nach der Verwendung von „Stopp- und Geh-Strategien" weiterhin auftritt. Den Mitarbeitenden (z.B. Lehrer, Health professionals, Administratoren) sind eine klare und einfache Methode vermittelt worden, um auf Berichte über Problemverhalten und Konsequenzen zu reagieren.

Eine vollständige Beschreibung des Programms finden Sie in den Mobbingpräventionsmanualen (online frei erhältlich unter www.pbis.org).

Quelle: Stiller, Ross und Horner (n.d.-a,n.d.-b). Zitiert nach „Enduring Challenges and Situational Stessors During the School Years: Risk Reduction and Competence Enhancement" (S. 125), by S. Bazyk in Mental Health Promotion, Prevention, and Intervention With Children and Youth: A Guiding Framework for Occupational Therapy, (S. 125), by S. Bazyk (Ed.) 2011a, Bethesda, MD: AOTA Press. Copyright © 2011 American Occupational Therapy Association.

Nachdruck mit freundlicher Genehmigung.

Förderung von Freundschaftsfertigkeiten

Forschungsergebnisse legen nahe, dass hochwertige Freundschaften oder mindestens ein bester Freund dazu beitragen können, dass Kinder nicht Opfer von Mobbing werden (CASEL, 2009). Darüber hinaus sind Freundschaften auch eine wichtige Quelle des Glücks (Demir, Zdemir & Weitekamp, 2007). Freundschaft ist eine qualitative Beziehung, die eine freiwillige gegenseitige Abhängigkeit im Laufe der Zeit darstellt und ein unterschiedliches Maß an Kameradschaft, Zuneigung, Intimität und gegenseitiger Hilfe beinhaltet. Aktuelle Forschungen legen nahe, dass enge Freundschaften über den Einfluss der eigenen Persönlichkeit hinaus zum Glück beitragen (Demir & Weitekamp, 2007). Darüber hinaus wurden die Kameradschaft und Selbstvalidierungmerkmale der Freundschaft als die wichtigsten Prädiktoren für Glück angesehen. Kameradschaft bezieht sich darauf, Dinge mit Freunden zu tun – Aktivitäten zu teilen, die als unterhaltsam oder aufregend empfunden werden. Selbstvalidierung, das zweite Merkmal von Freundschaft, das mit Glück verbunden ist, bezieht sich darauf, den Freund als unterstützend für das eigene Selbstbild wahrzunehmen, indem er zuhört, zustimmt, beruhigt und ermutigt (z.B. Komplimente macht, Stärken aufzeigt; Demir & Weitekamp, 2007). Neben dem Zusammenhang zwischen Freundschaft und Glück tendieren Kinder, die Freunde haben, dazu, kontaktfreudiger, selbstzufriedener, kooperativer und emotional unterstützender zu sein als diejenigen ohne Freunde (Wentzel, Baker & Russel, 2009).

Ergotherapeuten können eine zentrale Rolle spielen, wenn es darum geht, allen Kindern und Jugendlichen zu helfen, Freundschaften sowohl innerhalb als auch außerhalb der Schule zu entwickeln. Der erste Schritt ist, Kinder nach ihren Freunden und Freundschaftsangelegenheiten zu fragen. Informelle Interviews und Beobachtungen von Kindern und Jugendlichen in ihrem natürlichen Umfeld sind eine Möglichkeit, Informationen über Freundschaftsfertigkeiten zu sammeln. Attwood (2002) identifizierte soziale Verhaltensweisen, die für die Entwicklung von Freundschaften wichtig sind (z.B. das Wissen, wie man einer Gruppe beitritt, Komplimente zu angemessenen Zeiten macht und Empathie zeigt). Ergotherapeutische Interventionen können helfen, Fähigkeiten zum Aufbau von Freundschaften während der Einzel- oder Gruppeninteraktion zu vermitteln. Um die Entwicklung von Freundschaften außerhalb der Schule zu fördern, ist es wichtig, Kindern zu helfen, ihre eigenen Interessen zu identifizieren und eine Gruppe oder einem Verein beizutreten. Der Einsatz von Coaching-Strategien kann Kinder unterstützen, die zurückhaltend sind oder nur über begrenzte soziale Kompetenzen verfügen, erfolgreich einer Gruppe beizutreten und daran teilzunehmen. Unterhaltsame Aktivitäten mit anderen Kindern zu unternehmen, steigert die Wahrscheinlichkeit Freunde mit ähnlichen Interessen zu finden.

Adipositas

Adipositas ist in den Vereinigten Staaten und anderen westlichen Ländern ein großes Problem der öffentlichen Gesundheit. Ungefähr 34,3 % der Erwachsenen ab 20 Jahren sind übergewichtig, 33,8 % sind adipös und 5,7 % sind extrem adipös (Centers for Disease Control and Prevention, 2010). Besonders besorgniserregend ist die wachsende Adipositasrate bei Kindern, wobei etwa 25 % der Kinder übergewichtig und 11 % fettleibig sind (Dehghan, Akhtar-Danesh, & Merchant, 2005; Dwyer, Baur, Higgs, & Hardy, 2009).

Ursachen

Insgesamt wird der kombinierte Effekt von vermehrtem Konsum an kalorienreicher Nahrung und verminderter körperlicher Aktivität als die größte Ursache für Adipositas bei Kindern angesehen (Dehghan et al., 2005). Gesellschaftliche Einflüsse, wie das Überangebot von zucker- und fettreichen Nahrungsmitteln, die zunehmende Größe der Portionen, die erhöhte Zeit mit Fernseh- und Computeraktivitäten und die verringerte körperliche Aktivität, haben zur Adipositas-Epidemie beigetragen (AOTA, 2013). Der Rückgang der körperlichen Aktivität ist zum Teil auf verringerte Zeit für den Sportunterricht und Pausen, weniger Zeit für das Spielen im Freien und den verstärkten Einsatz von automatisierten Transportmitteln zurückzuführen (Smallfield & Anderson, 2009).

Kinder mit erhöhtem Adipositas-Risiko

Kinder, die in Armut leben und Menschen mit Behinderungen sind noch stärker gefährdet, in jungen Jahren übergewichtig oder adipös zu werden, was dies zu einem Problem der sozialen Gerechtigkeit und einer Epidemie der öffentlichen Gesundheit macht. Jugendliche, die in einkommensschwachen städtischen Umgebungen in der afroamerikanischen und lateinamerikanischen Arbeiterklasse aufwachsen, haben eine fast doppelt so hohe Adipositasrate wie weiße Kinder (Cahill & Suarez-Balcazar, 2009). Solche Umgebungen bieten im Allgemeinen weniger Möglichkeiten für körperliche Aktivität (z. B. weniger sichere öffentliche Spielplätze) und weniger Zugang zu nahrhaften Nahrungsmitteln (Prävalenz von Fast-Food-Läden und Convenience-Stores vs. Lebensmittelgeschäften). Die Prävalenz von Übergewicht und Adipositas ist bei Kindern mit Entwicklungsstörungen (40 %) höher als in der Allgemeinbevölkerung, was zu einer höheren Anzahl adipositasbedingter Sekundärerkrankungen führt (z. B. Müdigkeit, Schmerzen, Dekonditionierung, soziale Isolation, Schwierigkeiten im täglichen Leben; De, Small, & Baur, 2008; Rimmer, Rowland, & Yamaki, 2007). Kinder mit Entwicklungsstörungen haben oft einen oder mehrere prädisponierende Faktoren für Adipositas, einschließlich der Koexistenz bestimmter genetischer Syndrome, die bekanntermaßen mit Adipositas (Prader-Willi-Syndrom), reduzierter körperlicher Aktivität und dem Einsatz von Medikamenten, die eine Gewichtszunahme verursachen können, (De et al., 2008) assoziiert sind. Faktoren innerhalb des physischen und sozialen Umfelds, wie fehlender Zugang zu Freizeiteinrichtungen und begrenztes Wissen der Mitarbeiter über die Anpassung von Programmen für Jugendliche mit Behinderungen, können ebenfalls zu einem Mangel an körperlicher Aktivität beitragen (Rimmer et al., 2007). Schließlich hat die Forschung gezeigt, dass Kinder mit Entwicklungsverzögerung im Alter von drei Jahren signifikant häufiger adipös sind als sich normal entwickelnde Gleichaltrige (Emerson, 2009). Solche Erkenntnisse sprechen für Investitionen in Interventionen in den ersten Lebensjahren, um die Entstehung von Adipositas bei Kindern mit Entwicklungsverzögerung zu verhindern. Für Ergotherapeuten ist es wichtig, sich der Bedingungen bewusst zu sein, die Kinder einem erhöhten Adipositas-Risiko aussetzen, und diese in ihre Interventionsstrategien zur Prävention von Adipositas und Gesundheitsförderung zu berücksichtigen.

Auswirkungen

Adipositas in der Kindheit hat bekanntlich einen signifikanten Einfluss auf die körperliche und emotionale Gesundheit sowie auf die soziale Interaktion (Smallfield & Anderson, 2009). Körperlich ist Adipositas mit einem erhöhten Risiko für Diabetes, Herzerkrankungen, hohem Cholesterinspiegel, Bluthochdruck, Schlafapnoe und orthopädischen Problemen verbunden. Emotional können übergewichtige Kinder negative Erfahrungen durch Vorurteile bzgl. ihres Gewichts haben. Diese beziehen sich auf gewichtsbezogene Einstellungen und Überzeugungen (Weight bias), die als Stereotypen, Ablehnung und Vorurteilen aufgrund von Übergewicht oder Adipositas ausgedrückt werden (Puhl & Later, 2007). Kinder können mit diesen gewichtsbezogenen Vorurteilen aus verschiedenen Quellen konfrontiert sein, darunter Gleichaltrige, Lehrer, Gesundheitsdienstleister und sogar Eltern. Übergewichtige Kinder können mit verbalen Hänseleien (Namensaufruf, abfällige Bemerkungen), sozialer Ausgrenzung (ignoriert zu werden) und körperlichem Mobbing (drücken, schieben) konfrontiert werden. Etwa ein Drittel der übergewichtigen Mädchen und ein Viertel der übergewichtigen

Jungen berichten, von Gleichaltrigen in der Schule gehänselt zu werden. Übergewichtige Kinder, die wegen ihres Gewichts Opfer sind, sind anfälliger für Depressionen, Ängste, geringerem Selbstwertgefühl und einem schlechten Körperbild (Puhl & Later, 2007). Mit diesem Bewusstsein müssen Adipositas-Präventionsprogramme für Kinder in Schulen und Gemeinden, die Gesundheit von übergewichtigen und adipösen Kindern fördern und sie gleichzeitig vor sozialer Stigmatisierung und ihren Folgen schützen.

Ergotherapeutische Intervention

Herkömmliche Ansätze zur Adipositas haben die Ernährung und Bewegung auf individueller Ebene betont. Diese Strategien haben jedoch wenig Einfluss auf den zunehmenden Anstieg der Adipositas-Epidemie gehabt (Dehghan et al., 2005). Jüngste Bemühungen fordern eine breitere Aufmerksamkeit aller physischen, psychischen, sozialen und spirituellen Dimensionen der Gesundheit von Kindern in der Adipositas-Prävention (O'Dea, 2005). Da es schwierig ist, übermäßiges Gewicht zu reduzieren, wenn es sich erst einmal etabliert hat, müssen Präventionsstrategien bereits in jungen Jahren beginnen und über die Jahre hinweg fortgesetzt werden. Interventionen und Strategien bei Kindern und Jugendlichen können in verschiedene Settings eingebettet werden, darunter Vorschulen und Schulen, außerschulische Betreuung (Hort) und Gemeinschaftsprogramme.

Rahmende Adipositas-Präventionsbemühungen: „Erstens, keinen Schaden anrichten."

Laut O'Dea (2005) ist es wichtig, die Möglichkeit in Betracht zu ziehen, dass einige gut gemeinte Präventionsbemühungen für übergewichtige Kinder eher schädlich als vorteilhaft sein können. Programme zur Prävention von Adipositas bei Kindern und ungeprüfte Botschaften zur Gesundheitserziehung haben das Potenzial, übergewichtige Kinder weiter zu stigmatisieren. Die Mehrheit der übergewichtigen Kinder ist sich ihrer Körperfülle bewusst und läuft Gefahr, ein schlechtes Körperbild zu entwickeln. Negativ fokussierte Gesundheitsbotschaften (die beispielsweise die Unerwünschtheit von Übergewicht betonen) können dazu führen, dass sich die Schüler schlechter fühlen. Das Fachpersonal muss sorgfältig überlegen, wie Präventionsbotschaften gestaltet werden, um die möglichen psychosozialen (z.B. schlechtes Selbstwertgefühl) und körperlichen Folgen (z.B. extreme Diät/ Hungerkuren) zu vermeiden, die sich daraus ergeben können (Puhl & Later, 2007).

Anwendung eines breiteren Fokus: Förderung des Gesundheitsverhaltens aller Kinder unabhängig von der Körperfülle

Präventionsbemühungen, die sich sowohl auf die Gesundheit als primären Motivator als auch auf das gewünschte Ergebnis für ein positives Lebensstilverhalten bei allen Kindern konzentrieren, können effektiver sein als solche, die sich auf die Gewichtsreduktion in einer isolierten Gruppe konzentrieren (O'Dea, 2005). Die Bewegung *Gesundheit in jeder Größe* hat es geschafft, Gesundheitsexperten und übergewichtigen Menschen dabei zu helfen, sich auf die Verbesserung der Gesundheit und nicht auf den Gewichtsstatus zu konzentrieren. Kinder aller Gewichtsklassen sollten von Gleichaltrigen, Erwachsenen, Lehrern und Eltern unterstützt werden, damit sie sich gesund ernähren und körperlich aktiv sein können. Um die Freude am Gesundheitsverhalten zu fördern, müssen Pädagogen und Gesundheitsdienstleister die Schuld von übergewichtigen Kindern beseitigen, alle Erwachsenen und Schüler hinsichtlich gewichtsbezogener Vorurteile aufklären und Richtlinien umsetzen, die eine gewichtsbezogene Viktimisierung verbieten (Puhl & Later, 2007).

Ernährung

Eine gesunde Ernährung hat neben der Adipositas-Prävention viele Vorteile, darunter gesundes Wachstum, körperliche Entwicklung, kognitive Entwicklung sowie Krankheitsprävention (O'Dea, 2005). Ergotherapeuten können die Verfügbarkeit nahrhafter Lebensmittel in Schulen und Stadtteilen von Kindern beurteilen (Cahill & Suarez Balcazar, 2009). Kochaktivitäten, die Kinder in die Planung und Zubereitung von gesunden Snacks und Mahlzeiten einbeziehen, können während des Schultages oder in extra außerschulischen Kochgruppen eingebettet werden. Die Beachtung der familiären Gewohnheiten und Routinen im Zusammenhang mit der Ernährung und den Mahlzeiten kann von Vorteil sein. Die Zusammenarbeit mit der Schulverwaltung und dem Schulpersonal zur Reduzierung von Automaten, die kalorienreiche Lebensmittel anbieten und zur Steigerung der Nahrungsaufnahme sind Strategien, die gesunde Ernährungsgewohnheiten für alle Kinder unterstützen.

Körperliche Aktivität

Wenn übergewichtige Kinder, die sich im Allgemeinen ihres Körpers bewusst sind, unter Druck gesetzt werden und ungewollt Sport treiben oder sich körperlich betätigen, kann dies das Interesse an einer dauerhaften Teilnahme verringern (O'Dea, 2005). Im Gegensatz dazu ist es wahrscheinlich, dass das Einbeziehen von Kindern in körperliche Aktivitäten, an denen sie interessiert sind und an denen sie Freude haben, positive Gefühle für ihre körperliche Aktivität hervorruft und zudem soziale Interaktion und Freundschaften fördert. Es gibt zahlreiche Möglichkeiten, wie Kinder und Jugendliche dazu ermutigt werden können, den ganzen Tag über körperlich aktiv zu sein – z. B. einen Auftrag für den Lehrer erledigen, einen Freund besuchen, Unkraut jäten im Garten oder Aufräumen und Putzen des Zimmers.

Das Erkunden einer Reihe von Möglichkeiten an körperlichen Aktivitäten zusätzlich zu den herkömmlichen Übungen kann individuell oder mit Gruppen von Kindern durchgeführt werden und kann – um nur einige zu nennen – Wandern, Walken, Radfahren oder Schwimmen umfassen. Wenn außerschulische Vereine keine Möglichkeiten zur körperlichen Betätigung bieten, könnten Ergotherapeuten ein Programm entwickeln (Smallfield & Anderson, 2009). Die Unterstützung von Schul- und Gemeindeprogrammen, nicht wettkampforientierte Sportangebote anzubieten, kann die Wahrscheinlichkeit erhöhen, dass alle Kinder die Möglichkeit haben, an organisierten Sportarten teilzunehmen und diese zu genießen. Darüber hinaus müssen die Kinder über die psychischen Vorteile von Bewegung aufgeklärt werden. Eine wachsende Zahl an Forschungsergebnissen legt nahe, dass moderates regelmäßiges Training als ein praktikables Mittel zur Behandlung von Depressionen und Angstzuständen und zur Verbesserung des psychischen Wohlbefindens in der Öffentlichkeit angesehen werden sollte (Fox, 1999).

Anpassungen von Umgebungen

Ein sozioökologisches Umweltmodell zur Steigerung der körperlichen Aktivität legt nahe, dass die Konzentration auf die Veränderung der physischen Umwelt, der Stadtplanung und der Verkehrsmittel erhebliche Vorteile bei der Adipositas-Prävention bringen dürfte (O'Dea, 2005).

Ein solches Modell betont die Unterstützung von Nachbarschaften und Gemeinden bei der Entwicklung sicherer, angenehmer und kostengünstiger Möglichkeiten für körperliche Aktivität, wie z. B. Wandernetzwerke (ausgewiesene sichere Wanderwege und -pfade), Radwegnetze (ausgewiesene Radwege), öffentliche Freiflächen (sichere Parkanlagen und Spielplätze) sowie sichere und kostengünstige Freizeiteinrichtungen (Dehghan et al., 2005).

Vermeidung von gewichtsbezogenen Vorurteilen und Förderung der Toleranz

Es besteht zunehmend Einigkeit darüber, dass Adipositas-Präventionsprogramme Strategien zur Verhinderung einer gewichtsbedingten Stigmatisierung bei Jugendlichen und zur Förderung der Gewichtsverträglichkeit beinhalten müssen (Puhl & Later, 2007). Es wird empfohlen, Schulleitlinien zu verabschieden, die gewichtsbezogenes Hänseln und Viktimisieren verbieten und eine regelmäßige Bewertung von Voreingenommenheit durchzuführen, um unbeabsichtigte Stigmatisierung zu verhindern. Ergotherapeuten müssen sich ihrer eigenen Vorurteile im Zusammenhang mit übergewichtigen oder adipösen Kindern und Jugendlichen bewusst werden und dazu beitragen, die schulische und soziale Umgebung zu fördern, die Toleranz unterstützt.

Vorbeugen von risikoreichem Teenagerverhalten

Jugendliche und Personen im College-Alter gehen mehr Risiken ein als Kinder oder Erwachsene, wie die Statistiken über Autounfälle, Trinkexzesse, Verhütung und Kriminalität zeigen und der Versuch zu verstehen, warum die Risikobereitschaft in der Pubertät höher ist als in anderen Entwicklungsphasen, hat Psychologen seit Jahrzehnten herausgefordert (Steinberg, 2007). Mehr als 90 % aller amerikanischen High-School-Schüler wurden in der Schule über Risiken im Zusammenhang mit Teenager-Sex, Drogen- und Drogenmissbrauch und rücksichtslosem Fahren aufgeklärt; dennoch haben viele von ihnen immer noch unsicheren Sex, Trink-Exzesse, rauchen Zigaretten und fahren rücksichtslos (Steinberg, 2004).

Nach Ansicht der Neurowissenschaftler ist die Neigung eines Teenagers, sich auf riskantes Verhalten einzulassen, nicht auf mangelnde Informationen oder logische Argumentationen zurückzuführen (Steinberg, 2007). Stattdessen trägt eine Verzögerung in der Entwicklung psychosozialer Kompetenzen (z. B. Impulskontrolle, verzögerte Befriedigung, emotionale Regulierung, Widerstand gegen Peer-Einfluss), die die Impulse reguliert, zur Anfälligkeit der Jugendlichen für die Teilnahme an riskanten Verhaltensweisen bei. Diese Ergebnisse deuten darauf hin, dass die Veränderung der Kontexte, in denen riskantes Verhalten auftritt, erfolgreicher sein wird als Veränderungen hinsichtlich der Art und Weise, wie Jugendliche über Risiken denken. Zum Beispiel ist es wichtig, dass Erwachsene zu Hause, in der Schule und in der Gemeinde eine starke Präsenz im Leben von Teenagern haben, bzgl. der Aktivitäten und des Verhaltens von Teenagern wachsam sind und über eine Reihe von riskanten Verhaltensweisen und damit verbundenen Symptomen Bescheid wissen. Kontextfaktoren wurden mit der Verringerung des Drogenmissbrauchs und des Rauchens in Verbindung gebracht. Sie fanden heraus, dass die von Erwachsenen überwachten außerschulischen Aktivitäten signifikant mit niedrigeren Raten von Zigarettenrauchen, Alkoholkonsum und exzessivem Trinken zusammenhängen. Die Ermutigung aller Jugendlichen zur Partizipation an sinnvollen strukturierten Freizeitaktivitäten während der Nachmittagsstunden kann tatsächlich dazu beitragen, die Teilnahme an riskanten Verhaltensweisen zu reduzieren (VanderWaal et al., 2005).

In ähnlicher Weise kann die Reduzierung des Alkoholkonsums das Suizidrisiko verringern. Schilling und Kollegen (2009) identifizierten einen Zusammenhang zwischen dem Konsum von Alkohol bei Traurigkeit und Depressivität bei Jugendlichen mit suizidalem Verhalten, die sich nicht an der Planung einer Unternehmung beteiligen dürfen. Neben der Förderung der Partizipation an sinnvollen Aktivitäten und der Präsenz von Erwachsenen im Leben von Teenagern ist es wichtig, dass Eltern und Fachpersonal sich der Zeichen bewusst sind, die mit verschiedenen riskanten Verhaltensweisen verbunden sind. Ein riskantes Verhalten, von dem viele Eltern und Angehörige des Gesundheitswesens nichts wissen, ist das „Würgespiel", bei dem eine andere Person mit den Händen oder einer Schlinge einen kurzen euphorischen Zustand erreicht, der durch zerebrale Hypoxie verursacht wird. Obwohl Erstickungsspiele seit Generationen von Jugendlichen gespielt werden, gibt es in der medizinischen Literatur nur wenige Informationen über diese Aktivität (Andrew, Macnab, & Russell, 2009). Das Auslösen von Asphyxie durch die Verwendung von Stricken, auch alleine im Solospiel, hat die heutige Version dieses Phänomens gefährlicher gemacht, da es manchmal zu schweren neurologischen Verletzungen oder zum Tod führt (Toblin, Paulozzi, Gilchrist, & Russell, 2008). Kinder, die an diesem Verhalten teilnehmen, unterscheiden sich deutlich von denen, die Suizid begehen oder autoerotische Aktivitäten ausüben. Diejenigen, über deren Tod in den Medien berichtet wurde, sind in der Regel leistungsstarke und sportliche Jugendliche, die keine anderen risikoreichen Aktivitäten ausübten. Ergotherapeuten müssen zusammen mit Eltern, Pädagogen, Coaches und anderen Gesundheitsdienstleistern das Bewusstsein für die Gefahren dieser Aktivität und die damit verbundenen Symptome fördern. Warnzeichen dafür, dass Jugendliche die Selbststrangulation praktizieren, sind häufig starke Kopfschmerzen, Anfälle, plötzlicher Sehverlust, Verhaltensänderungen, blutunterlaufene Augen, Flecken am Hals, Desorientierung nach einer Zeit des Alleinseins und Seile, Schals und Gürtel, die an Schlafzimmermöbel oder Türgriffe gebunden sind (Andrew et al., 2009; Toblin et al., 2008).

D Übersicht zur Evidenz

Table D.1. Universal Programs

Author/Year	Study Objectives	Level/Design/ Participants	Intervention and Outcome Measures	Results	Study Limitations
Berger et al. (2009)	To examine the effect of yoga on the well-being of children in the inner city.	Level II—Nonrandomized control group. $N = 72$ inner-city 4th- and 5th-graders in an after-school program $n = 39$ in a yoga class $n = 32$ in a non-yoga class	Intervention: Yoga group for 4th- and 5th-grade students in an after-school program Control: Non-yoga program for 4th- and 5th-grade students in an after-school program Outcome Measures: • Harter's Global Self-Worth and Physical Appearance subscales • Perceptions of Physical Health • Yoga teachings (Negative Behaviors, Positive Behaviors, and Focusing/ Relaxation subscales).	Children in the yoga group had better postintervention Negative Behaviors scores and balance than those in the non-yoga group. There were no differences for global self-worth and perceptions of physical well-being.	Yoga intervention was of short length. Lack of randomization
Bhavnagri & Samuels (1996) http://dx.doi.org/10.1016/S088-2006(96)90010-1	To investigate whether children's literature supported by activities with peer-related concepts could facilitate social cognition by peer relationships in preschoolers.	Level I—Randomized controlled trial. 22 participants in experimental group, 22 participants in control group. Mean age—4 years, 3 months (range 3–5 years).	Experimental condition: 15 stories with peer-related concepts read and discussed, followed by activities to reinforce concept. Control condition: 15 stories read that had other themes (e.g., fall and Halloween activities) related to concept. Outcome Measure: Social Knowledge Interview—Children asked what characters could do in given situation.	Children in group using children's literature supported by activities with peer-related concepts had significantly higher scores on social cognition of peer relationships (relationship enhancing, assertiveness, effectiveness, relevancy) than those in control group.	Separate contributions of reading children's literature and engagement in follow-up activities could not be identified. Unknown whether improvement of social cognition resulted in shifts in behavior. No long-term follow-up
Birdee et al. (2009) http://dx.doi.org/10.1016/j.acap.2009.04.002	To evaluate the effectiveness of yoga among the pediatric population.	Level I—Systematic review. Database search included CINAHL, Cochrane, EMBASE, Medline, PsycINFO, and manual search of retrieved articles.	34 controlled studies from 1979–2009 were retrieved on the effects of yoga on physical fitness, motor skills/strength, mental health, and irritable bowel syndrome. Outcome Measures: • Balance, fine motor, hand grip, mood, anger, fatigue, anxiety • Functional disability and gastrointestinal symptoms.	There is limited evidence that yoga is effective in improving physical fitness and mental health. There is limited evidence that yoga reduces gastrointestinal symptoms in adolescents with irritable bowel syndrome.	The authors reported that the included studies had methodological limitations, which limits the strength of the evidence.

Bosworth et al. (1998)	To examine effects of SMART Talk, a computer-based violence prevention intervention for young adolescents.	Level III—Before–after. 98 7th graders (45% boys, 55% girls) from small city middle school with diverse social–economic population.	SMART Talk computer program engaged adolescents in games, simulation, cartoons, animation, and interactive interviews. Outcome Measures: • Teen Conflict Survey in pre- and posttest • Computer use about computer program.	SMART Talk was popular among young adolescents, and its use increased self-knowledge, conflict management skills, and practice of prosocial behaviors.	Lack of control group makes it difficult to determine if results were due to normal development or computer program.
Cardon et al. (2002)	To evaluate efficiency of 6-session back education program in elementary school.	Level II—Nonrandomized controlled trial. Intervention: 198 participants in Practical test, 38 in Candid camera, 347 in Questionnaire. Control group: 165 participants in Practical test, 31 in Candid camera, 349 in Questionnaire. Ages 9–11 years.	Back education program with 10 guidelines used to attain good body mechanics and correct posture while participants performed various tasks in class. Outcome Measures: • Practical test measured movement in different tasks • Candid camera used observation during a lesson in classroom and movement • Questionnaire investigated back and neck pain.	Back education was effective in reducing back and neck pain for elementary school children when tested after 1 week, 3 months, and 1 year.	Lack of random assignment.
http://dx.doi.org/10.1097/00007632-200202010-00020					
Conduct Problems Prevention Research Group (2002)	To examine longitudinal effects of Fast Track, a conduct-problem prevention trial for children grades 1 to 3.	Level I—Randomized controlled trial. Controlled with whole school assignment. 445 students assigned to Fast Track, 446 to control. Mean age 6.5 years.	Schools randomized to either universal intervention that included social and emotional development curriculum or universal curriculum plus parent groups; social skills training that included films, stories, and role-plays; home visiting; and academic tutoring. Outcome Measures: Measures of child conduct problems, social cognition, academic progress, social competence, and parenting behavior.	Though no significant effects were noted for academic progress and social competence, evaluation at 3 years' post-trial indicated that children in intervention were significantly less likely to exhibit evidence of serious conduct problems than control children. Control children were more likely to receive a special education diagnosis than intervention children.	Given extensive nature of treatment protocol, one must be careful when analyzing impact of activity-based intervention.

(Continued)

Table D.1. Universal Programs

Author/Year	Study Objectives	Level/Design/ Participants	Intervention and Outcome Measures	Results	Study Limitations
Daykin et al. (2008)	To evaluate the effects of performing arts on adolescent health and behavior.	Level I—Systematic review. 17 electronic databases were searched.	Interventions in the review included music, performance, drama, and dance in community settings and noncurricular mainstream education. Outcome Measures: • Social skills • Well-being • Knowledge of health-related topics • Self-expression • Drug use.	14 articles were included in the review, and all focused only on drama. Although outcomes were positive in all areas, the strongest outcomes were for peer interaction and social skills.	Wide variation in outcomes and study design
http://dx.doi.org/10.1177/1359105307086699					
DeMar (1997)	To examine effectiveness of school-based preventive intervention on personal and social competencies for students.	Level II—Before–after with control group. 57 students from chemically dependent or at-risk families (36 students in intervention group, 21 in control group). Ages 8–12 years.	Social group work intervention consisted of social skills training (including videotapes and games) and cognitive problem-solving in substance abuse prevention. Outcome Measures: • Personal and social competencies by Self-Concept Attitudinal Inventory • Norwicki–Strickland Locus of Control Scale • Teacher–Child Rating Scale.	Social–cognitive group intervention focused on substance abuse prevention was more effective than control group in increasing students' internal locus of control, frustration tolerance, and assertive social skills and in decreasing acting-out behavior.	Lack of random assignment.
Durlak et al. (2010)	To evaluate the effectiveness of after-school programs (ASPs) to promote personal and social skills in children and adolescents.	Level I—Meta-analysis. Searched Medline, PsycINFO, ERIC, and Dissertation Abstracts International as well as manual searches of 3 journals and reference lists of articles.	75 reports including 69 different programs were reviewed. ASPs were defined as programs that had 1 or more activities that (a) occurred during at least part of the school year, (b) happened outside of normal school hours, and (c) were supervised by adults. In addition, the program included personal or social skill development. Outcome Measures: • Feelings and attitudes—Child self-perceptions and bonding to school • Behavioral adjustment—Positive social behaviors, problem behaviors, and drug use • School performance—Achievement test scores, grades, and school attendance.	Participants in an ASP demonstrated significant increases in self-perceptions and bonding to school, positive social behavior, school grades, and levels of academic achievement, as well as significant reductions in problem behaviors compared to controls.	Many included studies lacked data on racial and ethnic composition or socioeconomic status of participants. Limited long-term follow-up Multiple categories of outcome measures
http://dx.doi.org/10.1007/s10464-010-9300-6					

Durlak et al. (2011)	To evaluate the effectiveness of school-based universal social and emotional learning (SEL) programs for students in kindergarten through high school.	Level I—Meta-analysis. Searched Medline, PsycINFO, and Dissertation Abstracts International as well as manual searches of 11 journals and review of reference lists of articles.	213 studies of SEL programs for children and adolescents without any identifiable adjustment or learning problem. Outcome Measures: • Social and emotional skills • Attitudes toward self and others • Positive social behaviors • Conduct problems • Emotional distress • Academic performance.	SEL participants demonstrated significantly improved social and emotional skills, attitudes, behavior, and academic performance	Only one third of studies assessed skills as an outcome. Limited studies gathered data on academic achievement.
http://dx.doi.org/10.1111/j.1467-8624.2010.1564.x					
Ebbeck & Gibbons (1998)	To investigate effectiveness of Team Building Through Physical Challenges (TBPC) program on self-conceptions of physical education students in grades 6 and 7.	Level I—Randomized controlled trial. 120 students in grades 6 and 7 (58 boys, 62 girls). Mean age 11.4 years (range: 10–12 years).	8-month TBPC program included 22 physical challenges. Students in treatment group completed regular daily physical education curriculum and 1 TBPC activity every second week. Students in control group completed regular physical education curriculum without any TBPC activities. Outcome Measures: 6 items in self-concept by Self-Perception Profile for Children.	TBPC had a positive impact on self-concept of physical education students.	Other factors such as academic curriculum, extracurricular activity, and family background were not considered in analysis.
Galantino et al. (2008)	To evaluate the effect of yoga on the quality of life and physical outcome measures in the pediatric population.	Level I—Systematic review. Databases reviewed included Medline, EMBASE, CINAHL, PsycINFO, PEDro, and Cochrane.	Included 24 case control, pilot, cohort, and randomized controlled trials that examined yoga as an exercise intervention for children Outcome Measures: • Quality of life • Cardiorespiratory fitness • Physical functioning.	Yoga is effective in improving cardiorespiratory function, grip strength, flexibility, and body composition. The results of studies of neuromuscular function are inconclusive.	Small number of trials included in the review that had significant results.
http://dx.doi.org/10.1097/PEP.0b013e31815f1208					

(Continued)

Table D.1. Universal Programs

Author/Year	Study Objectives	Level/Design/ Participants	Intervention and Outcome Measures	Results	Study Limitations
Geldhof et al. (2007)	To evaluate the effects of a back education program for elementary school children at a 2-year follow-up.	Level I—Randomized controlled trial, randomized at school level. $N = 398$ 4th- and 5th-grade children at 2-year follow-up $n = 98$ intervention $n = 101$ control	Intervention: Back education program, basic principle of posture, and movement breaks. Control: No intervention. Outcome Measures: • Year 1 & 2—Knowledge of back education sessions and how frequently postural behaviors are used • Year 2—Supplemental questions on postural behavior.	At the 2-year follow-up, more children in the intervention group reported that they had integrated favorable biomechanical back posture principles when lifting and sitting compared to controls.	Use of self-report High dropout rate Potential introduction of back education separate from intervention
http://dx.doi.org/10.1007/s00586-006-0227-4					
Jones & Offord (1989)	To compare effectiveness of 2 recreational programs—traditional Boys & Girls Club and PALS (Participate and Learn Skills)—on skills of low-income children in leisure activities and on reducing antisocial behavior.	Level II—Cohort–nonrandomized controlled trial. 417 in PALS program, 488 in Boys & Girls Club. Ages 5–15 years. All living in publicly funded apartments in Canada.	PALS program offered activities in 25 recreational areas (e.g., hockey, dance, guitar). Boys & Girls Club offered open recreational activities but no outreach services. Outcome Measures: • PALS program records pre- and postintervention measured skills in performance areas and integration of activities in community • Connors Teacher Rating Scales • Connor Parent Rating Scales • Piers–Harris Children's Self-Concept • Scales measured impact on behavior in school and community.	Children in PALS program increased their skill levels and had some integration into community activities, particularly in community hockey. Although no differences existed on behavioral measures, significantly fewer police charges were made against juveniles, and there were fewer security violations in PALS group.	Lack of random assignment
http://dx.doi.org/10.1111/j.1469-7610.1989.tb00786.x					

Kinnevy et al. (1999) http://dx.doi.org/10.1300/J009v22no1_03	To evaluate short-term effects of different levels of participation in highly motivating activities-based group interventions for low-income youth.	Level II—Nonrandomized controlled trial. 21 participants with low incomes; 18 boys, 3 girls. Ages 9–12 years (mean age 10 years).	Participants assigned to 1 of 3 groups: graduates of an Earn-A-Bike program, waiting to start program, or current participants in program. Earn-A-Bike program included 6 highly structured sessions where participants learned bicycle safety skills and basic bicycle repair, completed 8 hours of community service, and passed an examination before graduating and receiving a bicycle. Outcome Measures: • Self-esteem and ability to work with others by self report • Problematic behavior by days of missing school and self-assessment.	Although there were no significant differences in outcomes among groups, intervention seems to improve practical and social skills, and participants benefited from positive adult role models.	Measures were limited to self-reports and measures of school attendance and disciplinary measures at school.
Kraag et al. (2006) http://dx.doi.org/10.1016/j.jsp.2006.07.001	To evaluate the effect of school programs targeting stress management or coping skills in school children.	Level I—Meta-analysis. Participants were in grades 3–8. Databases searched included ERIC, PsycINFO, Cochrane, Medline, and Google.	Randomized and quasi-experimental controlled studies were included in the analysis. Studies received an intervention of relaxation training, social problem solving, social adjustment, and emotional self-control, or a combination of these interventions. Outcome Measures: • Adjustment and coping • Self-efficacy • Problem solving • Heart rate variability • Knowledge of stress.	19 studies were included in the meta-analysis. Although there were positive effects for reducing stress symptoms and enhancing coping skills, there was no effect for self-efficacy.	Heterogeneity of effects The authors reported that studies with positive effects are published more frequently, indicating publication bias.

(Continued)

Table D.1. Universal Programs

Author/Year	Study Objectives	Level/Design/ Participants	Intervention and Outcome Measures	Results	Study Limitations
Kutnick & Brees (1982)	*Study I* To test effects of exercises related to cooperation. *Study II* To look at effects of cooperative tasks in relation to spontaneous play.	*Study I* Level I—Randomized controlled trial. 15 participants in experimental group, 13 in control group. Ages 4.9–5.3 years. 18 boys, 10 girls. *Study II* Level II—Nonrandomized controlled trial. 6 participants from nursery class in experimental group, 6 in control group. Ages 4–5 years. 6 boys, 6 girls.	*Intervention—Study I* During free-play periods, experimental groups jointly participated in exercises, including equal and opposite forces, see-saw, rocking, and a blind walk; control group maintained free play. *Study II* Experimental children cooperatively played together with puzzles, drawing, towers, etc., whereas control group maintained normal free play activities. Outcome Measures: • Cognitive—Observation of cooperation and competition during a testing session (table-top 3×3 grids construction). • Moral—2 pictures chosen to evaluate children's awareness of others and reactions in an interpersonal dilemma.	*Study I* Children in experimental group showed less competitive and more cooperative behavior on cognitive task and more child–child responses in moral interview. *Study II* There were no significant differences on cognitive test or moral interviews.	Small sample size in Study II. Reliability and validity of outcome measures not reported in either study.
http://dx.doi.org/10.1111/j.2044-8279.1982.tb02522.x					
Lefebvre-Pinard & Reid (1980)	To assess efficacy of social conflict and modeling as methods for teaching communication skills.	Level I—Randomized controlled trial. 40 typical children; 20 boys, 20 girls. Mean age 6 years 8 months (range 5 years 2 months–8 years 11 months).	All participants randomly assigned to 1 of 5 groups: group 1 (social conflict), group 2 (modeling), group 3 (conflict–modeling), group 4 (no feedback), and group 5 (control). Plastic-covered cards were used in tasks. Outcome Measures: Communication skills by role-taking task and referential communication task in pretest, posttest, and 2-month follow-up. Measure materials included 94 plastic-covered cards with pictures of children, fruits, animals, or familiar objects.	Social conflict and modeling showed positive effects on communication skills for typical children. Social conflict and modeling together did not appear to be more effective in enhancing children's performances than either method alone.	Validity of outcome measure not reported.
http://dx.doi.org/10.2307/1129605					

McMahon et al. (2000)	To compare effectiveness of violence prevention programs with young, at-risk children in two settings.	Level III—Before–after. 56 preschool children (ages 3–5 years) 53 kindergarten children (ages 4–7 years).	Violence prevention program, "Second Step" (for pre-K to 8th grade), used to decrease aggressive behavior and increase prosocial behavior. Each lesson includes introductory activity (usually puppets and role-playing). Outcome Measures: • Child interviews • Teacher ratings • Behavioral observations pre- and posttest.	Preschoolers and kindergarteners demonstrated significant gains in knowledge based on interview scores and significant decrease in problem behaviors based on behavior observations. Teacher rating did not change over time.	No control group; difficult to determine if results were due to normal development or teacher effects. A relatively small and transient sample.
http://dx.doi.org/10.1016/S092-1849(00)80004-9					
McNeil et al. (2009)	To evaluate the effectiveness of outreach support to increase school-age children's participation in recreational activities.	Level I—Cluster randomized controlled trial. 16 of 17 schools were randomized to the following conditions: $n = 6$ control $n = 5$ home-based $n = 5$ school-based $n = 360$ in Grades 3–5 in a section of Alberta, Canada, with high unemployment.	Interventions: Recreation facilitators or connectors worked with children and families in both school- and home-based settings to help children engage in more recreational activities. Control condition: Current standard of self-directed activity. Information given to intervention groups was kept in a binder in control classrooms and parents were reminded twice about the binder. Outcome Measures: • Children's Assessment of Participation and Enjoyment (CAPE) • Physical and psychosocial health, coordination, self-esteem.	A greater proportion of children in the intervention group compared to the control group increased participation in physical activity at follow-up. There were no differences between groups on a skill-based activity subscale. Children who increased their activity were more likely to have higher levels of contact with the connectors.	29% of eligible families articipated in the study. Connectors were not blinded to group assignment. First use of the CAPE as a longitudinal measure
http://dx.doi.org/10.14278/ajhp.071010107					

(Continued)

Table D.1. Universal Programs

Author/Year	Study Objectives	Level/Design/ Participants	Intervention and Outcome Measures	Results	Study Limitations
Mulcahy & Schachter (1982)	To compare treatment effects of cognitive self-modeling, conversational group counseling, and no-treatment group on interpersonal skills for adolescent students.	Level I—Randomized controlled trial. 97 students; 36 boys, 61 girls. Mean age 16.5 years. All participants randomly assigned to Cognitive Self-Modeling ($n = 39$), Conventional Group Counseling ($n = 40$), or No-Treatment Control ($n = 41$).	Guided symbolic rehearsal tasks in Cognitive Self-Modeling training used to restructure each participant's existing network of cognitions or associations related to interpersonal skills. Participants in Conventional Group Counseling encouraged to communicate with members and use role-playing for teaching purposes. Outcome Measures: • Interpersonal skills measured by Personality Inventory, Self-Disclosure Questionnaire, Trait Ratings, Behavior Ratings • Background Information • Questionnaire in pretest, posttest, 10-week follow-up, and 1-year follow-up.	Both Cognitive Self-Modeling and Conventional Group Counseling were more influential in enhancing interpersonal functioning than was no treatment.	Reliability and validity of outcome measures not described in study.
Pinto-Foltz et al. (2011)	To evaluate the effectiveness of a program to improve mental health literacy and reduce stigma.	Level I—Cluster-randomized controlled trial. $N = 156$ girls ages 13–17 $n = 95$ intervention groups $n = 61$ control groups	Intervention: "In Our Own Voice," a program that provides knowledge about mental illness and facilitates intergroup contact with persons with mental illness Control group: No intervention Outcome Measures: • Revised Attribution Questionnaire—mental illness stigma • "In Our Own Voice" Knowledge Measure—Mental health literacy.	Mental health literacy was improved at 4- and 8-week follow-up for those in intervention group. There was no difference between groups for mental illness stigma.	Dose and duration of intervention may not have large enough to demonstrate a change.
Serna et al. (2000)	To determine whether children receiving self-determination program would perform better on mental health–related outcome measures than those receiving standard mental health services.	Level I—Randomized controlled trial. 84 participants—53 in experimental group, 31 in control group. Mean age 4.5 years. Children identified as being behavioral risk through teacher nomination and score on aggression measure	Classroom-wide universal intervention on direction following, sharing, and problem solving was embedded in a story and song format for participants. Outcome Measures: • Social Skills Rating System–Teacher Form, Early Screening Project • Vineland Screener, IOWA Conners • Children's Global Assessment Scale for measuring mental health functioning.	Children in experimental group who were at risk for development of emotional or behavioral disorders before intervention either significantly improved or maintained preintervention functioning of mental health as noted by adaptive behavior, social interaction, and attention measures.	Small sample size Lack of a systematic method to assess fidelity of treatment Preliminary nature of universal intervention

Stevahn et al. (2000)	To evaluate knowledge and behavioral changes due to conflict resolution training program for kindergarten children.	Level I—Randomized controlled trial. 41 experimental group (19 in morning class, 22 in afternoon class), 39 control group. Kindergarten students.	Daily conflict resolution training consisting of what is and is not conflict and 6-step negotiation process. Children engaged in activities designed to help them learn negotiation steps. Control group used same instructional material related to friendship concepts that also was included in experimental program. Outcome Measures: Interviews on conflict scenarios, negotiation conflict scenarios, medical conflict, friendship, and negotiation frequency tally.	Children receiving conflict resolution training were more likely than control group children to not only have learned integrative negotiation procedure, but also appeared to internalize it.	None.
http://dx.doi.org/10.1111/1467-8624.00184					
Tankersley et al. (1996)	To evaluate effects of school-based early intervention program to prevent antisocial behaviors that could lead to onset of conduct disorder.	Level I—Randomized controlled trial. 34 participants in experimental group, 11 in control group. Mean age 56 months. Children nominated by teachers as being at risk for developing conduct disorders.	Prevention program included affection activities (large group activities to encourage social interaction), group activities in social skills instruction, and structured play experience to encourage generalization. Outcome Measures: • Definition for social interaction • Multiple Option Observation System for Experimental Studies • Direct observation of social behavior.	Students in experimental group demonstrated significantly lower levels of disruptive behaviors, interacted with others, and complied with teacher directions more than those in control group.	Intervention program was in place for only 4 months. Given number of components to intervention, it is difficult to separate the impact of any 1 intervention. Small sample size for control group
http://dx.doi.org/10.1177/106342669600400304					
Ttofi & Farrington (2009)	To evaluate the effectiveness of anti-bullying programs in schools.	Level I—Meta-analysis. Published and unpublished reports of anti-bullying programs since 1983—randomized and nonrandomized controlled studies with samples of 200 or greater.	Of 600 reports located, only 59 (describing 30 programs) were eligible for inclusion. Programs included whole-school anti-bullying programs, classroom management, information for teachers and parents, and teacher training. Outcome Measures: Instances of bullying and victimization.	School-based anti-bullying programs reduced bullying and victimization by 20%–23% compared to control schools. The most effective programs included parent education, work with peers, classroom rules, and classroom management.	Analysis was not done for subgroups of participants.
http://dx.doi.org/10.1108/175965992009003					

(Continued)

Table D.1. Universal Programs

Author/Year	Study Objectives	Level/Design/ Participants	Intervention and Outcome Measures	Results	Study Limitations
Tuttle et al. (2006)	To evaluate the effectiveness of adding a component called Positive Adolescent Life Skills (PALS) training to preexisting intervention for reducing risk-taking behaviors in teenagers.	Level 1—Randomized controlled trial with pre/posttest. $N = 16$ (10 males, 6 females) 12- to 16-year-olds without developmental delay attending an urban secondary school.	Intervention in the PALS group included structured cognitive–behavioral life skills training with focuses on basic communication, positive social participation, and problem-solving skills. Control: Teen club, a group intervention that includes health education, community outreach, and assistance. Outcome Measures: • Problem Oriented Screening Instrument for Teenagers (POSIT) • Group interviews.	There was no statistically significant difference between the intervention and control group.	Small sample size limited statistical power. The POSIT is a self-report assessment, which limits reliability of results. Cost–benefit analysis of the program does not support this intervention for the length that it was conducted.
http://dx.doi.org/10.1016/j.pedhc.2005.10.011					
Vaughn & Ridley (1983)	To evaluate effectiveness of interpersonal problem-solving program on social behavior for preschool children.	Level I—Randomized controlled trial. 22 in experimental group, 22 in control group. Ages 4–5 years, matched for age, gender.	Experimental group: Problem-solving training session included components of interpersonal problem model and used cognitive strategies, modeling, and role-playing. Control group: Reading or telling stories through use of puppets. Outcome Measures: Behavioral observation of quantity and quality of behavior by target child toward peers and adults.	Children in problem-solving program demonstrated significant increase in positive verbal and nonverbal peer interaction compared to those in control group.	Lack of follow-up assessment
Vreeman & Carroll (2007)	To evaluate the effectiveness of school-based interventions to reduce bullying.	Level I—Systematic review. The following databases were searched: MEDLINE, PsycINFO, Embase, ERIC, Cochrane, Physical Education Index, and Sociology: A SAGE Full-Text Collection.	Of 2,090 articles located, 26 met inclusion criteria. The interventions included curriculum, multidisciplinary, whole-school, social skills groups, and mentoring. Outcome Measures: • Direct: Bullying, victimization, aggressive behavior, and school responses to violence • Indirect: School achievement, perceived school safety, self-esteem, and knowledge or attitudes toward bullying.	Four of 10 curriculum studies demonstrated decreased bullying, but in 3 of those 4 the decrease was not across all populations. Of 10 whole-school approach studies, 7 studies showed positive effects with greater effects for older than younger children. Mentoring programs demonstrated reduced bullying.	Limited number of search terms for review—used only *bullying and bully.*
http://dx.doi.org/10.1001/archpedi.161.1.78					

Wahler & Meginnis (1997)	To teach mothers to provide praise and mirroring contingent on their children's positive behavior.	Level I—Randomized controlled trial. 36 children without disabilities and their mothers; 12 dyads in each group. Mean age 7.45 years for children, 35.84 years for mothers.	Mothers in mirroring and praise group participated in 15-minute training sessions; control mothers spent 15 minutes with a trainer who simply asked about typical social interactions. Mothers asked to structure play time around game of pick-up sticks. Outcome Measures: • Psychological adjustment of mothers and children by Bell Object Relations–Reality Testing Inventory and Child Behavior Checklist • Mother–child interactions by Standardized Observation Codes–Revised • Assessment measure developed for study.	Training mothers in appropriate use of mirroring or praise could facilitate higher percentage of child compliance and higher rating of dyadic satisfaction for experimental groups.	Lack of follow-up assessment
http://dx.doi.org/1207/s15394424jccp2604_12					
Walker et al. (1998)	To investigate effect of First Step to Success as an early intervention for preventing school antisocial behaviors of at-risk kindergarteners.	Level I—Randomized controlled trial. 24 kindergarteners in experimental group (1993–1994), 22 in waitlist control group (1994–1995). 26% were girls.	All children exposed to First Step to Success early intervention program—screening, school intervention, and parent/caregiver training for supporting and improving child's school performance. Outcome Measures: • Social interaction and participation and education measured by teacher ratings of adaptive behavior maladaptive behavior • Academic engagement time observations from early screening project • Aggression subscale and withdrawal subscale from teacher rating form.	First Step to Success was successful in moving target students to within normative range on aggression scales. Statistically significant improvements also were noted for target participants on teacher-rated behavioral levels at postintervention and follow-up.	Use of a wait-list control group unable to account for influence of time, setting, secular trends, and other extraneous factors.
http://dx.doi.org/10.1177/106342669800600201					

(Continued)

Table D.1. Universal Programs

Author/Year	Study Objectives	Level/Design/ Participants	Intervention and Outcome Measures	Results	Study Limitations
Walsh-Bowers & Basso (1999)	To examine improvement of peer relations in 7th grade students through creative drama.	Level II—Cohort-nonrandomized controlled group. Intervention 1 (rural setting)—20 in intervention class (aggressive with peers and teachers) and control class (typical class). Intervention 2 (urban setting)—29 in intervention class (students with social skills deficits), 49 in control class (typical children). 7th grade.	In both interventions, students participated in 15-week drama program that included warm-up exercises, modernized fairy-tale enactments, and realistic skits. Outcome Measures: • Peer Interaction Scale (PIS) • Peer Evaluation Inventory (PEI) • Parent Ratings of Social Skills (PRSS) • Group Satisfaction Scale (GSS).	In rural school program, intervention class showed equivalent progress of peer-relation on self-report, whereas parents reported greater progress. In urban setting, students improved on teacher measure of peer problems but fell behind on teacher measure of peer strengths. Improvement in peer relations skills appear to have been partially achieved through drama program.	Intervention and comparison roups not equivalent Intervention period of limited length Some students perceived drama groups as punitive.
http://dx.doi.org/10.1080/02615470120106997					
Waters et al. (2011)	To update the previous Cochrane review of childhood obesity prevention research and determine the effectiveness of evaluated interventions intended to prevent obesity in children.	Level I—Meta-analysis. The searches were rerun in CENTRAL, MEDLINE, Embase, PsycINFO, and CINAHL in March 2010.	Outcome Measures: • Prevalence of overweight, obesity • Weight and height • Percentage fat content • Body mass index (BMI).	There is strong evidence that childhood obesity prevention programs affect BMI, particularly for children ages 6 to 12 years. Promising strategies for occupational therapy practitioners include developing a school curriculum that includes healthy eating, physical activity, and body image; increased physical activity and movement skills during school; environments and cultural practices to support healthy eating and increased physical activity; and providing support to teachers and parents to increase healthy eating and physical activity.	Some studies included in the meta-analysis had small sample sizes. Heterogeneity of studies included in the review
http://dx.doi.org/10.1002/14651858.CD001871.pub3					

Wells et al. (2003) http://dx.doi.org/10.1108/09654280310485546	To evaluate the effectiveness of universal approaches for mental health promotion and disease prevention programs in schools.	Level I—Systematic review. Databases searched included MEDLINE, PsycLIT, ERIC, CINAHL, and Embase. Search completed in 1999.	Interventions were provided to the general school population and were provided completely or in part at the school. The aim of the interventions was to promote some aspect of mental health or prevent mental illness or behavior problems. Outcome Measures: • Self-concept • Behavior problems • Social problem-solving strategies • Assertiveness • Depression • Anxiety.	Seventeen studies summarizing 16 interventions were included. There was a positive effect of universal approaches for programs that adopted a whole-school approach, were implemented continuously for more than a year, and were focused on the promotion of mental health as opposed to the prevention of mental illness.	A great deal of variety of included interventions and outcome measures
Wright et al. (2006) http://dx.doi.org/10.1177/0272431605285717	To evaluate the effectiveness of a structured arts programs in low-income communities. 9/15	Level II—Nonrandomized controlled trial. $N = 183$ 9- to 15-year-olds in 5 low-income communities across Canada. Control group matched to intervention from the National Longitudinal Survey of Children and Youth (NLSCY).	Interventions: After sessions exploring a variety of art media, the remaining sessions focused on team preparation of either a theatrical performance or a video production. Outcome Measures: Taken from NLSCY— • Behavioral and classroom observation • Self-report of conduct problems • Hyperactivity, conduct problem, and emotional problem measures.	Observer ratings showed significant gains in artistic and social skills. Comparisons with matched controls using estimated linear propensity scores revealed a significant reduction in emotional problems for the intervention group.	Intervention and comparison groups not equivalent Intervention period of limited length Some students perceived drama groups as punitive.

Table D.2. Targeted Intervention

Author/Year	Study Objectives	Level/Design/Participants	Intervention and Outcome Measures	Results	Study Limitations
Anderson & Allen (1985a)	To determine effects of leisure education program on people with mental retardation.	Level I—Randomized controlled trial. 40 residents of state residential facility for people with mental retardation. Mean age 35 years (range 13–64 years).	Experimental group participated in Joswiak's leisure education program that included a variety of activities (e.g., sewing, table games, sports), guided discovery, role-play techniques—2 sessions per week over 9 weeks. Control group: Followed daily routine with assurance of nonparticipation in treatment. Outcome Measures: • Observation of social interactions • Activity involvement with staff and peers.	Leisure education program had a positive effect on frequency of activity involvement but no effect on duration of activity involvement and frequency and duration of social interaction. Duration of involvement was affected by level of retardation.	Short intervention period to reveal effects of treatment
Anderson & Allen (1985b) http://dx.doi.org/10.1016/0005-7967(85)90176-7	To estimate effect of recreation therapy program on activity involvement and social interaction of people with mental retardation.	Level I—Randomized controlled trial. 64 participants (55 men, 9 women) with mental retardation. Mean age 33 years (range 16–65 years).	All participants randomly assigned to a treatment group with 10-week recreation therapy program and control group with regular daily schedule. Outcome Measures: Frequency and duration of social interaction and activity involvement of participants.	Recreation therapy program did not result in a significant increase of activity involvement and social interaction of individuals with mental retardation.	Treatment period may be insufficient to change participants' behavior patterns.
Antia & Kreimeyer (1996)	To examine effect of social skills or integrated-activities intervention on social interaction and acceptance of deaf or hard-of-hearing children and their peers.	Level II—Nonrandomized controlled trial. 91 normally hearing children, 45 deaf or hard-of hearing children, ages 4–6 years: 1. Social-skills intervention: 25 deaf or hard-of-hearing children, 27 normally hearing children 2. Integrated-activities intervention: 20 deaf or hard-of-hearing children, 21 normally hearing children 3. 43 untrained normally hearing children.	All participants assigned to small groups (4–8 children in each group; half were deaf or hard-of hearing) that received social-skills intervention or integrated-activities intervention. Outcome Measures: • Social interaction by videotape during free-play sessions • Social acceptance by a rating scale of peer photographs.	1. Social-skills intervention increased interaction between deaf or hard-of-hearing children and their deaf or hard-of-hearing peers. Treatment effects were maintained 4 weeks after intervention ceased. Neither intervention increased interaction between deaf or hard-of-hearing and normally hearing peers. 2. Neither intervention increased normally hearing children's social acceptance of deaf or hard-of-hearing peers, but increased recognition.	Lack of random assignment Systematic data on peer interaction during intervention not obtained.

Benavides & Caballero (2009) http://dx.doi.org/10.1016/j.ctcp.2008.12.004	To evaluate the effectiveness of a yoga program to reduce weight in youth at risk for developing type 2 diabetes.	Level III—Before–after study. $N = 20$ children, primarily Hispanic, from ages 8–15 enrolled. 14 completed the program.	Intervention: Ashtanga yoga (power yoga) program for youth at risk of developing type 2 diabetes. Outcome Measures: • Weight • Self-concept • Anxiety • Depression.	The average weight loss was 2 kg. Four of five children with low self-esteem improved, although two had decreases in self-esteem. Symptoms of anxiety were reduced at the completion of the program.	Small sample size Lack of control group Few biochemical measures assessed
Bierman & Furman (1984) http://dx.doi.org/10.2307/1129841	To examine effects of social-skills training and peer involvement on peer acceptance of disliked preadolescents.	Level I—Randomized controlled trial. 28 boys, 28 girls (5th and 6th graders) low in peer acceptance and conversational skills.	All participants randomly assigned to conversational skills training, peer involvement with group experience, conversational skills training and peer involvement with group training, and no treatment. Outcome Measures: • Observation of conversational skills • Children's knowledge by Conversational Skill Concept Scale • Social Self-Efficacy Scale.	Conversational skills training while making a film promoted skills acquisition and increased skillful social interaction. Peer involvement in group activity of making a film promoted peer acceptance and children's self-perceptions of their social efficacy.	Participants randomized to 1 of 4 groups, yielding a small sample size. Not reported if evaluators were blind to treatment condition at follow-up.
Bierman et al. (1987) http://dx.doi.org/10.1037/0022-006X.55.2.194	To investigate effects of social-skills training with instructions and/or prohibitions for improving social behavior and peer acceptance of rejected boys.	Level I—Randomized controlled trial. 32 boys who were rejected by peers based on sociometric nomination and negative social behavior.	Each target child engaged in cooperative activities (e.g., art, games) and randomized to 1 of 4 conditions: instructions to promote positive social behavior, prohibitions to reduce negative behavior, combination of instructions and prohibitions, no treatment. Outcome measures: • Aggression ratings (Pupil Evaluation Inventory—Peer and Teacher Rating) • Sociometric status—boys rated how much they liked playing with given classmate.	Prohibitions for negative behaviors resulted in immediate and stable declines in negative behavior and led to temporary increases in positive responses received from peers. Interactions and reinforcement of specific social skills promoted sustained, positive peer interactions 6 weeks after treatment. Combination of instructions and prohibitions led to improved sociometric ratings from non-target treatment partners.	Small sample size of treatment/no treatment groups

(Continued)

Table D.2. Targeted Intervention

Author/Year	Study Objectives	Level/Design/Participants	Intervention and Outcome Measures	Results	Study Limitations
Birdee et al. (2009)	To evaluate the effectiveness of yoga among a pediatric population.	Level I—Systematic review. Databases search included CINAHL, Cochrane, Embase, MEDLINE, PsycINFO, and manual search of retrieved articles.	34 controlled studies from 1979–2009 were retrieved on the effects of yoga on physical fitness, motor skills/strength, mental health, and irritable bowel syndrome. Outcome Measures: • Balance • Fine motor and hand grip • Mood, anger, fatigue, anxiety • Functional disability and gastrointestinal symptoms.	There is limited evidence that yoga is effective in improving physical fitness and mental health or that yoga reduces gastrointestinal symptoms in adolescents with irritable bowel syndrome.	The authors reported that the included studies had methodological limitations, which limits the strength of the evidence.
http://dx.doi.org/10.1016/j.acap.2009.04.002					
Carter & Hughes (2005)	To determine the efficacy of interventions aimed at increasing social interaction between adolescents in secondary school with intellectual disabilities and their peers.	Level I—Systematic review. $N = 109$ participants with intellectual disabilities; 47% female, 40% male, gender not provided for remaining 13% Ages: 11–22 years ($M = 15$)	Intervention: 12 of 27 articles considered skil-based (activity-based). Most interventions utilized some variation of a structure that used modeling, practicing, prompting, praise, and corrective feedback in role-playing activities, computer games, and recreational/leisure activity. Outcome Measures: Although no specific outcome measures were listed, the following were listed as outcomes: social interaction, social contacts, social initiation, turn-taking.	Skill-based interventions resulted in improvements in discrete social skills: initiations, responses, conversational turn-taking, and social interactions at varying degrees for a wide range of severity levels (mild to profound). Effects of skill-based interventions were maintained in all studies at a follow-up period of 2–8 weeks. Improvements noted in eye gaze, reciprocity, expansions, and conversational topics. Communication book instruction and social interaction skill instruction were most effective for participants with severe impairment.	Limited information regarding participants' level of communication skills, problematic behaviors, and speech mode for many studies, which limits generalizability. Multiple contextual variables among studies: Extent to which these variables influenced outcomes of programs is unclear. Small sample sizes Long-term effects not reported
http://dx.doi.org/10.2511/rpsd.30.4.179					

Charlebois et al. (1999)	To examine effectiveness of social skills and self-regulation skills training on boys who display inattentive, overactive, and aggressive behavior.	Level III—Before–after. 30 boys with inattention and aggressive behavior (mean age 6 years). 15 from families of low socioeconomic status, 15 from middle-classfamilies.	An after-school program, "The Friendship Club," which included free play, self-regulation activities (problem solving through craft activities) and social-skills training. Sessions were videotaped and analyzed by trained researchers. Outcome measures: Behaviors analyzed included disobedience, sustained attention, bullying, destroying objects, and cooperating.	Participants were more able to have sustained attention during self-regulation tasks postintervention than preintervention. There was no difference in other behaviors.	One-third of participants did not complete program. Outcome measures not standardized.
Christian & D'Auria (2006) http://dx.doi.org/10.1097/00006199-200609000-00002	To test the effectiveness of teaching children with cystic fibrosis (CF) life skills for management of CF using an intervention to improve psychosocial adjustment, functional health, and physiologic health.	Level 1—Randomized controlled trial. $N = 116$ children with CF $n = 58$ intervention $n = 58$ control Ages 8–12 years	Intervention: Building CF Life skills Intervention (BLS) Group sessions focused on problem solving and social skills and individual sessions tailored to each child's needs Control: Usual care Outcome Measures: • Perceived Illness Experience Scale • Self-Perception Profile for Children • Social Support Scale for Children, Children's Loneliness Scale • Functional Disability Inventory for Children • Pulmonary function and physical growth.	Those in the BLS group had decreased perceived impact of illness and decreased loneliness that was maintained throughout follow-up. Peer support from peers, scholastic competence, social competence, and behavior conduct improved over time for those in the BLS group. Global self-worth was significantly greater for those in BLS group, but both improved over time.	Most participants had mild CF severity. 9-month intervals may not be sufficient to reveal changes in development and illness.
Conduct Problems Prevention Research Group (2007) http://dx.doi.org/10.1097/chi.0b013e31813e5d39	To evaluate the effectiveness of the Fast Track Program in preventing antisocial behavior and psychiatric disorders among kindergarteners at high and moderate levels of risk.	Level I—Randomized controlled trial. $N = 891$ kindergarteners at 4 sites at high and moderate risk randomly assigned by matched sets of schools $n = 445$ intervention $n = 446$ control	Interventions: Fast Track—10 year included parent behavior management training, child social cognitive skills training, reading tutoring, home visiting, mentoring, and a universal classroom curriculum. Control: Treatment as usual. Outcomes Measures: • NIMH Diagnostic Interview Schedule for Children at grades 3, 6, and 9 • Self-report of delinquency after grades 6 and 9.	Those at high initial risk and participating in the Fast Track intervention had fewer diagnoses for conduct disorder, attention deficit hyperactivity disorder, and any externalizing disorders and lowered anti-social behavior scores. Effects were detected at grade 3 and continued through grade 9.	Because this was a multicomponent study, it is unknown if specific components are more effective than others. Unknown if effects will last through adulthood.

Table D.2. Targeted Intervention

Author/Year	Study Objectives	Level/Design/Participants	Intervention and Outcome Measures	Results	Study Limitations
Coren & Barlow (2001)	To examine the effectiveness of individual- and/or group-based parenting programs in improving psychosocial and developmental outcomes in teenage mothers and their children. http://dx.doi.org/10.1002/14651858.CD002964	Level I—Systematic review. Cochrane review that searched MEDLINE, Embase, CINAHL, PsychLIT, Sociofile, Social Science Citation Index, ASSIA, the Cochrane Library (including SPECTR), CENTRAL, National Research Register, and ERIC for RCTs	Four studies were included in the review of individual and group-based parenting programs. Outcome Measures: Mother–infant interaction, language development, parental attitudes, parental knowledge, maternal mealtime communication, maternal self-confidence, and maternal identity.	Individual- and group-based parenting programs resulted in positive outcomes for teenage mothers and their children.	Small number of studies included in review Limited number of outcomes measured
Csapo (1986)	To investigate effects of social-skills training on neglected and rejected children.	Level I—Randomized controlled trial with multiple baseline design. 20 neglected, 20 rejected children (28 boys, 12 girls). Ages 7.9–8.9 years.	Participants assigned to experimental group (play games with social-skills training) and attention control group (play games without social skills instruction). Outcome Measures: • Sociometric rating by peers, teacher ratings by Social Withdrawal Subscale of Walker Problem Behavior Checklist • Negative and Positive Social Behavior • Subscales of Social Behavior Rating Scale • Direct observation of social interaction with peers.	Social-skills training had a positive impact for neglected and rejected children on their sociometric status, social behavior, and social interaction with peers.	Validity and reliability of assessment tools not reported
Dolgin et al. (1997)	To evaluate effects of structured group intervention for siblings of children with cancer in their cancer-related knowledge, feelings, and attitudes toward childhood cancer and overall mood state. http://dx.doi.org/10.1007/BF02548945	Level III—Before–after. 23 participants (12 in group with mean age 8.8 years, 11 in group with mean age 13.6 years).	Both child and adolescent intervention included facilitated group discussion, art therapy techniques, role-playing, and informal social interaction. Outcome Measures: Questionnaires on feelings and attitudes, mood and satisfaction, and cancer-related knowledge.	Intervention promoted significant improvements in cancer-related knowledge, facilitated expression of feeling, promoted illness-related communication, and improved mood states for siblings of children with cancer.	No control group Follow-up period limited to 6–8 weeks

Drysdale et al. (2008)	To evaluate community living skills training and determine its effectiveness for improving the functional ability of children with moderate learning disabilities.	Level I—Blinded randomized controlled trial. $N = 40$–30 male, 10 female Ages 9–11 years with moderate intellectual disabilities $n = 12$ (Group 1) $n = 12$ (Group 2) $n = 16$ (control group)	Participants were assigned to one of three groups, including Treatment Group 1 (classroom and community-based training), Treatment Group 2 (classroom-based), and control (normal classroom activities). The intervention included groups of six children engaging in activities of instruction, demonstration, role play, group exercise, games, and discussion. A range of functional skills also was covered: road safety, money concepts, shopping, preparing snacks, using the telephone, and finding information. Outcome Measures: Task analyses of shopping and telephone tasks.	Community living skills training was effective in improving the functional ability of children with intellectual disabilities in tasks related to shopping. Performance on the shopping task improved for both intervention groups compared to the control group, but there was no difference between the two intervention groups. There was no difference in performance between all three groups on the telephone tasks.	The sample size of each group was small, which limits the validity of the study. Also, only two visits to each shop were completed in community-based sessions. which limits reproducibility. The improvement on the shopping task might have been increased because of the presence of a reinforcer (bought a snack and drink). Researchers used pretend telephone calls, which limits the concreteness of the task. The initial steps in task analysis were more complicated than later ones, which could have limited outcomes.
http://dx.doi.org/10.1080/11038120802456136					
Dubow et al. (1987)	To examine effects of cognitive, behavioral, combined cognitive–behavioral, or attention/play training for children identified as clinically aggressive in school.	Level II—Nonrandomized controlled trial. 104 aggressive elementary school boys. Mean age 10.3 years (range 8–13 years).	Participants received cognitive (self-control) training by cue cards and role-playing, behavioral (prosocial skills) training by role-playing, cognitive–behavioral training, and attention/play training with board games and card games. Outcome Measures: • Teacher ratings of aggression and prosocial behavior • Child peer nominations transformed into teacher rating of aggression and prosocial behavior.	Children receiving cognitive–behavioral and attention/play training had a reduction of aggressive behavior and increase of prosocial behavior. At 6-month follow-up, improvement was maintained in attention/play training group.	Lack of random assignment Evaluation of interventions is based solely on teacher rating of children and behavior.
http://dx.doi.org/10.1016/0005-7967(87)90061-1					

(Continued)

Table D.2. Targeted Intervention

Author/Year	Study Objectives	Level/Design/Participants	Intervention and Outcome Measures	Results	Study Limitations
Duffy & Fuller (2000) http://dx.doi.org/10.1046/j.1468-3148.2000.00011.x	To examine effectiveness of music and non-music therapy program in enhancement of social skills of children with moderate intellectual disability.	Level I—Randomized controlled trial. 32 children with moderate intellectual disability. Ages 5–10 years. I—Randomized controlled trial. 20 preschool-age children with developmental delay (ages 15–62 months) and their mothers (ages 26–50 years). III—Before–after. 10 adolescents (mean age 16 years) diagnosed with mental retardation or Down syndrome.	All participants randomly assigned to music and non-music therapy programs. Music program promoted social skills by music activities, songs, and music materials. Nonmusic program facilitated social skills without music activities. Outcome Measures: • Social skills test • Occurrences of initiations and vocalizations in pre and posttest • Evaluation questionnaire from staff in posttest.	Both music and non-music programs demonstrated significant improvements on target social skills for children with moderate Intellectual disability.	Reliability and validity for outcome measures not reported
Fantuzzo et al. (1996) http://dx.doi.org/10.1037/0022-006X.64.6.1377	To examine differences in interactive peer play between abused and not abused socially withdrawn children and effectiveness of resilient peer treatment (RPT).	Level I—Randomized controlled trial. 46 participants: 20 abused or neglected, 26 not abused or neglected (19 boys, 27 girls). Ages 3–5 years.	All participants randomly assigned to RPT in which a play supporter (parent volunteer) allowed target child and resilient peer to play in classroom or dyad played without RPT. Outcome Measures: • Peer play observation • Social skills rating system • Peer play interactive checklist.	RPT facilitated significant increase in positive interactive peer play and decrease in solitary play for abused or neglected or not abused, socially withdrawn children. Effects maintained for 2 months' posttreatment.	No extended period of follow-up. Because all participants were from low-income families, may be difficult to generalize to other populations.
Frankel et al. (1997) http://dx.doi.org/10.1097/00004583-199708000-00013	To evaluate and demonstrate generalization of outpatient social-skills training program when parents are trained in skills relevant to child's social adjustment.	Level II—Nonrandomized controlled trial (wait-list controls). 49 in experimental group, 24 in wait-list controls. Ages 6–12 years. Diagnosis of ADHD and on a stimulant medication or ODD.	Social-skills training intervention included 1-on-1 session, group sessions, coached play, discipline and rewards, and parent sessions and child socialization homework. Outcome Measures: • Structured Diagnostic Interview • Social Skills Rating System • Pupil Evaluation Inventory.	Children with ADHD are best helped by a combination of social-skills training for themselves, collateral training for their parents, and stimulant medication.	Lack of random assignment Groups differed significantly in mean socioeconomic status. No evaluation of peers included

Gebert et al. (1998)	To evaluate if asthma training would give children greater responsibility in everyday asthma self-management.	Level I—Randomized controlled trial. 81 participants with asthma. Ages 7–14 years (mean age 9 years). 27 participants in training group 1, 29 in training group 2, 25 in control group.	Asthma training program of group seminars on training technique, medical model of asthma, social activity, physiotherapy, sport, and relaxation techniques. Training group 1 included asthma training plus 6 monthly follow-up sessions; training group 2 included same training without follow-ups; control group contained guidelines without additional training. Outcome Measures: • Standardized health locus of control and anxiety scales of German personality questionnaire for children • Medical examination • Treadmill stress tests.	A self-management program is effective in improving knowledge about prevention and treatment of asthma for participants. Training Group 1 benefited most with respect to active asthma self-management. Training Group 2 benefited to some degree, whereas control group did not show any benefit.	No long-term analysis of outcome
http://dx.doi.org/10.1016/S0738-3991(98)00061-5					
Gencoz (1997)	To examine the effects of basketball training on maladaptive behaviors of children with mental retardation.	Level I—Randomized controlled trial. 10 in experimental group, 10 in control group. Mean age 12 years (range 10–14 years). Diagnosis of mental retardation.	Experimental group: Participated in 7-week program (Sports Skills Instructional Program) to teach rules of basketball along with sportsmanship and team tactics. Control group: Played with similar balls without any instruction. Outcome Measures: • American Association on Mental Deficiency on Adaptive Behavior Scale • Classroom Behavior Checklist • Sport Skills Assessment.	Children with mental retardation were able to learn not only basic dribbling, shooting, and passing skills, but also regulations of basketball, and they developed sportsmanship. Research also indicated generalization to classroom and home at postassessment and follow-up.	Small sample size
http://dx.doi.org/10.1016/S0891-4222(96)00029-7					

(Continued)

Table D.2. Targeted Intervention

Author/Year	Study Objectives	Level/Design/Participants	Intervention and Outcome Measures	Results	Study Limitations
Girolametto (1988)	To examine impact of social–conversational skills program on parents and their children with developmental delay.	Level I—Randomized controlled trial. 20 preschool-age children with developmental delay (ages 15–62 months) and their mothers (ages 26–50 years).	All participants randomly assigned to experimental and control groups. Experimental group (Hanen Early Language Parent Program) included group sessions (observation, following child's lead, play, music) and home visits. Control group received no intervention. Outcome Measures: • Social conversational skills by Griffiths Mental Development Scales • Videotape of parent–child interaction • Sequenced Inventory of Communication Development.	Training parents of children with developmental delay to increase their use of conversation strategies had a positive impact on their children's social–conversational skills.	Small sample size
Guy et al. (2011) http://dx.doi.org/10.4061/2011/179124	To systematically review the literature on active and educational videogames targeting diet and physical activity in children.	Level I—Systematic review. Review of PubMed and Embase 1998–2011.	Systematic review of 34 studies on exergaming and educational videogames to encourage physical activity and a healthy diet. Outcome measures • Level of physical activity • Playing time • Energy expenditure • Game satisfaction • Servings of fruit and vegetables per day • Nutritional knowledge.	There was increased physical activity and nutritional knowledge following participation in exergaming and educational videogames. Results showed some benefit (increased physical activity and nutritional knowledge as a result of gaming).	Included a variety of studies of healthy and at-risk children Limited number of databases included
Hepler & Rose (1988) http://dx.doi.org/10.1300/J079v11n04_01	To examine effects of multicomponent group approach for improving social skills of elementary school children.	Level II—Before–after with control group. 40 participants included popular students and low-status students. Mean age 10.5 years in treatment group, 10.4 years in control group.	Treatment group (20 participants) consisted of problem-solving techniques, social skills, recreational activities, and small group intervention strategies. Control group (20 participants) received no treatment. Outcome Measures: • Sociometric status by ratings of how well-liked children are by their peers • Social skills by a locus of control test and a role-play test • Pretest, posttest, and 4-week follow-up.	Multicomponent group approach improved social skills for elementary school students. Students in treatment group showed significant improvement on sociometric ratings. Low-status children in treatment group showed significant improvement on negative peer nominations.	Control group not randomized Small sample size for analyzing rejected children Reliability and validity of outcome measures not reported

Hernandez-Guzman et al. (2002)	To evaluate the effectiveness of guided imagery on social behavior of withdrawn and rejected first graders during play.	Level I—Randomized controlled trial. $N = 40$ withdrawn and rejected first graders in Mexico $n = 8$ in each of 4 conditions plus control.	Interventions: Four guided imagery condition (mastery plus peer acceptance, mastery with no social contingency, coping, and gradual rehearsal). Control: No intervention. Outcome Measure: Behavioral Observation Code – social interactions/behavior during free play at recess.	Positive socialization was observed in mastery plus peer acceptance, mastery with no social contingency, and coping. At follow-up, increased, socialization was maintained only for the coping condition (guided imagery of failure to get peer acceptance, but progressively mastering the social intervention and being accepted by peers).	Small sample sizes Dropouts at follow-up
http://dx.doi.org/10.1017/S1352465802004083					
Jackson & Marzillier (1983)	To examine treatment effects of therapeutic youth club for adolescents with social difficulty.	Level I—Randomized controlled trial. 16 shy and withdrawn adolescents with social difficulty. Ages 13–16 years (11 boys, 5 girls).	Social-skills training youth club treatment group contained structured social activities. 8 participants in group received social-skills training and youth club activities. 8 were assigned in wait-list control group. Outcome Measures: • Social skills by Social Problem CheckList • Target Ratings • Social Self-Esteem Questionnaire • Social Activities Form • Social Contracts Form • Parents Questionnaire Conversation Test.	There was no difference in social skills outcomes for those participating in social-skills training/Youth Club and those on wait-list.	Small sample size Intervention period may be too short to demonstrate treatment effects. Reliability and validity of the assessments not reported
http://dx.doi.org/10.1017/S0141347300008612					
Jeffree & Cheseldine (1984)	To determine whether interaction with peers would increase and if higher level of activity would result if specific leisure skills were taught to teenagers with severe mental retardation.	Level III—Before–after. 10 adolescents (mean age 16 years) diagnosed with mental retardation or Down syndrome.	In preintervention session, leisure activities (e.g., board and construction games, puzzles, card games) were introduced to group. At 2-week intervention, new games were introduced at increasingly more difficult level. Participants then introduced to peer who could play at that level. Outcome Measure: Observation of interaction (solitary, interactive–adult, interactive–peer).	After treatment, participants with mental retardation showed higher levels of interaction with their peers when involved in more skilled activities.	Small sample size Lack of a control group Short intervention period to reveal effect of treatment

(Continued)

Table D.2. Targeted Intervention

Author/Year	Study Objectives	Level/Design/Participants	Intervention and Outcome Measures	Results	Study Limitations
Kamps et al. (2000)	To examine effects of 2-year prevention program on social skills and behavior for children with behavioral problems.	Level I—Randomized controlled trial. 31 participants in experimental group—19 in Cohort 1, 12 in Cohort 2, 18 in comparison group. Mean age for experimental group = 60.9 months; mean age for control group = 57 months.	Both cohorts received 2 years of social skills intervention that included toys, board games, and special projects. Parent support intervention included group activities. Control group received no treatment. Outcome Measures: • Direct observation of student classroom behavior • Teacher ratings • Direct observation of peer interaction using Multi-Option Observation System for Experimental Studies code.	Participants who received social interventions indicated higher levels of peer interaction and fewer inappropriate behaviors in their classrooms than students in comparison group.	Small sample size Lack of outcome measure from parent reports Variation in participation rates of participants during 2-year intervention period Potential insensitivity of assessment instrument of teachers' ratings of students' classroom behaviors
Kazdin et al. (1989) http://dx.doi.org/10.1037/0022-006X.57.4.522	To examine effects of cognitive–behavioral therapy and relationship therapy for reducing behavior problems and improving functioning at home and at school for children with antisocial behaviors.	Level I—Randomized controlled trial. 112 participants with antisocial behaviors in pretest, 97 remained in posttest, and 93 remained in follow-up. Mean age 11 years (range 7–13 years).	Children randomly assigned to problem-solving skills training, problem-solving skills training within vivo practice, and client-centered relationship therapy. Outcome Measures: Antisocial behaviors; prosocial behaviors at home and school.	Children in problem-solving skills training and problem-solving skills training with in vivo practice showed significantly greater reductions in antisocial behavior and overall behavior problems and greater increases in prosocial behavior than those in client-centered relationship therapy.	Did not assess cognitive processes that problem-solving skills training were designed to change. Did not reflect which treatment worked with specific participants under different conditions.
Kingsnorth et al. (2007) http://dx.doi.org/10.1016/j.jadohealth.2007.06.007	To evaluate the effectiveness of life skills programs that emphasize independent functioning in preparation for adulthood for adolescents and young adults with physical disabilities.	Level I—Systematic review. Studies with a comparison group published between 1985–2006 evaluating life skills programs for youth 14–21 years of age.	Interventions: Focused on financial management, meal preparation, and navigation in the community and incorporated problem solving, decision making, goal setting, and skills for coping with stress. Outcome Measures: • Canadian Occupational Performance Measure • Self-image • Self-efficacy • Social Skills Rating System • Role Play Test.	All 6 studies included in the review used a multicomponent group intervention incorporating a real-world or role-play experiential component. 5 of the 6 studies reported short-term improvements in targeted life skills.	Only 2 of 6 studies were randomized controlled trials. Heterogeneity of outcome measures Small sample sizes Studies were heterogeneous for physical disability type.

Lamb et al. (1997) http://dx.doi.org/10.1177/02656909701300304	To examine effects of supported peer communication activities program on communication skills for children with moderate learning difficulties.	Level III—Before–after without control group. 30 participants with moderate learning difficulty. 19 boys, 11 girls. Mean age 14 years.	10 communication activities (dynamic, static, collaborative tasks) used to facilitate communication skills for participants. Outcome Measure: Communication skills by map task used to elicit spontaneous dialogue between pairs of children.	After peer communication activities programs, participants talked more, responded to ambiguous instructions more effectively, and asked more appropriate types of questions. Program was successful in teaching children strategies for handling ambiguities in communication.	No control group Coders not blind to study goal
Lochman et al. (1981) http://dx.doi.org/10.1007/BF00706674	To examine psychosocial effects of intensive summer communication program for children with cleft lip and palate.	Level III—Before–after without control group. 12 children with cleft lip and palate; 8 boys, 4 girls. Mean age 7 years 1 month.	Intensive summer residential program included individual speech–language therapy, psychosocial discussion groups, arts and crafts, music, physical education, field trips, and free play. Outcome Measures: Social interaction by Social Interaction Recording System, Children's Expectancies Parent Form.	Intensive summer program had positive effects on social interaction and expectancies for social interactions with peers (as measured at completion of summer program).	Small sample size No control group No long-term follow-up of outcome
Lochman & Wells (2002) http://dx.doi.org/10.1037/0893-164X.16.4S.S40	To evaluate the effectiveness of Coping Power, a prevention intervention to reduce aggressive and disruptive behaviors in middle school children.	Level I—Randomized controlled trial. $N = 245$ fifth-grade boys identified as aggressive $n = 61$ universal classroom intervention + indicated intervention (IU) $n = 62$ universal classroom intervention + control intervention (U) $n = 59$ universal classroom comparison + indicated intervention (I) $n = 63$ universal classroom comparison + control intervention (C)	Interventions: Universal classroom interventions—parent meetings and teacher in-service for transition to middle school. Indicated Intervention: Coping Power—group sessions focused on problem solving, coping with anxiety and arousal, improving social skills, coping and peer pressure. Outcome Measures: • Proactive–Reactive Aggressive Behavior Scale • Early Adolescent Temperament Measure • Teacher Rating of Children's Social Skill, Perceived Competence Scale for Children.	All 3 intervention cells produced relatively lower rates of substance use at postintervention than did the control cell. The interventions also produced effects on 3 of the 4 predictor variable domains: children's social competence, self-regulation, and parents' parenting skills.	Relatively small sample size Limited to boys

(Continued)

Table D.2. Targeted Intervention

Author/Year	Study Objectives	Level/Design/Participants	Intervention and Outcome Measures	Results	Study Limitations
Lochman & Wells (2003)	To evaluate the 1-year outcomes of above study of Coping Power intervention.	Level I—Randomized controlled trial. As above.	As above.	The Coping Power program, in conjunction with the classroom-level intervention, also reduced school aggression 1 year after the intervention was completed. In addition, it appears that the classroom intervention facilitates radiating effects on reduced substance use for other at-risk children in the same classrooms who did not receive Coping Power.	Relatively small sample size Limited to boys
http://dx.doi.org/10.1016/S0005-7894(03)80032-1					
Lochman & Wells (2004)	To evaluate the 1-year outcomes of above study of Coping Power intervention.	Level I—Randomized controlled trial. As above.	As above.	At 1-year follow-up, participants in Coping Power with parent and child components were less likely to participate in covert delinquent behavior such as theft and property damage. There was no difference for overt delinquency, such as assault or robbery. Teacher-rated behavior improvements were noted in the follow-up year for those in the Coping Power program.	Relatively small sample size Limited to boys
http://dx.doi.org/10.1037/0022-006X.72.4.571					
Lowenstein (1982)	To examine effects of combined treatment, including implosive, counseling, and behavioral approaches on timidity in children with extreme shyness.	Level I—Randomized controlled trial. 11 participants in experimental group, 11 in control group. 16 boys, 6 girls with extreme shyness. Ages 9–16 years.	Experimental group of implosive approaches (including participation in swimming, games, drama therapy), counseling therapy, and behavior therapy. Participants in control group informally encouraged to increase social contact and communication. Outcome Measures: • Timidity and extraversion by Maudsley Personality Inventory • Rating scales of reading, spelling, and mathematic attainment in pretest and posttest.	Children in experimental group showed decreased timidity and increased extraversion compared to control group.	Small sample size Reliability and validity of outcome measures not reported
http://dx.doi.org/10.1111/j.1600-0447.1982.tb00926.x					

McPherson et al. (2006)	To evaluate the effectiveness and acceptability of an educational multimedia program to promote self-management skills in children with asthma.	Level I—Randomized controlled trial. $N = 101$ children age 7–14 under the care of hospital-based asthma services in the United Kingdom. $n = 50$ asthma information booklet + Asthma Files—interactive CD-ROM $n = 51$ asthma information booklet.	Intervention: Asthma Files is an interactive computer game with a secret agent theme to find out about asthma and self-management. Asthma information booklet was given to both intervention and control groups. Outcome Measures : • Asthma knowledge • Asthma locus of control, school absence.	At 1-month follow-up, children in the Asthma Files group had improved knowledge and a more internal locus of control than the control group. At 6-month follow-up, fewer children in the intervention group had taken time off from school for asthma in the past 6 months than the control group.	No measures of child behavior Researcher not blind to allocation at follow-up
http://dx.doi.org/10.1542/peds.2005-0666					
Mevarech & Kramarski (1993)	To examine effects of a peer-pairing approach on social interaction and sociometric status for peer-neglected children.	Level II—Nonrandomized controlled trial. 83 8th graders; 43 boys, 40 girls. Mean age 13 years 7.1 months.	Participants studied in 3 classrooms: cooperative Logo environment ($n = 30$), individualized Logo environment ($n = 24$), and non-treatment control group ($n = 29$). Students in Logo-Stat program taught descriptive statistics via Logo and SOLVE strategy (systematic analysis) with or without peers. Outcome Measures: • Creativity and interpersonal relationships by Porteus Maze Test • Torrance Test of Creative Thinking Interpersonal Relations • Assessment Technique.	Students in cooperative Logo environment outperformed their counterparts on certain measures of creativity and developed more positive interpersonal relationships than students in other 2 settings.	Lack of random assignment
http://dx.doi.org/10.1111/j.2044-8279.1993.tb01044.x					
Moody et al. (2003)	To evaluate the effectiveness of Youth Empowerment and Support Program (YES-P) to decrease drug use and strengthen school connections in at-risk youth.	Level III—Pretest–posttest design. $N = 13$ children ages 10–12 in an inner-city neighborhood with a history of one or more of the following: exposure to violence, family history of substance abuse or mental illness, abuse or neglect, involvement in juvenile crime.	Intervention: The YES-P is an activity- and community-based program incorporating mentor support, social skills training, forming a positive peer culture, and developing youth in leadership roles for community service. Outcome Measure: Questions regarding self-esteem, school bonding, social skills, attitudes toward drugs.	Percentage change was highest for group bonding, social skills, and self-esteem. Attitudes against underage drug use decreased from pretest scores.	Small sample size Limited validity of evaluation measure

(Continued)

Table D.2. Targeted Intervention

Author/Year	Study Objectives	Level/Design/Participants	Intervention and Outcome Measures	Results	Study Limitations
Morris et al. (1995) http://dx.doi.org/10.1207/s1537442jccp2401_2	To examine effects of cooperative and individualized Logo environments on creativity and interpersonal relationships regarding academic recognition and social acceptance.	Level I—Randomized controlled trial. 72 1st and 2nd graders (24 peer-neglected, 24 popular, 24 average children). 36 boys, 36 girls.	Peer-neglected and popular children randomly assigned to conditions. In treatment group, each neglected child paired with same-sex popular child. Pairs engaged in series of joint-task activities requiring interaction. Outcome Measures: • Social interaction and sociometric status by sociometrics (degree a child is liked by his or her peer group) • Playground observations (positive and negative interaction, solitary play).	Peer-pairing intervention for neglected children resulted in dramatic improvement in social status and social interaction. Improvements remained stable through 1-month follow-up assessment.	Whether peer-pairing intervention or classroom activities facilitated social interaction and sociometric status unknown.
O'Connor et al. (2007) http://dx.doi.org/10.1037/0022-006X.74.4.639	To evaluate the effectiveness of a social-skills training program for children with fetal alcohol syndrome (FAS).	Level II—Nonrandomized controlled trial. $N = 100$ children 6–12 years of age with FAS $n = 49$ children, friendship training (CFT) $n = 51$ children, delayed treatment control (DTC)	Interventions: CFT—social skills training previously validated empirically in multiple clinical contexts. CFT includes modeling, feedback, rehearsal, and homework. Control: DTC. Outcome Measures: • Test of Social Skills Knowledge • Social Skills Rating System.	Children in the CFT group had significantly more improvement in knowledge of appropriate social behavior, and according to parent report, compared to DTC. CFT resulted in improved social skills and fewer problem behaviors compared with DTC. Gains were maintained at 3-month follow-up. After receiving treatment, the DTC group exhibited similar improvement. Teachers did not report improvement as a function of social-skills treatment.	Study limited to participants with IQ of 70 and above
Ohl et al. (2008) http://dx.doi.org/10.1111/j.1475-3588.2007.00476.x	To evaluate the effectiveness of the Pyramid Club on children's social–emotional health.	Level II—Nonrandomized controlled trial. $N = 105$ Year 3 primary school children in London $n = 43$ Pyramid Club (children identified as a cause for concern) $n = 62$ nonproblem comparison.	Interventions: The Pyramid Club is a 10-week group program in an after-school club that focuses on building confidence, well-being, and friendship skills. Control: Nonproblem comparison Outcome Measure: Goodman Strengths and Difficulties Questionnaire (SDQ).	Postintervention both groups had improved Total Difficulty scores on SDQ, with the Pyramid Club group showing a significantly stronger effect size than the nonproblem comparison group.	Follow-up only at end of intervention Use of a nonproblem comparison group

Powell et al. (2008) http://dx.doi.org/10.1080/08856250802387398	To evaluate the effectiveness of a combined massage, yoga, and relaxation program for children receiving special education and those with emotional and behavioral difficulties.	Level II—Nonrandomized controlled trial. $N = 107$ children ages 8–11 years in special education classes and with behavioral and emotional difficulties at risk of being asked to leave school $n = 53$ intervention $n = 54$ control	Intervention: Self-discovery program that included massage, yoga, breathwork, and relaxation Control: Did not participate in program Outcome Measures: • Behavioral profiles—self and social confidence • Communication abilities • Self-control • Attention span • Strengths and difficulties questionnaire.	Participants in the intervention group showed improvements in self-confidence, social confidence, communication, and contribution in class compared to the control group. Teachers reported that children in intervention group used learned skills during the school day.	Lack of randomization Difference between groups may represent increased attention to intervention group.
Rickel et al. (1983) http://dx.doi.org/10.1007/BF00912174	To evaluate effectiveness of Spivack and Shure training program in facilitating long-term and durable changes in cognitive interpersonal problem-solving skills and behavior adjustment for young children.	Level II—Nonrandomized controlled trial. 37 participants with aberrant defects or adjusted defects. Ages 4 years 9 months–5 years 9 months.	Spivack and Shure program of series of brief, primarily verbal, daily games involving small groups of 4–6 children. Games dealt with understanding of selected language skills, likes and dislikes of children, and concept of fairness. Final lessons of series of real-life problems that involved a synthesis of skills and concepts learned in program. Outcome Measures: • Cognitive interpersonal problem solving skills • Behavioral adjustment.	Children in social problem-solving group gained significantly compared to controls in cognitive abilities to generate alternative solutions to interpersonal problems at posttest, but this effect was not found at follow-up. No significant behavioral training effects were revealed at posttest or follow-up.	Lack of random assignment Normal maturational processes and general educational stimulation could improve alternative solutions, consequential thinking, and achievement.
Robertson & Weistmer (1997)	To investigate influence of peer models on play scripts of children with specific language impairment (SLI).	Level I—Randomized controlled trial. 20 participants with specific language impairment (mean age 4 years 2 months) and 10 with normal language abilities (mean age 4 years 4 months).	Children with SLI randomly assigned to experimental (SLI–E) group or control (SLI–C) group. SLI–E group had 4 dyadic play sessions with different peer models. SLI–C group had same play props as SLI–E group without peer models. Outcome Measures: • Number of words (productivity), different words, and play-theme related acts • Linguistic markers by scripts of playing house.	Children in SLI–E group improved their number of word use, number of different words, number of play-theme-related acts, and use of linguistic markers in their play scripts after treatment compared to those in SLI–C group.	Small sample size

(Continued)

Table D.2. Targeted Intervention

Author/Year	Study Objectives	Level/Design/Participants	Intervention and Outcome Measures	Results	Study Limitations
Santomier & Kopczuk (1981)	To examine effects of teacher intervention (pairing student with trainable mental retardation [TMR] with nonretarded students) and verbal reinforcement on social interaction for students with TMR in integrated physical education program.	Level I—Randomized controlled trial. 6 in experimental group 1, 6 in experimental group 2, 6 in control group. Mean age 13 years. Trainable mental retardation.	Experimental group 1: Program of teacher-directed physical activities, teacher intervention (pairing TMR with nonretarded students), and teacher praise for motor skill performance. Experimental group 2: Program of teacher-directed physical activities, teacher intervention (pairing TMR with nonretarded students), and teacher praise for social interaction. Control group: Program of teacher directed physical activities and teacher praise for motor skill performance. Outcome Measure: Videotaping and observing number and type of social interactions.	Students in experimental group 2 consistently had higher total interaction rates, social interaction rates between TMR and nonretarded students, and cooperative social interaction rates than those in experimental group 1 or control group.	Small sample size Blinding of experimenters not reported Posttest period limited to 3 weeks
Schery & O'Connor (1992)	To examine effect of computer-based language intervention on communication skills for children with multiple physical and mental disabilities.	Level II—Nonrandomized controlled trial. 52 participants with multiple severe impairments. Mean age 5.9 years (3.3–12.9 years).	Programs for Early Acquisition of Language software, including Exploratory Play and Representational Play, used in treatment. In programs, computer-vocalized vocabulary as graphic was displayed, and a graduate student interacted with participant to match and then display real objects. Outcome Measures: Vocabulary, language, and social/interpersonal skills.	Computer training improved trained vocabulary, general language skills, and social/interpersonal functioning of all participants with multiple severe disabilities.	Reliability and validity of outcome measures not reported No clear descriptions of how outcomes were assessed Treatment effect on different genders and diagnoses unknown
Shechtman (2000) http://dx.doi.org/10.1002/(SICT)1520-6807(200003)37:2<157::AID-PITS7>3.0.CO:2-G	To evaluate effectiveness of an intervention to reduce aggressive behavior among children and adolescents.	Level I—Randomized controlled trial. 70 participants: 34 in treatment group (29 boys, 5 girls), 36 in control group (26 boys, 10 girls). All participants from special education classroom. Ages 10–15 years.	Bibliotherapy program including short stories, poems, and films provided to treatment group. Literacy pieces carefully selected to include themes of aggression. Outcome Measures: Child Behavior Checklist, teacher report form regarding students' behavior.	Structured activity-based bibliotherapy program was more effective than control intervention in reducing aggression and enhancing well-being in a special education population.	Long-term effect not shown 3 types of interventions not compared (individual, pairs, and small groups)

Sparling et al. (1984)	To examine effect of educational play and educational drama as intervention approaches for children with neurological impairments.	Level III—Before–after without control group. 14 children with neurological impairments (9 boys, 5 girls), 18 adults. Mean age of children 4.55 years.	All children and adults participated in educational drama (ED) and educational art (EA). EA was a medium to stimulate different cognitive levels of subjects. ED included activities with both conflict essential to dramatic experience and duality inherent in pretend or symbolic play. Outcome Measures: • Vulpe Assessment Battery assessed gross and fine motor, language, cognition, ADL, and social–emotional development • Art/drama questionnaire.	Educational play and educational drama could improve gross and fine motor, language, cognition, ADL, and social–emotional development for children with neurological impairments. Participating adults began to value use of play as an essential component of child development.	Lack of control group Limitations of staff prevented pretest and posttest with full Vulpe Assessment Battery rather than selected items.
http://dx.doi.org/10.5014/ajot.38.9.603					
Sussman (2009)	To determine the effect of music on peer awareness in preschool children with developmental disabilities.	Level II—Within-subject repeated-measures design with children serving as own control. $N = 9$ children ages 2–6 with diagnosis of developmental disability.	Interventions: Music or play group with 4 interventions 1. Music during passing, pass musical object; 2. Music during passing, pass nonmusical object; 3. No music during passing, pass musical object 4. No music during passing, pass nonmusical object Outcome Measures: • Sustained attention • Alternating attention.	Children sustained attention toward peers for the longest durations and alternated attention from peer to peer at the highest frequencies during activities that utilized a musical object within a nonmusical or play-based context.	Small sample size No specific comparison group
Tyndall-Lynd et al. (2001)	To determine effectiveness of psychodynamic play therapy combined with adult-facilitated recreational play and educational experiences with sibling dyads and to compare this to effectiveness of psychodynamic play therapy with individual children and to no intervention.	Level II—Nonrandomized controlled trial. 32 participants from a shelter for victims of domestic violence. 10 in experimental group (mean age 6.2 years), 11 in comparison group (mean age 6.9 years), 11 in control group (mean age 5.9 years).	Child-directed play therapy combined with recreational/educational activities and performed with sibling dyads. Outcome Measures: • Children's behavior by Achenbach Child Behavior Checklist • Joseph Pre-School Primary Self-Concept Screening Test.	Children in experimental group exhibited significant reduction in total behavior problems, externalizing and internalizing behavior problems, aggression, anxiety, and depression, and a significant improvement in self-esteem. Intensive sibling group play therapy was equally effective as intensive individual play therapy with child witnesses of domestic violence.	Small, nonrandomized subject sample Comparison and control groups from different study, which was performed by researchers other than those in this study. Child-directed play therapy intervention mixed with more adult-directed educational and recreational activities during experimental phase, resulting in multiple interventions.
http://dx.doi.org/10.1037/h008943					

Table D.2. Targeted Intervention

Author/Year	Study Objectives	Level/Design/Participants	Intervention and Outcome Measures	Results	Study Limitations
Udwin (1983)	To examine imaginative play training as intervention method with institutionalized preschool children.	Level I—Randomized controlled trial. 17 institutionalized preschool children in treatment group, 17 in control group. 10 boys, 7 girls in each group. Mean age 56 months (36–74 months).	In treatment group, imaginative play that consisted of sensory awareness exercises and play with puppets, story reading, and plots design around given themes. Control children engaged in construction-type play with blocks and puzzles. Outcome Measures: • Assessment of imaginative play, Guilford Unusual Used Test • Children's Apperception Test, Wechsler Pre-School and Primary Intelligence • Goodenough Draw-a-Man Test.	When compared to matched controls, experimental group showed significant increments on levels of imaginative play, positive emotional feelings, and prosocial behavior, and in measures of divergent thinking and storytelling skills. Decreases in levels of overt aggression were also shown.	No follow-up assessment
http://dx.doi.org/10.1111/j.2044-8279.1983.tb02533.x					
Waddell et al. (2007)	To examine the effectiveness of interventions to prevent conduct disorder (CD), anxiety, and depression in children ages 0–18.	Level I—Systematic review of RCTs. Databases searched: MEDLINE, PsycINFO, Cochrane Database from 1981–2003.	Interventions to prevent CD, anxiety, and depression, primarily targeted for at-risk children, with 2 universal programs included. Interventions include social skills training (SST), parent training (PT), and cognitive–behavioral training (CBT). Outcome Measures: • Child Behavior Checklist • Eyberg Child Behavior Inventory • Social Behavior Questionnaire • Teacher and parent ratings.	Thirty articles on 15 RCTs met the criteria. Ten demonstrated significant reductions in child symptom and/or diagnostic measures at follow-up. For CD, the strongest targeted at-risk children in the early years using PT or SST; for anxiety, universal CBT in school-age children; and depression, targeted at-risk school-age children using CBT.	Some studies included in the review were limited by lack of blinding and failure to designate and report primary outcomes at all time points.
Wade et al. (2006)	To examine whether an online cognitive–behavioral intervention could improve child adjustment following traumatic brain injury (TBI).	Level I—Randomized controlled trial. $N = 40$ families of 5- to 16-year-old children with moderate to severe TBI. $n = 20$ family problem-solving group (FPS) $n = 20$ Internet resources comparison (IRC)	Interventions: Both groups received psychosocial care, computer, printer. FPS received a14-session Web-based online problem-solving skills training with exercises plus videoconference with therapist. IRC: Access to home page of brain injury resources and links. Outcome Measures: • Child Behavior Checklist • Socioeconomic status (SES).	The FPS group reported better child self-management/compliance at follow-up than did the IRC group. The child's age and SES moderated treatment effects, with older children and those of lower SES who received FPS showing greater improvements in self-management and behavior problems, respectively.	Small sample size Sample skewed to those with less severe injury A higher proportion of the IRC group received group therapy than those in FPS group.

Walsh et al. (1991)	To examine effects of 2 school-based, short-term creative drama programs in small groups on peer interaction skills for children and early adolescents with social–emotional and cognitive difficulties.	Level II—Nonrandomized controlled trial. *Study I* 12 7th graders in fall group and 9 in winter group (delay treatment). All participants had social–emotional and cognitive difficulties. *Study II* 15 participants with peer problems in treatment group (7 in younger group and 8 in older group) and 9 in comparison group. Ages 9–12 years in older group and 6–9 years in younger group.	*Study I* Drama activity allowed participants to choose their own storylines and characters, play their roles with conviction, self-reflect, and provide constructive criticism to others about their performance. Children's self-efficacy for peer interaction scale by students, Child Behavior Rating Scale (CBRS) by teachers, and parent evaluation of CBRS by parents. *Study II* Same drama programs as in Study I were used in younger and older groups, and results compared to untreated students. Outcome Measures: • Children's self-efficacy for peer interaction scale by students • Group participation scale by parents and teachers • Inventory of personal, social, and learning skills.	*Study I* Though there were no quantitative differences for treatment and control groups, participants reported feeling more self-confident about handling peer conflict after the treatment period. *Study II* Experimental group significantly exceeded comparison group on gains in self-confidence in handling peer conflict and on teacher ratings of social–emotional skills.	Small sample size Rater expectancy effects and random assignment of treatment and comparison groups hard to control. Intervention period might not be long enough to indicate treatment effects.
Wiener & Harris (1997)	To estimate effectiveness of individualized context based social-skills training program for children with learning disabilities.	Level I—Randomized controlled trial. Total number 45, 8–12 years. 13 in intervention 1, 7 in intervention 2, 25 in control group. Randomized by class—children with learning disabilities.	Intervention 1: 6-week social-skills training program (SST) and 6-week academic-skills training (AST). Intervention 2: 12-week SST program. Control group: No treatment, but only 19 did not receive SST, AST, or any social-skills training. Outcome Measures: • Classroom and playground observations • Social Skills Rating System (Teacher and Student) • Child Behavior Checklist • Self-Perception Profile for Learning Disabled Students • Peer nominations.	Participants in intervention group 1 had improved social skills and decreased problem behaviors compared to control group. Peer acceptance of intervention group 1 children remained stable over school year. Equivalent changes were not observed in intervention group 2.	Participants in intervention group 2 may have had a learning disability combined with ADHD or conduct disorder, which may have influenced treatment results.

(Continued)

Table D.2. Targeted Intervention

Author/Year	Study Objectives	Level/Design/Participants	Intervention and Outcome Measures	Results	Study Limitations
Wilfey et al. (2007)	To evaluate the efficacy of lifestyle interventions to reduce childhood overweight.	Level I—Meta-analysis. MEDLINE, PsycINFO, and Cochrane Controlled Trials Register. Searched from first available year to 2005.	RCTs that evaluated weight loss or weight control programs for youth 19 years and younger. Diet, exercise, parental involvement, and self-monitoring were among interventions included. Fourteen RCTs were available. Outcome measures include: • Percentage overweight • z-body mass index (BMI) • BMI • Weight.	Lifestyle interventions yielded significant treatment effects compared to no treatment/wait-list and information/education-only control groups. These effects were found both immediately following treatment and at follow-up.	Patient study features (e.g., ethnicity, socioeconomic status) were infrequently reported in included studies.
http://dx.doi.org/10.1037/0278-6133.26.5.521					

Note. ADHD = attention deficit hyperactivity disorder; ODD = oppositional defiant disorder; ADL = activities of daily living; RCT = randomized controlled trial.

Table D.3. Intensive Interventions

Author/Year	Study Objectives	Level/Design/Participants	Intervention and Outcome Measures	Results	Study Limitations
Aldred et al. (2004)	To evaluate a theoretically based social communication intervention targeting parental communication for children with autism.	Level I—Randomized controlled trial. 28 children with autism between the ages of 2 years and 5 years, 11 months old. $n = 14$ intervention $n = 14$ control	Interventions: The program followed a developmental progression of early prelinguistic skill (e.g., joint attention) and established a communication environment with parents. After initial training, parents had monthly sessions for 6 months, with less frequent after. Control: Usual care. Outcome Measures: • Autism Diagnostic Observation Schedule (ADOS) • Vineland Adaptive Behavior Scale (VABS) • MacArthur Communicative Developmental Inventory (MCDI) • Parenting Stress Index (PSI) • Parent–child interaction.	Children in the active treatment group showed significantly greater effects on the ADOS than control group. Treatment group made significant gains in areas of expressive language skills as measured by the MCDI. Increased adaptive behavior scores on the VABS were noted in both groups. The parent–child interaction video code showed significant increases in positive synchronous communication and child communication. The PSI reported no difference in parents' stress level from pre- to posttest.	Limited description of intervention strategies Small sample size
http://dx.doi.org/10.1111/j.1469-7610.2004.00338.x					
Amish et al. (1988)	To evaluate use of traditional cognitive problem-solving methods integrated with behavioral teaching methods of social-skills literature with severely emotionally disturbed children.	Level II—Nonrandomized control trial. 25 in experimental group, 25 in control group. Ages 7–12 years (mean age 9.5 years). Diagnosis of conduct disorder, ADD, oppositional disorder, and adjustment disorder.	Intervention consisted of 15 highly structured classroom-based lessons that taught a systematic approach to solving interpersonal problems. Lessons were presented using competitive games, role-play, videotape, modeling, and feedback. Outcome Measures: • Structure interview (Open Middle Interview) • Role-play assessment • Simulating Problem Solving (SIMPS) • Classroom Rating Scale • Health Resource Inventory • Sociometric rating.	Experimental group generated significantly more alternatives and prosocial alternatives in role-play situations than control group. No differences were noted in adjustment measures and relationships between problems.	Lack of randomization Although SIMPS was originally designed as a posttest measure, it was used here pre- and posttest.

(Continued)

Table D.3. Intensive Interventions

Author/Year	Study Objectives	Level/Design/Participants	Intervention and Outcome Measures	Results	Study Limitations
Baker et al. (2009)	To systematically review the effectiveness of video modeling as an intervention for students with emotional and behavioral disorders (EBDs) to increase peer interactions and on-task behavior as well as decrease inappropriate behaviors to participate in productive tasks and comply with adult directives.	Level I—Systematic review of 16 studies. Included 93 participants with EBDs.	Description: Video modeling: Individual watched a video of him- or herself engaging in the targeted behavior for improvement. Some studies included in the review used a combination of video modeling plus discussion or other intervention methods. Outcome Measures: Although outcome measures are not reported, the following outcomes were examined: appropriate/inappropriate interactions, on-task behaviors, appropriate/inappropriate/cooperative behaviors, and fidgeting.	Participants demonstrated desired skills in relevant settings, and all showed improvement in varying degrees (increasing peer interaction, increasing on-task behavior, and decreasing inappropriate behavior). Intervention demonstrated the ability to strengthen participants' beliefs in their capabilities. The video modeling actively involved students in a process of self-evaluation and enhanced their ability to accept responsibility for their actions.	The video modeling practices in this study were part of a package, which limits the sole effectiveness of video modeling. The feasibility and suitability of the intervention were not measured consistently across all studies. All studies also did not include the ethnicity of participants. Most of the studies were conducted in special education classrooms or residential facilities, which may not be considered the least restrictive environment.
http://dx.doi.org/10.1353/etc.0.0065					
Bauminger (2007)	To examine the effects of a social-skills training program with children who have high-functioning autism spectrum disorder (HFASD).	Level III—Pretest–posttest study. $N = 19$ children (18 M, 1 F) between 7 years, 7 months and 11 years, 6 months; 10 with HFASD, 9 with Asperger syndrome). Observers and data collectors were blinded to hypotheses and goals but were not blinded to treatment status.	Intervention: A multimodal cognitive–behavioral ecological (CB-E) social-skills training program that enhances social problem solving, emotional knowledge and recognition, and social interaction abilities using individual treatment. The first year of this study was dedicated to individual training. Outcome Measures: • The Companionship Measure was used to assess the child's ability to interact efficiently in peer groups • Social Interaction Observation Scale • The Problem Solving Measure.	At posttest, children were more likely to initiate interaction and respond positively to peers, especially in eye contact and sharing; in social communication, children were more likely to initiate than to respond. Significant improvement in 3 areas of social skills (cooperation, assertion, and self-control) was found from pre- to posttest. After treatment, significantly more relevant and less passive solutions were found in the children with HFASD.	Lack of a control group For both groups in the two part study, medications and other therapies were not reported. Interventions took place at each child's own school, so other settings have not been tested. Teachers were familiar to children, so unfamiliar teachers also have not been tested.
http://dx.doi.org/10.1007/s10803-006-0245-4					
Butler et al. (2006)	To review the meta-analysis literature on treatment outcomes of cognitive–behavioral therapy (CBT) on a range of psychiatric disorders.	Level I—Systematic review of meta-analyses. PsycINFO, ERIC, and MEDLINE were searched.	16 meta-analyses that included collectively 9,995 subjects in 332 studies. These meta-analyses included 562 comparisons covering 16 childhood, adolescent, and adult disorders. Outcome Measures: Effect sizes of individual meta-analyses.	The authors found large effect sizes when CBT was used for childhood depressive and anxiety disorders. Effect sizes for childhood somatic disorders were moderate.	Aggregation of effect sizes in meta-analyses may mask important variability among studies in methodological rigor, sample characteristics, and measurement instruments.
http://dx.doi.org/10.1016/j.cpr.2005.07.003					

Cook et al. (2008) http://dx.doi.org/10.1177/1063426608314541	To evaluate the effectiveness of social-skills training (SST) for secondary students with emotion and/or behavioral disorders (EBDs).	Level I—Meta-analyses. Excluded meta-analyses of single-subject design studies. Searched MEDLINE, PsycINFO, and ERIC. Although 5 meta-analyses were included in the review and included 367 studies, only 77 that studied adolescents were in the analysis.	Outcome Measure: Social skills performance.	There was a medium effect size for SST, with improvements in two-thirds of secondary students with EBD compared to one-third of controls. Effect sizes were strongest for operant procedures, modeling, and social–cognitive procedures.	Although the authors reported using a descriptive approach, there are no standards for a meta-analysis of meta-analyses.
Dobson et al. (1995)	To compare effectiveness of social-skills training and a social-milieu support approach in reducing symptoms of schizophrenia.	Level I—Randomized controlled trial. 33 began study, 15 completed social-skills training, 13 completed social milieu treatment. Ages 18–55 years. Diagnosis of schizophrenia.	Social-skills group met for 4 1-hour sessions over 9 weeks and used direct instruction, communication games, role-playing, modeling, feedback, and daily homework. Social-milieu group had choice of structured activities, including supportive discussion, exercise, and activity groups. Outcome Measures: • Positive and Negative Syndrome Scale • Structured Clinical Interview for *DSM–III–R*, measuring both positive and negative symptoms of schizophrenia and general psychopathology.	Both treatments were effective in reducing symptoms, but social-skills training appeared to be more effective in reducing negative symptoms. No differences were found between treatment groups in relapse rates or in symptom measures at 3-month follow up. However, 6-month follow-up available only for social-skills training group showed that improvement in negative symptoms had begun to decline.	Small sample size Long-term follow-up only done for social-skills group
Epp (2008) http://dx.doi.org/10.1093/cs/30.1.27	To evaluate the effectiveness of a social-skills program using art and group therapy for children and adolescents on the autism spectrum.	Level III—Pretest–posttest design. *N* = 66 11- to 18-year-olds on the autism spectrum enrolled at social-skills program.	Intervention: The SuperKids program is a group therapy program incorporating cognitive–behavioral techniques using art activities and games to improve social skills such as compromise, conversation and friendship skill, and eye contact. Outcome Measure: Social Skills Rating System.	Results indicated a significant improvement in assertion scores, coupled with decreased internalizing behaviors, hyperactivity scores, and problem behavior scores in the students.	Lack of control group Participants were from a primarily affluent community, limiting generalizability.

(Continued)

Table D.3. Intensive Interventions

Author/Year	Study Objectives	Level/Design/Participants	Intervention and Outcome Measures	Results	Study Limitations
Gangl (1987)	To investigate effects of occupational therapy (work and relationship skills group) on behavioral change of adolescents with chemical dependence and emotional disturbance.	Level III—Before–after. 33 adolescents ages 13–17 years in a residential treatment center with a diagnosis of alcohol/drug abuse and related emotional problems.	Weekly treatment consisted of 1 or 2 occupational therapy groups. Work-skills group: Long-term activities (e.g., leather, woodwork) and group discussion to improve participants' pre-work skills such as frustration tolerance, self-esteem, and direction following. Relationship-skills group: Participants worked together in activities (e.g., crafts, cooking) to develop relationship skills (e.g., leadership, socialization, expression of feelings). Outcome measure: Jamestown Occupational Therapy Assessment—rate general, interpersonal, and work behavior.	Participants who attended more occupational therapy sessions and participated in both groups were more likely to demonstrate change in behavioral area, particularly in relationship skills.	Rater bias might influence results. Nonstandardized measure Lack of control group Impact of other treatments in residential program not accounted for in analysis Outpatient group was offered only weekly visits.
http://dx.doi.org/10.1300/J004v07n02_06					
Gold et al. (2006)	To examine the effects of the inclusion of music therapy into standard care for children with autism spectrum disorders.	Level I—Systematic review. Three studies were reviewed; a total of 24 participants between the ages of 2 and 9 with a diagnosis of autism were included in the studies.	Intervention: Music therapy was the intervention in each study and included singing, listening to music, or playing an instrument. Outcome Measures: Observations of the following skills: • Nonverbal communication skills • Verbal communication skills • Frequency of problem behavior.	Medium effect size for improvements in nonverbal communication skills, and small to medium effect size for improvements in verbal communication skills. Improvements in music therapy were greater than effects of placebo therapy. Greater reductions in problematic behavior as a result of music therapy (small effect size) than reductions achieved as a result of placebo therapy.	No follow-up studies to determine long-term effects of treatment Two studies were not randomized. Blindness not reported in two studies Medications not monitored Short duration of studies
http://dx.doi.org/10.1002/146518580.CD004381.pub2					

Grizenko et al. (1993a)	To examine differences in effect between day treatment and outpatient programs for children with disruptive behavior problems.	Level II—Cohort using repeated measures. 15 in day treatment—lived at home or in foster care; 15 in outpatient had received prior psychiatric services. Mean age 9 years (range 6–12 years) with severe behavior problem.	Day treatment provided multimodal therapy—special education, individual play therapy, systemic family therapy, and social-skills training. Outpatient treatment of weekly systemic therapy; several also were seen for individual play psychotherapy. Outcome Measures: • Revised Child Behaviour Profile • Children's Global Assessment Scale • Hare Self-Esteem Scale • Self-perception, peer relation, and family functioning—measured by Family Assessment Measure.	Day treatment was more effective for reducing problem behaviors perceived by parents and for improving child's secondary problems, such as difficulties with social skills and perceptions of themselves and their families.	Lack of random assignment No long-term follow-up included One-third of outpatient group had not completed therapy at 4-month outcome assessment period.
Grizenko et al. (1993b) http://dx.doi.org/10.1097/00004583-1993010000-00019	To evaluate efficacy of multimodal day treatment in addressing disruptive behavior in children.	Level II—Cohort using repeated measures. 15 in day treatment, 15 in wait-list control. Mean age 9 years (range 5–12 years). Diagnosis of ADHD, ODD, conduct disorder, or adjustment disorder with disturbances of conduct.	Day treatment intervention included special education, psychotherapy, individual play therapy, pet therapy, art therapy, occupational therapy, and family therapy. Outcome Measures: • Revised Child Behavior Profile • Self-perception and peer relationship (Hare Self-Esteem Scale, Hopelessness Scale, Index of Peer Relations) • Family Assessment Measure.	Attendance in day program led to significant reduction in child's expression of maladaptive behavior and increase in self-perception compared to children in control group. Significant difference was found in reintegration rate between 2 groups at the end of study period. No difference was found for peer relation, family functioning, and academics.	Lack of random assignment Small sample size Use of multimodal program may make it difficult to evaluate impact of an activity-based intervention.
Ikiugu & Ciaravino (2006)	To provide a preliminary test of the effectiveness of Instrumentalism in Occupational Therapy as a conceptual guide to intervention to help facilitate transition of adolescents with emotional and behavioral difficulties into adulthood.	Level III—Mixed-design pretest–posttest experimental study with naturalistic and phenomenological design. $N = 15$ (6 M, 9 F, 13–19 years old with learning disorder, attention deficit hyperactivity disorder, or serious conduct disorder)	Intervention methods, provided by occupational therapists, included collage making, goal setting, reading and listening activities, creating a poster, and a pizza-making activity. Outcome Measures: • Daily Activity Inventory • Occupational Performance Measure • Occupational Activity Classification; Allen Cognitive Levels Scale • Canadian Occupational Performance Measure (COPM) • Clarity of Desired Adult Life Assessment and Intervention Instrument for Instrumentalism in Occupational Therapy.	Significant increase in participation in occupations classified as neutral/decrease in frequency of participation in peer-related occupations, such as talking over the phone. Increased articulation of the value of friends and family. Correlation was found between increased COPM scores and increased frequency of neutral occupation participation.	Small sample size No control group—concurrent counseling sessions at the time of intervention Evaluators were not blinded to the treatment status.

Table D.3. Intensive Interventions

Author/Year	Study Objectives	Level/Design/Participants	Intervention and Outcome Measures	Results	Study Limitations
Ison (2001) http://dx.doi.org/10.2466/pr0.2001.88.3.903	To assess the efficacy of a social skills training program for children with conduct problems.	Level I—Randomized controlled trial. $N = 315$ children (164 = males with conduct problems, 151 = males without conduct problems) between the ages of 8 and 12 years old in Argentina. $n = 171$ treatment $n = 174$ control	Intervention: All treatment subgroups received social-skills training consisting of 14 teaching units (30 minutes/unit) two times per week. The control group did not receive social skills training. Outcome measures: • Self-Control Rating Scale • Child Behavior Report • Children's Behavioral Scenario.	Significant social improvements were found with the treatment groups in social skills by displaying a reduction in disruptive behaviors compared to the control group showing no change in behaviors in the Self-Control Rating Scale or Child Behavior Report.	Sample size limited in demographic representation and gender, reducing the generalizability of the conduct disorder population.
Kim et al. (2008) http://dx.doi.org/10.1007/s10803-008-0566-6	To evaluate the effectiveness of improvisational music therapy on joint attention behaviors of preschoolers with autism.	Level I—Randomized controlled trial. $N = 10$ children 3–5 years old with autism $n = 5$ music therapy sessions followed by play sessions $n = 5$ play sessions followed by music therapy	Interventions: Music therapy: Improvisational and used a variety of musical instruments Play: Used a variety of toys Outcome Measures: • Pervasive Developmental Disorder Behavior Inventory–C • Early Social Communication Scale.	Improvisational music therapy was more effective at facilitating joint attention behaviors and nonverbal social communication skills in children than play, along with significantly more and lengthier events of eye contact.	Small sample size High dropout rate
Koegel et al. (1987) http://dx.doi.org/10.1901/jaba.1987.20-243	To investigate whether engaging in child-preferred activities would be related to amount of social avoidance behavior exhibited by children with autism.	Level III—Before–after without control group. 10 participants diagnosed with mental retardation and autism with social avoidance behaviors. Ages 4–13 years.	Different adults in each session played with participants and changed toys about every minute. Outcome Measures: Observation of duration of child-preferred behavior and social avoidance behaviors, and social responsiveness.	Social avoidance behaviors decreased when children with autism were prompted to initiate appropriate child-preferred activities.	Reliability of independent variable (play with participants) not measured. Small sample size No control group

Kroeger et al. (2007) http://dx.doi.org/10.1007/s10803-006-0207-x	To investigate the effectiveness of group-delivered social skills interventions (direct group instruction, free play, video modeling) for young children with autism.	Level II—Nonrandomized control study. 25 4- to 6-year-old children diagnosed with autism $n = 13$ direct instruction $n = 12$ free play	Interventions: Direct instruction—social skills, video modeling of social skills Control: Free play. Groups meet for 5 weeks, 3 times per week, for an hour each session. Outcome Measures: • Social Observation Code videotape data • Assessment of Basic Language and Learning Skills • Parent Satisfaction Rating Scale.	Both groups improved on their prosocial behaviors, behaviors of initiation, and maintain social interaction from pre- to posttest. The direct-instruction group showed significant gains in social skills when compared to the play activities group. Both groups increased their learning readiness. No significant difference was found between the satisfaction of parents from either group.	Small sample size No blinding of researchers No randomization
Laugeson et al. (2009) http://dx.doi.org/10.1007/s10803-008-0664-5	To examine the effect of the Program for the Education and Enrichment of Relational Skills (PEERS) on improving peer interactions, such as the quality of friendships and social skills on teens age 13–17 diagnosed with high-functioning autism spectrum disorder (HFASD).	Level I—Randomized controlled trial. $N = 36$ 13- to 17-year-olds with HFASD $n = 17$ PEERS $n = 16$ delayed treatment control (3 dropouts)	Intervention included sessions providing education to parents and teens on making and keeping friends followed by modeling using role play. Control: Delayed treatment. Outcome Measures: • Vineland Adaptive Behavior Scales • Social Skills Rating Scale • Quality of Play Questionnaire Test of Adolescent Social Skills Knowledge • Friendship Quality Scale	The treatment group demonstrated a significant increase in hosted get-togethers and significant improvement of parent-reported social skills, along with significantly better quality of friendships. The delayed-treatment group demonstrated significantly decreased friendship quality.	Short treatment period of only 12 weeks Teacher reports were received from only 13 out of 33 subjects. Parent-reported outcomes may have been biased due to not being blinded to intervention.
Lee et al. (2007) http://dx.doi.org/10.1177/10883576070220010101	To evaluate the effectiveness of self-management for students with autism.	Level I—Meta-analysis of single-subject design studies. Searched PsycINFO, ERIC and Wilson OmniFile for studies published prior to 2004. Total of 11 articles with 34 participants. Excluded teenagers and preschoolers.	The studies of self-management included prompting, social-skills training, discriminative training, and self-monitoring Outcome Measure: Appropriate behaviors such as social communication and interaction, schedule following, learning daily living skills.	Although there were differences for self-management techniques (in particular studies that used coparticipants), there were no statistically significant differences.	Small number of participants included in review

(Continued)

Table D.3. Intensive Interventions

Author/Year	Study Objectives	Level/Design/Participants	Intervention and Outcome Measures	Results	Study Limitations
LeGoff (2004) http://dx.doi.org/10.1007/s10803-004-2550-0	To determine the effects of LEGO social skills group on social competence.	Level II—Nonrandomized trial; subjects served as own controls. Children with autistic disorder, Asperger syndrome, or pervasive developmental disorder not otherwise specified; $N = 47$ (34 M, 13 F). Mean age = 10.6 years and 10.10 years for the two groups.	Intervention: LEGO therapy included the following elements: children played with LEGOs and followed simple social rules, points were awarded for appropriate social behaviors, siblings attended as helpers, group members made joint decisions, and families developed a support network. Outcome Measures: • Count of number of self-initiated social contact • Duration of social interactions • Social Interaction subscale of the Gilliam Autism Rating Scale (GAS).	Significant differences were found between treatment and control phases for all three dependent variables. All (social initiation, duration of social interactions, and social interaction per the GAS) showed significant improvement following the LEGO therapy. There was a 175% increase in duration of social interaction with peers in free play.	Nonrandomized sample Limited description of LEGO therapy Lack of theoretical basis for study, which limits generalizability
LeGoff & Sherman (2006) http://dx.doi.org/10.1177/1362361306064403	To compare social competence and autistic behaviors in children who received LEGO therapy and those who received comparable social-skills interventions and to examine variables that predict outcome.	Level II—Retroactive pre–post control group design using a matched sample of two groups of nonrandomized children. *Subjects*: $N = 117$, 60 in the LEGO group (49 M), 57 in the control group (47 M). The children were diagnosed with autistic disorder ($n = 50$), Asperger syndrome ($n = 55$), or pervasive developmental disorder not otherwise specified ($n = 12$).	Intervention: In the LEGO intervention, children participated in a LEGO club, where they learn to collaborate to build LEGO structures. The control group received the same amount and types of individual and group therapy as the children in the LEGO therapy. Outcome Measures: • Vineland Adaptive Behavior social domain • Gilliam Autism Rating Scale (GARS), Social Interaction scale • Secondary analysis used the Wechsler IQ, Vineland Adaptive Behavior composite, and Wechsler verbal IQ.	A significant interaction between time (pre- and post-test) and group (control and LEGO) revealed that the LEGO group improved more on the Vineland Social domain and scored lower (improved) on the GARS Social Interaction scale. Secondary analyses indicated that the child's function level at the beginning predicted social adaptive behaviors. Language function also predicted social competency outcomes. Language predicted outcomes more for the Asperger group than for the autistic disorder group.	The intervention was not well described. This retrospective study used data that had been collected in the past (documents/records). The samples were nonrandomized. The evaluator (first author) was not blind to group assignment.

Lopata et al. (2008)	To replicate the findings of a manualized social treatment program for children with high-functioning autism spectrum disorder (HFASD)	Level I—Randomized controlled trial. $N = 54$ children (50 M, 4 F) between the ages of 6–13 with a diagnosis of HFASD $n = 25$ Response Cost (RC) $n = 29$ Noncategorical (NC)	Intervention: Both groups participated in face emotion recognition, social-skills groups, and therapeutic activity to practice skill. RC group received performance feedback by earning or losing points. The NC group received feedback not based on predetermined behavioral categories. Outcome Measures: • Behavior Assessment System for Children (BASC) • BASC Parent Rating Scales • BASC Teacher Rating Scales.	Significant improvements were found for the overall program for social skills and problem behaviors; however, there were no findings to support the superiority of one feedback format over the other. There was no difference for face emotion recognition.	Sample size was limited in terms of size and demographic representation, thus restricting generalizability. Lack of a no-treatment control group Lack of a "gold standard" autism diagnostic instrument during sample selection
http://dx.doi.org/10.1007/s10803-007-0460-7					
Machalicek et al. (2007)	To examine effectiveness of procedures used to reduce challenging behaviors of children with autism spectrum disorder (ASD) in school settings	Level 1—Meta-analysis. $N = 1–5$ 3- to 17-year-olds with ASD Single-subject design studies published between 1995–2005.	Ten studies manipulated antecedent conditions using social stories, video modeling, exercise, and cue card strategies. Five studies changed instructional content by using prompting strategies, embedded instruction, therapy balls as seats, rhythmic entrainment, and choice of reinforcements. Eight studies used differential reinforcement of other behaviors; five of these studies used functional communication training. Three studies used self-management strategies. Outcome Measure: Assessment of frequency of challenging behaviors.	85% of the studies reported decreases in challenging behaviors secondary to the interventions they used. Antecedent manipulations, changes in instructional content, differential reinforcement, and self-management strategies all appeared to be effective interventions. Although some studies showed positive results for decreased behaviors, the participants in these studies still demonstrated undesirable behaviors.	Findings of some of the individual studies in this group provided results that are unclear as to whether the interventions are effective, and one showed that specific interventions cannot be interpreted as effective due to conditions during the study. Some of the studies with positive results did not give unequivocal data. The authors reported that interpretations of the results of the studies included in this meta-analysis were questionable. All studies were single-subject design.
http://dx.doi.org/10.1080/13668250701689280					

(Continued)

Table D.3. Intensive Interventions

Author/Year	Study Objectives	Level/Design/Participants	Intervention and Outcome Measures	Results	Study Limitations
Mackay et al. (2007) http://dx.doi.org/10.1080/13668250701689280	To enhance social interaction and understanding in high-functioning children and adolescents with autism spectrum disorder (ASD) through a group intervention.	Level III—One-group, nonrandomized, pre- and posttest. $N =$ 46 children/ adolescents with ASD between the ages of 6–12 (38 Male, 6 Female).	Intervention: Groups included social and emotional perspective-taking, conversation skills, and friendship skills. Groups included games and role play. 1½ hour weekly sessions over 12–16 weeks. Outcome Measures: • The Spence Social Skills Questionnaire • Social Competence Questionnaires • Individual parent rating scale.	Enhanced levels of functioning for social skills and social competence were reported by both parents and subjects.	Lack of control group Cannot generalize results to any specific subgroup within ASD Different groups were led by different staff members.
Owens et al. (2008) http://dx.doi.org/10.1007/s10803-008-0590-6	To compare the effectiveness of two social skills programs: LEGO therapy and Social Use of Language Programme (SULP).	Level I—Randomized controlled trial. $N = 31$ children (30 Male, 1 Female) between the ages of 6 and 11 years with a diagnosis of high-functioning autism, autism spectrum disorder, autism, or Asperger syndrome. $n = 16$ LEGO $n = 15$ SULP $n = 16$ no intervention (matched on age, IQ and severity)	Intervention: LEGO: Collaborating in LEGO play. SULP: Teaching approach based around stories, group activities, and games. Groups were held for 1 hr per week for 18 weeks. A nonintervention control group was recruited at a later date. Outcome Measures: • Vineland Adaptive Behavior Scale • Gilliam Autism Rating Scale Social Interaction subscale.	A reduction in autism-specific social difficulties was seen following LEGO therapy, in contrast to no changes in the SULP or control groups. Significant results were found for both LEGO therapy and SULP in reducing maladaptive behavior.	No random assignment in control group Potential bias: Outcome measures were completed by parents, who were aware of what intervention their child was receiving. The same researcher also ran both interventions. No treatment fidelity measures were taken. Reduced generalizability due to small sample size and predominantly male subjects

Ozonoff & Miller (1995)	To examine effectiveness of social-skills training program for normal-IQ adolescents with autism.	Level II—Nonrandomized controlled trial. 5 participants; all participants with autism were male. Mean ages 13.8 years in treatment group ($n = 1$) and 13.6 years in control group ($n = 4$).	Social-skills training program (experimental group) included daily topic discussions, role-play for modeling skills, coaching from trainers, videotaped role-plays, and games. Outcome Measure: Social cognition and social skill by Theory of Mind Tasks and Social Skills Rating System.	Social-skills training program providing systematic instruction in theory of mind principles (ability to attribute mental states to others) was able to improve performance on several false-belief tasks. However, it failed to improve social competence for participants on parent and teacher ratings.	Small sample size Lack of random assignment Treatment program period might be too short to facilitate participants' social skills.
http://dx.doi.org/10.1007/BF02179376					
Sachs & Miller (2001)	To examine impact of wilderness experience on social interactions and expectations of adolescents with behavior disorders.	Level I—Randomized controlled trial. 8 in experimental group, 8 in control group. Ages 13–17 years (mean age 16 years). Diagnosis of behavior disorder.	Intervention: Wilderness camping trip including hiking, trail making, problem solving, trust and relaxation activities. Control activities: Relaxation training, increased free time, and movies. Outcome Measures: • Direct observation • Behavior Problem Checklist • Modified Jessup Expectancy Questionnaire.	Wilderness camping experience had short-term effects on cooperation of treatment group. Although no difference existed at follow-up on outcome measures, experimental group continued to cooperate more on average than control group.	Small sample size Attrition of 1 experimental and 2 control participants strongly affected results given small sample size.
Schleien et al. (1990)	To explore effects of using four social levels of play on appropriate play behavior of children with autism in integrated leisure education/physical education program.	Level III—Before–after. 17 participants with autism (ages 5–12 years) with social withdrawal and severe communication disorder; 21 nondisabled students served as peer group.	16 recreational activities represented 4 levels of structured play (isolate, dyadic, group, and team play). Positive reinforcement was provided to participants with autism for facilitating appropriate play behaviors. Outcome Measure: Two observers independently recorded appropriate play behavior during each play session.	Structured integrated activities involving higher levels of social play elicited significantly higher frequency of appropriate play behavior in school-age students with autism.	Small sample size Lack of control group Treatment effect due to nature of play activities or presence of nondisabled students as peers was unknown.

(Continued)

Table D.3. Intensive Interventions

Author/Year	Study Objectives	Level/Design/Participants	Intervention and Outcome Measures	Results	Study Limitations
Schleien et al. (1995) http://dx.doi.org/10.1007/BF02179375	To evaluate effect of art activities on cooperation and social interaction for children with and without autism.	Level III—Before–after (with multiple baseline). 15 children with autism with or without moderate/ severe mental retardation, Rett's syndrome. Older group—7 (mean age 9 years), younger group—8 (mean age 6 years). 53 nondisabled children also participated in study as special friends of autistic child.	Following baseline art sessions, nondisabled peers participated in session that introduced ways to interact with children with autism. Each autistic participant was matched with 3 or 4 nondisabled peers and participated in 6 monthly art activities. Outcome Measure: Observers recorded appropriate/ inappropriate behavior and social interaction of children with autism.	Interactions initiated by students with autism toward nondisabled peers did not change significantly before and after intervention. Nondisabled participants demonstrated greater social interaction toward peers with autism during art activities than before intervention.	Lack of control group Rate of positive interactions per minute varied greatly from session to session, perhaps because of nature of art activities developed in program. Lack of evaluation of generalization to school setting Lack of clear understanding of amount and type of art program needed to facilitate interactions for participants
Stermac & Josefowitz (1985)	To evaluate effects of playing therapeutic board game on social skills of severely behaviorally disordered adolescents.	Level III—Before–after. 7 adolescents (ages 13–17 years) in a day treatment program for adolescents with mental disorder who were identified by staff as having severe cognitive and social deficits that precluded participation in traditional group psychotherapy.	Social Skills Board Game devised by day treatment staff that required drawing cards on social dilemmas, such as asking someone for directions. Situations were role-played with feedback and ideas given by staff and peers. Outcome Measures: • Participants were videotaped role playing a standard set of 6 scenarios before and after intervention. • Rating of behavior was done by trained researchers.	Social skills improved, and bizarre behavior decreased.	Small sample size Measures used were not standardized. Use of multimodal program may make it difficult to evaluate impact of 1 activity-based intervention. Lack of control group
Tse et al. (2007) http://dx.doi.org/10.1007/s10803-006-0343-3	To determine the effectiveness of a social skills training program on social competence for adolescents with Asperger syndrome and high-functioning autism (AS/HFA)	Level III—Pretest–posttest design. $N = 46$ adolescents age 13–18 with AS/HFA in Montreal, Canada.	Intervention: The group social-skills curriculum consisted of psycho-educational and experiential methods of teaching social skills, with emphasis on learning through role play. Outcome Measures: • The Social Responsiveness Scale • Aberrant Behavior Checklist • Nisonger Child Behavior Rating Scale • Feedback survey.	Significant pre- to posttreatment gains were found on measures of both social competence and problem behaviors associated with AS/HFA. Effect sizes ranged from 0.34 to 0.72. Adolescents reported more perceived skill improvements than did parents. Parent-reported improvement suggests that social skills learned in group sessions generalize to settings outside the treatment group.	Lack of a control group Group program not manualized Use of parent-report measure for quantitative measurement

Wood et al. (2009) http://dx.doi.org/10.1007/s10803-009-0791-7	To evaluate the effectiveness of cognitive–behavioral therapy (CBT) on parent-reported autism symptoms.	Level I—Randomized controlled trial. $N = 19$ children with high-functioning autism spectrum disorders and an anxiety disorder $n = 9$ CBT $n = 10$ wait-list control	Intervention: Building Confidence, a CBT program, emphasized *in vivo* exposure supported by parent training and school consultation. Wait-list control group Outcome Measures: • Social Responsiveness Scale • Anxiety Disorders Interview Scale.	Participants in the CBT group outperformed the wait-list group at posttreatment/postwait-list on total parent-reported autism symptoms. Treatment gains were maintained at 3-month follow-up.	Small sample size Parent reports of symptomatology

Note. ADD = attention deficit disorder; ADHD = attention deficit hyperactivity disorder; ODD = oppositional defiant disorder

Literatur

Accreditation Council for Occupational Therapy Education. (2012). 2011 Accreditation Council for Occupational Therapy Education (ACOTE®) standards. *American Journal of Occupational Therapy, 66*, S6–S74. http://dx.doi.org/10.5014/ajot.2012.66S6

Agency for Healthcare Research and Quality, U.S. Preventive Services Task Force. (2009). *Standard recommendation language.* Retrieved February 14, 2009, from http://www.uspreventiveservicetaskforce.uspstf.htm

Aldred, C., Green, J. & Adams, C. (2004). A new social communication intervention for children with autism: Pilot randomised controlled treatment study suggesting effectiveness. *Journal of Child Psychology and Psychiatry, 45,* 1420–1430. http://dx.doi.org/10.1111/j.1469-7610.2004.00338.x

American Occupational Therapy Association. (1979). Uniform terminology for occupational therapy. *Occupational Therapy News, 35,* 1–8.

American Occupational Therapy Association. (1989). Uniform terminology for occupational therapy (2nd ed.). *American Journal of Occupational Therapy, 48,* 1047–1054. http://dx.doi.org/10.5014/ajot.48.11.1047

American Occupational Therapy Association. (1994). Uniform terminology for occupational therapy (3rd ed.). *American Journal of Occupational Therapy, 48,* 1047–1054.

American Occupational Therapy Association. (2002). Occupational therapy practice framework: Domain and process. *American Journal of Occupational Therapy, 56,* 609–639. http://dx.doi.org/10.5014/ajot.56.6.609

American Occupational Therapy Association. (2006). *Transforming caseload to workload in school-based early intervention occupational therapy services.* Bethesda, MD: Author.

American Occupational Therapy Association. (2008). Occupational therapy practice framework: Domain and process (2nd ed.). *American Journal of Occupational Therapy, 62,* 625–688. http://dx.doi.org/10.5014.ajot.62.6.625

American Occupational Therapy Association. (2009a). Guidelines for supervision, roles, and responsibilities during the delivery of occupational therapy services. *American Journal of Occupational Therapy, 63,* 797–803. http://dx.doi.org/10.5014/ajot.63.6.797

American Occupational Therapy Association. (2009b). Policy 1.44: Categories of occupational therapy personnel. In American Occupational Therapy Association (Ed.), *Policy manual* (2011 ed., pp. 33–34). Bethesda, MD: Author.

American Occupational Therapy Association. (2010a). Occupational therapy services in the promotion of psychological and social aspects of mental health. *American Journal of Occupational Therapy, 64* (Suppl.), S78–S91. http://dx.doi.org/10.5014/ajot.2010.64S78

American Occupational Therapy Association. (2010b). Specialized knowledge and skills in mental health promotion, prevention, and intervention in occupational therapy practice. *American Journal of Occupational Therapy, 64* (Suppl.), S30–S43. http://dx.doi.org/10.5014/ajot.2010.64S30

American Occupational Therapy Association. (2013). Obesity and occupational therapy. *American Journal of Occupational Therapy, 67* (6 Suppl.).

American Psychiatric Association. (2000). *Diagnostic and statistical manual of mental disorders* (4th ed.). Washington, DC: Author.

Amish, P.L., Gesten, E.L., Smith, J.K., Clark, H.B. & Stark, C. (1988). Social problem-solving training for severely emotionally and behaviorally disturbed children. *Behavioral Disorders, 13,* 175–186.

Anderson, S.C. & Allen, L.R. (1985a). Effects of a leisure education program on activity involvement and social interaction of mentally retarded persons. *Adapted Physical Activity Quarterly, 2,* 107–116.

Anderson, S.C. & Allen, L.R. (1985b). Effects of a recreation therapy program on activity involvement and social interaction of mentally retarded persons. *Behaviour Research and Therapy, 23,* 473–477. http://dx.doi.org/10.1016/0005-7967(85)90176-7

Andrew, T.A., Macnab, A. & Russell, P. (2009). Update on „the choking game." *Journal of Pediatrics, 155,* 777–779. http://dx.doi.org/10.1016/j.jpeds.2009.06.043

Antia, S.D. & Kreimeyer, K.H. (1996). Social interaction and acceptance of deaf or hardof-hearing children and their peers: A comparison of social-skills and familiaritybased interventions. *Volta Review, 98,* 157–180.

Aspy, R. & Grossman, B. (2007). *Underlying Characteristics Checklist—Classic Autism.* Overland Park, KS: AAPC Publishing.

Aspy, R. & Grossman, B. (2008). *Designing Comprehensive Interventions for Individuals with High-Functioning Autism and Asperger Syndrome: The Ziggurat Model.* Shawnee Mission, KS: Autism Asperger Publishing Company (www.aapctextbooks.net).

Atkins, M.S., Hoagwood, K.E., Kutash, K. & Seidman, E. (2010). Toward the integration of education and mental health in schools. *Administration and Policy in Mental Health, 37,* 40–47. http://dx.doi.org/10.1007/s10488-010-0299-7

Attwood, T. (2002). *The profile of friendship skills in Asperger's syndrome.* Retrieved June 15, 2012, from http://www.tonyattwood.com.au/pdfs/attwood2.pdf

Baker, S.D., Lang, R. & O'Reilly, M. (2009). Review of video modeling with students with emotional and behavioral disorders. *Education and Treatment of Children, 32,* 403–420. http://dx.doi.org/10.1353/etc.0.0065

Barry, M.M. & Jenkins, R. (2007). *Implementing mental health promotion.* Edinburgh, UK: Churchill, Livingstone/Elsevier.

Batsche, G.M. & Porter, L.J. (2006). Bullying. In G.G. Bear & K.M. Minke (Eds.), *Children's needs III: Development, prevention, and intervention* (pp. 135–148). Bethesda, MD: National Association of School Psychologists.

Bauminger, N. (2007). Individual social-multimodal intervention for HFASD. *Journal of Autism and Developmental Disorders, 37,* 1593–1604. http://dx.doi.org/10.1007/s10803-006-0245-4

Bazyk, S. (2005). Creating occupation-based social skills groups in after-school care. *OT Practice, 11*(17), 13–18.

Bazyk, S. (2007). Addressing the mental health needs of children in schools. In L. Jackson (Ed.), *Occupational therapy services for children and youth under IDEA* (3rd ed., pp. 99–121). Bethesda, MD: AOTA Press.

Bazyk, S. (Ed.). (2011a). Enduring challenges and situational stressors during the school years: Risk reduction and competence enhancement. In S. Bazyk (Ed.), *Mental health promotion, prevention, and intervention with children and youth: A guiding framework for occupational therapy* (pp. 21–44). Bethesda, MD: AOTA Press.

Bazyk, S. (Ed.). (2011b). Occupational therapy process: A public health approach to promoting mental health in children and youth. In S. Bazyk (Ed.), *Mental health promotion, prevention, an intervention with children and youth* (pp. 21–44). Bethesda, MD: AOTA Press.

Bazyk, S. (Ed.). (2011c). *Mental health promotion, prevention, and intervention with children and youth: A guiding framework for occupational therapy.* Bethesda, MD: AOTA Press.

Bazyk, S. & Bazyk, J. (2009). Meaning of occupation-based groups for low income urban youth attending afterschool care. *American Journal of Occupational Therapy, 63,* 69–83. http://dx.doi.org/10.5014/ajot.63.1.69

Bazyk, S. & Bradenburger Shasby, S. (2011). Major approaches useful in addressing the mental health needs of children and youth: Minimizing risks, reducing symptoms, and building competencies. In S. Bazyk (Ed.), *Mental health promotion, prevention, and intervention with children and youth: A guiding framework for occupational therapy* (pp. 45–70). Bethesda, MD: AOTA Press.

Beets, M.W., Flay, B.R., Vuchinich, S., Snyder, F.J., Acock, A., ... Li, K. (2009). Use of a social and character development program to prevent substance use, violent behaviors, and sexual activity among elementary-school students in Hawaii. *American Journal of Public Health, 99,* 1438–1445. http://dx.doi.org/10.2105/AJPH. 2008.142919

Benavides, S. & Caballero, J. (2009). Astanga yoga for children and adolescents for weight management and psychological well being: An uncontrolled open pilot study. *Complementary Therapies in Clinical Practice, 15,* 110–114. http://dx.doi.org/10.1016/j.ctcp.2008.12.004

Berger, D.L., Silver, E.J. & Stein, R.E. (2009). Effects of yoga on inner-city children's wellbeing: A pilot study. *Alternative Therapies in Health and Medicine, 15,* 36–42.

Bershad, C. & Blaber, C. (2011). *Realizing the promise of the whole-school approach to children's mental health: A practical guide for schools.* Washington, DC: Education Development Center.

Bhavnagri, N.P. & Samuels, B.G. (1996). Children's literature and activities promoting social cognition or peer relationships in preschoolers. *Early Childhood Research Quarterly, 11,* 307–331. http://dx.doi.org/10.1016/S088-2006(96)90010-1

Bierman, K.L. & Furman, W. (1984). The effects of social skills training and peer involvement on the social adjustment of preadolescents. *Child Development, 55,* 151–162. http://dx.doi.org/10.2307/1129841

Bierman, K.L., Miller, C.L. & Stabb, S.D. (1987). Improving the social behavior and peer acceptance of rejected boys: Effects of social skill training with instructions and prohibitions. *Journal of Consulting and Clinical Psychology, 55,* 194–200. http://dx.doi.org/10.1037/0022-006X.55.2.194

Birdee, G.S., Yeh, G.Y., Wayne, P.M., Phillips, R.S., Davis, R.B. & Gardiner, P. (2009). Clinical applications of yoga for the pediatric population: A systematic review. *Academic Pediatrics, 9,* 212–220. http://dx.doi.org/10.1016/j.acap.2009.04.002

Bloom, S.L. (1995). Creating sanctuary in the school. *Journal for a Just and Caring Education, 1,* 403–433.

Blum, R.W. & Rinehart, P.M. (1997). *Reducing the risk: Connections that make a difference in the lives of youth.* Minneapolis: University of Minnesota, Division of General Pediatrics and Adolescent Health.

Bosworth, K., Espelage, D. & DuBay, T. (1998). A computer-based violence prevention intervention for young adolescents: Pilot study. *Adolescence, 33,* 785–795.

Briggs-Gowan, M.J., & Carter, A.S. (2006). *BITSEA Brief Infant-Toddler Social and Emotional Assessment examiner's manual.* San Antonio, TX: Harcourt Assessment. Brown, C. & Dunn, W. (2002). *Adolescent/Adult Sensory Profile®.* San Antonio, TX: Pearson.

Bruce, M.A. & Borg, B. (1993). *Psychosocial occupational therapy: Frames of reference for intervention.* Thorofare, NJ: Slack.

Butler, A.C., Chapman, J.E., Forman, E.M. & Beck, A.T. (2006). The empirical status of cognitive-behavioral therapy: A review of metaanalyses. *Clinical Psychology Review, 26,* 17–31. http://dx.doi.org/10.1016/j.cpr.2005.07.003

Cahill, S.M. (2007). A perspective on response to intervention. *School System Special Interest Section Quarterly, 14*(3), 1–4.

Cahill, S.M. & Suarez-Balcazar, Y. (2009). Promoting children's nutrition and fitness in the urban context. *American Journal of Occupational Therapy, 63,* 113–116. http://dx.doi.org/10.5014/ajot.63.1.113

Cardon, G.M., De Clercq, D.L. R. & DeBourdeaudhuij, L.M. M. (2002). Back education efficiency in elementary schoolchildren. *Spine, 27,* 299–305. http://dx.doi.org/10.1097/00007632-200202010-00020

Carr, E.G., Dunlap, G., Horner, R.H., Koegel, R.L., Turnbull, A., ... Sailor, W. (2002). Positive behavior support: Evolution of an applied science. *Journal of Positive Behavior Interventions, 4*(1), 4–16.

Carter, E.W. & Hughes, C. (2005). Increasing social interaction among adolescents with intellectual disabilities and their general education peers: Effective interventions. *Research and Practice for Persons With Severe Disabilities, 30,* 179–193. http://dx.doi.org/10.2511/rpsd.30.4.179

Cartledge, G. (2003). School-wide positive behavior management: A state improvement grant (SIG) partnership. *School-Wide Positive Behavior Management, 2,* 1–10.

Catalano, R.F., Hawkins, D., Berglund, M.L., Pollard, J.A. & Arthur, M.W. (2002). Prevention science and positive youth development: Competitive or cooperative frameworks? *Journal of Adolescent Health, 31,* 230–239. http://dx.doi.org/10.1016/S1054-139X(02)00496-2

Catterall, J.S., Dumais, S.A. & HampdenThomson, G. (2012). *The arts and achievement in at-risk youth: Findings from four longitudinal studies.* Washington DC: National Endowment for the Arts. Retrieved June 15, 2012, from http://www.nea.gov/research/Arts-At-Risk-Youth.pdf

Centers for Disease Control and Prevention. (2010). *Prevalence of overweight, obesity, and extreme obesity among adults: United States, trends 1960–1962 through 2007–2008.* Retrieved June 15, 2012, from http://www.cdc.gov/nchs/data/hestat/obesity_adult_07_08/obesity_adult_07_08.pdf

Centers for Disease Control and Prevention. (2012, March 30). Prevalence of autism spectrum disorders – Autism and Developmental Disabilities Monitoring Network, 14 sites, United States, 2008. *Morbidity and Mortality Weekly Report,* 1–19.

Champagne, T. (2008). *Sensory rooms in mental health.* Retrieved from http://www.ot-innovations.com/content/view/49/46/

Charlebois, P., Normandeau, S., Vitaro, F. & Berneche, F. (1999). Skills training for inattentive overactive, aggressive boys: Differential effects of contexts and delivery method. *Behavioral Disorders, 24,* 137–150.

Christian, B.J. & D'Auria, J.P. (2006). Life skills for children with cystic fibrosis: Effectiveness of an intervention. *Nursing Research, 55,* 300–307. http://dx.doi.org/10.1097/00006199200609000-00002

Christner, R.W., Forrest, E., Morley, J. & Weinstein, E. (2007). Taking cognitive-behavior therapy to school: A school-based mental health approach. *Journal of Contemporary Psychotherapy, 37,* 175–183. http://dx.doi.org/10.1007/s10879-007-9052-2

Collaborative for Academic, Social, and Emotional Learning. (2009). *What is SEL? Skills and competencies.* Retrieved August 3, 2010, from www.casel.org/basics/skills.php

Conduct Problems Prevention Research Group. (2002). Evaluation of the first 3 years of the Fast Track Prevention Trial with children at high risk for adolescent conduct problems. *Journal of Abnormal Child Psychology, 30,* 19–35.

Conduct Problems Prevention Research Group. (2007). Fast track randomized controlled trial to prevent externalizing psychiatric disorders: Findings from Grades 3–9. *Journal of the American Academy of Child and Adolescent Psychiatry, 46,* 1250–1262. http://dx.doi.org/10.1097/chi.0b013e31813e5d39

Cook, C.R., Gresham, F.M., Kern, L., Barreras, R.B., Thornton, S. & Crews, S.D. (2008). Social skills training for secondary students with emotional and/or behavioral disorders: A review and analysis of the meta-analytic literature. *Journal of Emotional and Behavioral Disorders, 16,* 131–144. http://dx.doi.org/10.1177/1063426608314541

Coren, E. & Barlow, J. (2001). Individual- and group-based parenting programmes for improving psychosocial outcomes for teenage parents and their children. *Cochrane Database of Systematic Reviews, Issue 3,* Article No. CD002964. http://dx.doi.org/10.1002/14651858.CD002964

Coster, W.J., Deeney, T.A., Haltiwanger, J.T. & Haley, S.M. (1998). *School Function Assessment.* San Antonio, TX: Psychological Corporation/Therapy Skill Builders.

Cowen, E. (1991). In pursuit of wellness. *American Psychologist, 46,* 404–408. http://dx.doi.org/10.1037/0003-066X.46.4.404

Crabtree, L. & Delaney, J.V. (2011). Autism: Promoting social participation and mental health. In S. Bazyk (Ed.), *Mental health promotion, prevention, and intervention with children and youth: A guiding framework for occupational therapy* (pp. 163–187). Bethesda, MD: AOTA Press.

Csapo, M. (1986). Social skills training with neglected and rejected children. *Journal of Special Education, 10,* 321–338.

Csikszentmihalyi, M. (1993). Activity and happiness: Towards a science of occupation. *Occupational Science, 1,* 38–42. http://dx.doi.org/10.1080/14427591.1993.9686377

Davidson, D.A. (2005). Psychosocial issues affecting social participation. In J. Case-Smith (Ed.), *Occupational therapy for children* (5th ed., pp. 449–480). St. Louis, MO: Elsevier/Mosby.

Daykin, N., Orme, J., Evans, D., Salmon, D., McEachran, M. & Brain, S. (2008). The impact of participation in performing arts on adolescent health and behavior: A systematic review of the literature. *Journal of Health Psychology, 13,* 251–264. http://dx.doi.org/10.1177/1359105307086699

De, S., Small, J. & Baur, L.A., (2008). Overweight and obesity among children with developmental disabilities. *Journal of Intellectual and Developmental Disability, 33,* 43–47. http://dx.doi.org/1080/13668250701875137

Dehghan, M., Akhtar-Danesh, N. & Merchant, A.T. (2005). Childhood obesity, prevalence and prevention. *Nutrition Journal, 4,* 1–8. http://dx.doi.org/10.1186/1475-2891-4-1

DeMar, J. (1997). A school-based group intervention to strengthen personal and social competencies in latency-age children. *Social Work in Education, 19,* 219–230.

Demir, M. & Weitekamp, L.A. (2007). I am so happy cause today I found my friend: Friendship and personality as predictors of happiness. *Journal of Happiness Studies, 8,* 181–211. http://dx.doi.org/1007/s10902-006-9012-7

Demir, M., Zdemir, M. & Weitekamp, L.A. (2007). Looking to happy tomorrows with friends: Best and close friendships as they predict happiness. *Journal of Happiness Studies, 8,* 243–271. http://dx.doi.org/10.1007/s10902-006-9012-7

Diener, E. (2000). Subjective well-being: The science of happiness and a proposal for a national index. *American Psychologist, 55,* 34–43. http://dx.doi.org/10.1037/0003-066X.55.1.34

Dobson, D.J. G., McDougall, G., Busheikin, J. & Aldous, J. (1995). Effects of social skills training and social milieu treatment on symptoms of schizophrenia. *Psychiatric Services, 46,* 376–380.

Dolgin, M.J., Somer, E., Zaidel, N. & Zaizov, R. (1997). A structured group intervention for siblings of children with cancer. *Journal of Child and Adolescent Group Therapy, 7,* 3–18. http://dx.doi.org/10.1007/BF02548945

Downing, D. (2011). Occupational therapy for youth at risk of psychosis and those with identified mental illness. In S. Bazyk (Ed.), *Mental health promotion, prevention, and intervention with children and youth: A guiding framework for occupational therapy* (pp. 141–161). Bethesda, MD: AOTA Press.

Drysdale, J., Casey, J. & Porter-Armstrong, A. (2008). Effectiveness of training on the community skills of children with intellectual disabilities. *Scandinavian Journal of Occupational Therapy, 15,* 247–255. http://dx.doi.org/10.1080/11038120802456136

Dubow, E.F., Huesmann, L.R. & Eron, L.D. (1987). Mitigating aggression and promoting prosocial behavior in aggressive elementary schoolboys. *Behaviour Research and Therapy, 25,* 527–531. http://dx.doi.org/10.1016/0005-7967(87)90061-1

Duffy, B. & Fuller, R. (2000). Role of music therapy in social skills development in children with moderate intellectual disability. *Journal of Applied Research in Intellectual Disabilities, 13,* 77–89. http://dx.doi.org/10.1046/j.1468-3148.2000.00011.x

Duncan, B.B., Forness, S.R. & Harsough, C. (1995). Students identified as seriously emotionally disturbed in school-based day treatment: Cognitive, psychiatric, and special educational characteristics. *Behavioral Disorders, 20,* 238–252.

Dunn, W. (1999). *The Sensory Profile Manual.* San Antonio: Psychological Corporation.

Dunn, W. (2000). *Best practice occupational therapy: In community service with children and families.* Thorofare, NJ: Slack.

Dunn, W. (2007). Supporting children to participate successfully in everyday life by using sensory processing knowledge. *Infants and Young Children, 20,* 84–101. http://dx.doi.org/10.1097/01.IYC.0000264477.05076.5d

Dunn, W., Brown, C. & Youngstrom, M.J. (2003). Ecological model of occupation. In P. Kramer, J. Hinojosa & C.B. Royeen (Eds.), *Perspectives on human occupation: Participation in life* (pp. 222–263). Philadelphia: Lippincott Williams & Wilkins.

Durlak, J.A., Weissberg, R.P., Dymnicki, A.B., Taylor, R.D. & Schellinger, K.B. (2011). The impact of enhancing students' social and emotional learning: A meta-analysis of school-based universal interventions. *Child Development, 82,* 405–432. http://dx.doi.org/10.1111/j.1467-8624.2010.01564.x

Durlak, J.A., Weissberg, R.P. & Pachan, M. (2010). A meta-analysis of after-school programs that seek to promote personal and social skills in children and adolescents. *American Journal of Community Psychology, 45,* 294–309. http://dx/doi.org/10.1007/s10464-010-9300-6

Dworkin, J. (2003). Adolescents' accounts of growth experiences in youth activities. *Journal of Youth and Adolescence, 32,* 17–26. http://dx.doi.org/10.1023/A:1021076222321

Dworkin, J.B., Larson, R. & Hansen, D. (2003). Adolescents' accounts of growth experiences in youth activities.*Journal of Youth and Adolescence, 32,* 17–26. http://dx.doi.org/10.1023/A:102107622321

Dwyer, G., Baur, L., Higgs, J. & Hardy, L. (2009). Promoting children's health and well-being: Broadening the therapy perspective. *Physical and Occupational Therapy in Pediatrics, 29,* 27–43. http://dx.doi.org/10.1080/01942630802574825

Ebbeck, V. & Gibbons, S.L. (1998). The effect of a team building program on the self-conceptions of Grade 6 and 7 physical education students. *Journal of Sport and Exercise Psychology, 20,* 300–310.

Eccles, J.S. & Gootman, J.A. (Eds.). (2002). *Community programs to promote youth development*. Washington, DC: National Academy Press.

Elias, M.J., Zins, J.E., Weissberg, K.S., Frey, K.S., Greenberg, M.T., ... Haynes, N.M. (Eds.). (1997). *Promoting social and emotional learning: Guidelines for educators.* Alexandria, VA: Association for Supervision and Curriculum.

Emerson, E. (2009). Overweight and obesity in 3-and 5-year-old children with and without developmental delay. *Public Health, 123,* 130–133. http://dx.doi.org/10.1016/j.puhe.2008.10.020

Emmer, E.T. & Stough, L.M. (2001). Classroom management: A critical part of educational psychology, with implications for teacher education. *Educational Psychologist, 36,* 103–112. http://dx.doi.org/10.1207/S15326985EP3602_5

Epp, K.M. (2008). Outcome-based evaluation of a social skills program using art therapy and group therapy for children on the autism spectrum. *Children and Schools, 30,* 27–36. http://dx.doi.org/10.1093/cs/30.1.27

Espelage, D.L. & Swearer, S.M. (2003). Research on school bullying and victimization: What have we learned and where do we go from here? *School Psychology Review, 32,* 365–383.

Fantuzzo, J., Sutton-Smith, B., Atkins, M., Meyers, R., Stevenson, H., ... Coolahan, K. (1996). Community-based resilient peer treatment of withdrawn maltreated preschool children. *Journal of Consulting and Clinical Psychology, 64,* 1377–1386. http://dx.doi.org/10.1037/0022-006X.64.5.1377

Felitti, V.J., Anda, R.F., Nordenberg, D., Williamson, D.F., Spitz, A.M., ... Edwards, V. (1998). Relationship of childhood abuse and household dysfunction to many of the leading causes of death in adults: The Adverse Childhood Experiences (ACE) Study. *American Journal of Preventive Medicine, 14,* 245–258. http://dx.doi.org/10.1061/S0749-3797(98)00017-8

Fisher, A.G. & Bray Jones, K. (2010). *Assessment of Motor and Process Skills. Vol 2: User manual* (7th ed.). Fort Collins, CO: Three Star Press.

Forness, S.R. (2003). Barriers to evidence-based treatment: Developmental psychopathology and the interdisciplinary disconnect in school mental health practice. *Journal of School Psychology, 41,* 61–67. http://dx.doi.org/10.1016/S0022-4405(02)00144-9

Forness, S.R., Kavale, K.A., MacMillan, D.L., Asarnow, J.R. & Duncan, B.B. (1996). Early detection and prevention of emotional or behavioral disorders: Developmental aspects of systems of care. *Behavioral Disorders, 21,* 226–240.

Fox, K.R. (1999). The influence of physical activity on mental well-being. *Public Health Nutrition, 2,* 411–418.http://dx.doi.org/10.1017/S1368980099000567

Frankel, F., Myatt, R., Cantwell, D. & Feinberg, D. (1997). Parent-assisted transfer of children's social skills training: Effects on children with and without attention-deficit hyperactivity disorder. *Journal of the American Academy of Child and Adolescent Psychology, 36,* 1056–1064. http://dx.doi.org/10.1097/00004583-199708000-00013

Freeman, R., Eber, L., Anderson, C., Irvin, L., Bounds, M., ... Dunlap, G. (2006). Building inclusive school cultures using school-wide positive behavior support: Designing effective individual support systems for students with significant disabilities. *Research and Practice for Persons With Severe Disabilities, 31,* 4–17. http://dx.doi.org/10.2511/rpsd.31.1.4

Frolek Clark, G. & Kingsley, K. (2013). *Occupational therapy practice guidelines for early childhood: Birth through 5 years*. Bethesda, MD: AOTA Press.

Galantino, M.L., Galbavy, R. & Quinn, L. (2008). Therapeutic effects of yoga for children: A systematic review of the literature. *Pediatric Physical Therapy, 20,* 66–80. http://dx.doi.org/10.1097/PEP.0b013e31815f1208

Gangl, M.L. (1987). The effectiveness of an occupational therapy program for chemically dependent adolescents. *Occupational Therapy in Mental Health, 7,* 67–88. http://dx.doi.org/10.1300/J004v07n02_06

Gebert, N., Hummelink, J., Konning, J., Staab, D., Schmidt, S., ... Szczepanski, R. (1998). Efficacy of self-management program for childhood asthma – A prospective study. *Patient Education and Counseling, 35,* 213–220. http://dx.doi.org/10.1016/S0738-3991(98)00061-5

Geldhof, E., Cardon, G., De Bourdeaudhuij, I. & De Clercq, D. (2007). Back posture education in elementary schoolchildren: A 2-year followup study. *European Spine Journal, 16,* 841–850. http://dx/doi.org/10.1007/s00586-006-0227-4

Gencoz, F. (1997). The effects of basketball training on the maladaptive behaviors of trainable mentally retarded children. *Research in Developmental Disabilities, 18,* 1–10. http://dx.doi.org/10.1016/S0891-4222(96)00029-7

Ginsburg, G.S. & Kingery, J.N. (2007). Evidencebased practice for childhood anxiety disorders. *Journal of Contemporary Psychotherapy, 37,* 123–132. http://dx.doi.org/10.1007/s10879-007-9047-z

Girolametto, L.E. (1988). Improving the socialconversational skills of developmentally delayed children: An intervention study. *Journal of Speech and Hearing Disorders, 53,* 156–167.

Gold, C., Wigram, T. & Elefant, C. (2006). Music therapy for autistic spectrum disorder. *Cochrane Database of Systematic Reviews 2006, Issue 2,* Article No. CD004381. http://dx.doi.org/10.1002/14651858.CD004381.pub2

Goleman, D. (1995). *Emotional intelligence: Why it can matter more than IQ.* New York: Bantam Books.

Gowen, L.K. & Walker, J.S. (2009). Youth empowerment and participation in mental health care. *FOCAL POiNT: Research, Policy, and Practice in Children's Mental Health, 23*(2), 3–5.

Graham, F., Rodger, S. & Ziviani, J. (2009). Coaching parents to enable children's participation: An approach for working with parents and their children. *Australian Occupational Therapy Journal, 56,* 16–23. http://dx.doi.org/10.1111/j.1440-1630.2008.00736.x

Greenberg, M.T., Weissberg, R.P., O'Brian, M., Zins, J.E., Fredericks, L., ... Resnik, H. (2003). Enhancing school-based prevention and youth development through coordinated social, emotional, and academic learning. *American Psychologist, 58,* 466–474. http://dx.doi.org/10.1037/0003-066X.58.6-7.466

Gresham, F. & Elliott, S. (1990). *The Social Skills Rating System.* Circle Pines, MN: American Guidance Service.

Griffiths, K.M., Christensen, H. & Jorm, A.F. (2009). Mental health literacy as a function of remoteness of residence: An Australian national study. *BMC Public Health, 9,* 1–20. Retrieved June 15, 2012, from http://www.biomedcentral.com/1471-2458/9/92

Grizenko, N., Papineau, D. & Sayegh, L. (1993a). A comparison of day treatment and outpatient treatment for children with disruptive behavior. *Canadian Journal of Psychiatry, 38,* 432–435.

Grizenko, N., Papineau, D. & Sayegh, L. (1993b). Effectiveness of a multimodal day treatment program for children with disruptive behavior problems. *Journal of the American Academy of Child and Adolescent Psychiatry, 32,* 127–134. http://dx.doi.org/10.1097/00004583-199301000-00019

Guy, S., Ratzki-Leewing, A. & Gwadry-Sridhar, F. (2011). Moving beyond the stigma: Systematic review of video games and their potential to combat obesity. *International Journal of Hypertension, 2011,* 1–13. http://dx.doi.org/10.4061/2011/179124

Hansen, D., Larson, R. & Dworkin, J.B. (2003). What adolescents learn in organized youth activities: A survey of self-reported developmental experiences. *Journal of Research on Adolescence, 13,* 25–55. http://dx.doi.org/10.1111/1532-7795.1301006

Heinrich, R.H. (2003). A whole-school approach to bullying: Special considerations for children with exceptionalities. *Intervention in School and Clinic, 38,* 195–204. http://dx.doi.org/10.1177/105345120303800401

Henry, D. (2001). *The tool chest: For teachers, parents and students.* Glendale, AZ: Henry OT.

Hepler, J.B. & Rose, S.F. (1988). Evaluation of a multi-component group approach for improving the social skills of elementary school children. *Journal of Social Service Research, 11*(4), 1–18. http://dx.doi.org/10.1300/J079v11n04_01

Hernandez-Guzman, L., Gonzalez, S. & Lopez, F. (2002). Effect of guided imagery on children's social performance. *Behavioural and Cognitive Psychotherapy, 30,* 471–483. http://dx.doi.org/10.1017/S1352465802004083

Hoagwood, K. & Johnson, J. (2003). School psychology: A public health framework: I. From evidence-based practices to evidence-based policies. *Journal of School Psychology, 41,* 3–21. http://dx.doi.org/10.1016/S0022-4405(02)00141-3

Hoffman, O.R., Hemmingsson, H. & Kielhofner, G. (2000). *The School Setting Interview: A user's manual.* Chicago: University of Illinois, Department of Occupational Therapy.

Ikiugu, M. & Ciaravino, E.A. (2006). Assisting adolescents experiencing emotional and behavioral difficulties (EBD) transition to adulthood. *International Journal of Psychosocial Rehabilitation, 10,* 57–78.

Institute of Medicine, Committee for the Study of the Future of Public Health, Division of Health Care Services. (1988). *The future of public health.* Washington, DC: National Academies Press.

Ison, M.S. (2001). Training in social skills: An alternative technique for handling disruptive child behavior. *Psychological Reports, 88,* 903–911. http://dx.doi.org/10.2466/pr0.2001.88.3.703

Jackson, L.L. & Arbesman, M. (2005). *Occupational therapy practice guidelines for children with behavioral and psychosocial needs.* Bethesda, MD: AOTA Press.

Jackson, M.F. & Marziller, J.S. (1983). An investigation of the treatment of adolescent social difficulty in a community-based setting. *Behavioural Psychotherapy, 11,* 302–319. http://dx.doi.org/10.1017/S0141347300008612

Jeffree, D.M. & Cheseldine, S.E. (1984). Programmed leisure intervention and the interaction patterns of severely mentally retarded adolescents: A pilot study. *Journal of Mental Deficiency, 88,* 619–624.

Jenson, J.M. & Dieterich, W.A. (2007). Effects of a skills-based prevention program on bullying and bully victimization among elementary school children. *Prevention Science, 8,* 285–296. http://dx.doi.org/10.1007/s11121-007-0076-3

Jones, M.B. & Offord, D.R. (1989). Reeducation of antisocial behavior in poor children by nonschool skill development. *Journal of Child Psychiatry, 30,* 737–750. http://dx.doi.org/10.1111/j.1469-7610.1989.tb00786.x

Jorm, A.F. (2012). Mental health literacy: Empowering the community to take action for better mental health. *American Psychologist, 67,* 231–243.

Jorm, A.F., Korten, A.E., Jacomb, P.A., Christensen, H., Rodgers, B. & Pollitt, P. (1997). „Mental health literacy": A survey of the public's ability to recognize mental disorders and their beliefs about the effectiveness of treatment. *Medical Journal of Australia, 166,* 182–186.

Kamps, D.M., Tankersley, M. & Ellis, C. (2000). Social skills interventions for young at-risk students: A 2-year follow-up study. *Behavioral Disorders, 25,* 310–324.

Kannenberg, K. & Greene, S. (2003, June 2). Infusing occupation into practice: Valuing and supporting the psychosocial foundation of occupation. *OT Practice,* CE1–CE8.

Kazdin, A. E., Bass, D., Siegel, T. & Thomas, C. (1989). Cognitive-behavioral therapy and relationship therapy in the treatment of children referred for antisocial behavior. *Journal of Consulting and Clinical Psychology, 57,* 522–535. http://dx.doi.org/10.1037/0022-006X.57.4.522

Kessler, R.C., Berglund, P., Demler, O., Jin, R., Merinkangas, K.R. & Walters, E.E. (2005). Lifetime prevalence and age-of-onset distributions of *DSM-IV* disorders in the National Comorbidity Survey Replication. *Archives of General Psychiatry, 62,* 593–602. http://dx.doi.org/10.1001/archpsyc.62.6.593

Keyes, C.L. (2007). Promoting and protecting mental health as flourishing: A complementary strategy for improving national mental health. *American Psychologist, 62,* 95–108. http://dx.doi.org/10.1037/0003-066X.62.2.95

Kim, J., Wigram, T. & Gold, C. (2008). The effects of improvisational music therapy on joint attention behaviors in autistic children: A randomized controlled study. *Journal of Autism and Developmental Disorders, 38,* 1758–1766. http://dx.doi.org/10.1007/s10803-008-0566-6

King, G., Law, M., King, S., Hurley, P., Hanna, ... S. Kertoy, M. (2004). *Children's Assessment of Participation and Enjoyment (CAPE) and Preferences for Activities of Children (PAC).* San Antonio, TX: Harcourt Assessment.

Kingsnorth, S., Healy, H. & MacArthur, C. (2007). Preparing for adulthood: A systematic review of life skill programs for youth with physical disabilities. *Journal of Adolescent Health, 41,* 323–332. http://dx.doi.org/10.1016/j.jadohealth.2007.06.007

Kinnevy, S.C., Healy, B.P., Pollio, D.E. & North, C.S. (1999). BicycleWORKS: Task-centered group work with high-risk youth. *Social Work With Groups, 22,* 33–47. http://dx.doi.org/10.1300/J009v22n01_03

Kleiber, D. (1999). *Leisure experience and human development: A dialectical approach.* New York: Basic Books.

Koegel, R.L., Dyer, K. & Bell, L.K. (1987). The influence of child-preferred activities on autistic children's social behavior. *Journal of Applied Behavior Analysis, 20,* 243–252. http://dx.doi.org/10.1901/jaba.1987.20-243

Koller, J.R. & Bertel, J.M. (2006). Responding to today's mental health needs of children, families and schools: Revisiting the preservice training and preparation of school-based personnel. *Education and Treatment of Children, 29,* 197–217.

Koppelman, J. (2004). *Children with mental disorders: Making sense of their needs and systems that help them* (NHPF Issue Brief No. 799). Washington, DC: National Health Policy Forum.

Kraag, G., Zeegers, M.P., Kok, G., Hosman, C. & Abu-Saad, H.H. (2006). School programs targeting stress management in children and adolescents: A meta-analysis. *Journal of School Psychology, 44,* 440–472. http://dx.doi.org/10.1016/j.jsp.2000.07.001

Kroeger, K.A., Schultz, J.R. & Newson, C. (2007). A comparison of two group-delivered social skills programs for young children with autism. *Journal of Autism and Developmental Disorders, 37,* 808–817. http://dx.doi.org/10.1007/s10803-006-0207-x

Kusche, C.A. & Greenberg, M.T. (1994). *The PATHS (Promoting Alternative Thinking Strategies) curriculum.* Seattle, WA: Developmental Research and Programs.

Kutash, K., Duchnowski, A.J. & Lynn, N. (2006). *School-based mental health: An empirical guide for decision-makers.* Tampa: University of South Florida Press.

Kutnick, P.J. & Brees, P. (1982). The development of co-operation: Explorations on cognitive and moral competence and social authority. *British Journal of Educational Psychology, 52,* 361–365. http://dx.doi.org/10.1111/j.2044-8279.1982.tb02522.x

Lamb, S.J., Bibby, P.A. & Wood, D.J. (1997). Promoting the communication skills of children with moderate learning difficulties. *Child Language Teaching and Therapy, 13,* 261–278. http://dx.doi.org/10.1177/026565909701300304

Larson, R.W. (2000). Toward a psychology of positive youth development. *American Psychologist, 55,* 170–183. http://dx.doi.org/10.1037/0003-066X.55.1.170

Laugeson, E.A., Frankel, F., Mogil, C. & Dillon, A.R. (2009). Parent-assisted social skills training to improve friendships in teens with autism spectrum disorders. *Journal of Autism and Developmental Disorders, 39,* 596–606. http://dx.doi.org/10.1007/s10803-008-0664-5

Law, M. Baptiste, S., Carswell, A., McColl, M.A., Polatajko, H. & Pollock, N. (2005). *The Canadian Performance Measure* (4th ed.). Ottawa, ON: Canadian Association of Occupational Therapy.

Law, M. & Baum, C. (1998). Evidence-based occupational therapy. *Canadian Journal of Occupational Therapy, 65,* 131–135.

Law, M., Cooper, B., Strong, S., Stewart, D., Rigby, P. & Letts, L. (1996). The person-environment-occupation model: A transactive approach to occupational therapy performance. *Canadian Journal of Occupational Therapy, 63,* 9–23.

LeBuffe, P., Shapiro, V. & Naglieri, J. (2009). *Devereux Student Strengths Assessment.* Lewisville, NC: Kaplan.

Lee, S.-H., Simpson, R.L. & Shogren, K.A. (2007). Effects and implications of self-management for students with autism: A meta-analysis. *Focus on Autism and Other Developmental Disabilities, 22,* 2–13. http://dx.doi.org/10.1177/10883576070220010101

Lefebvre-Pinard, M. & Reid, L. (1980). A comparison of three methods of training communication skills: Social conflict, modeling, and con flict-modeling. *Child Development, 51,* 179–187. http://dx.doi.org/10.2307/1129605

LeGoff, D.B. (2004). Use of LEGO® as a therapeutic medium for improving social competence. *Journal of Autism and Developmental Disorders, 34,* 557–571. http://dx.doi.org/10.1007/s10803-004-2550-0

LeGoff, D.B. & Sherman, M. (2006). Long-term outcome of social skills intervention based in interactive LEGO® play. *Autism, 1,* 317–329. http://dx.doi.org/10.1177/1362361306064403

Lochman, J.E., Haynes, S.M. & Dobson, E.G. (1981). Psychosocial effects of an intensive summer communication program for cleft palate children. *Child Psychiatry and Human Development, 12,* 54–62. http://dx.doi.org/10.1007/BF00706674

Lochman, J.E. & Wells, K.C. (2002). The Coping Power program at the middle-school transition: Universal and indicated prevention effects. *Psychology of Addictive Behaviors, 16,* S40-S54. http://dx.doi.org/10.1037/0893-164X.16.4S.S40

Lochman, J.E. & Wells, K.C. (2003). Effectiveness of the Coping Power program and of classroom intervention with aggressive children: Outcomes at a 1-year follow-up. *Behavior Therapy, 34,* 493–515. http://dx.doi.org/10.1016/S0005-7894(03)80032-1

Lochman, J.E. & Wells, K.C. (2004). The Coping Power program for preadolescent aggressive boys and their parents: Outcome effects at the 1-year follow-up. *Journal of Consulting and Clinical Psychology, 72,* 571–578. http://dx.doi.org/10.1037/0022-006X.72.4.571

Lopata, C., Thomeer, M.L., Volker, M.A., Nida, R.E. & Lee, G.K. (2008). Effectiveness of a manualized summer social treatment program for high-functioning children with autism spectrum disorders. *Journal of Autism and Developmental Disorders, 38,* 890–904. http://dx.doi.org/10.1007/s10803-007-0460-7

Lopez, M., Forness, S.R., MacMillan, D.L., Bocian, K. & Gresham, F.M. (1996). Children with attention deficit hyperactivity disorder and emotional or behavioral disorders in the primary grades: Inappropriate placement in the learning disability category. *Educational Treatment of Children, 19,* 286–299.

Lougher, L. (2001). *Occupational therapy for children and adolescent mental health.* Edinburgh, UK: Churchill Livingstone.

Lowenstein, L.F. (1982). The treatment of extreme shyness in maladjusted children by implosive counseling and conditioning approaches. *Acta Psychiatrica Scandinavica, 66,* 173–189. http://dx.doi.org/10.1111/j.1600-0447.1982.tb00926.x

Machalicek, W., O'Reilly, M.F., Beretvas, N., Sigafoos, J. & Lancioni, G.E. (2007). A review of interventions to reduce challenging behavior in school setting for students with autism spectrum disorders. *Research in Autism Spectrum Disorders, 1,* 229–246. http://dx.doi.org/10.1080/13668250701589280

Mackay, T., Knott, F. & Dunlop, A.-W. (2007). Developing social interaction and understanding in individuals with autism spectrum disorder: A groupwork intervention. *Journal of Intellectual and Developmental Disability, 32,* 279–290. http://dx.doi.org/10.1080/13668250701689280

Mahoney, J.L., Harris, A.L. & Eccles, J.S. (2008). *The over-scheduling myth.* Retrieved June 15, 2012, from http://www.childtrends.org/Files//Child_Trends-2008_02_27_Myth.pdf

Mahoney, J.L., Larson, R.W., Eccles, J.S. & Lord, H. (2005). Organized activities as development contexts for children and adolescents. In J. Mahoney, R. Larson & J. Eccles (Eds.), *Organized activities as contexts of development: Extracurricular activities, after-school and com munity programs* (pp. 3–23). Mahwah, NJ: Erlbaum.

Mahoney, J.L. & Stattin, H. (2000). Leisure activities and adolescent antisocial behavior: The role of structure and social context. *Journal of Adolescence, 23,* 113–127. http://dx.doi.org/10.1006/jado.2000.0302

Manly, T., Robertson, I.H., Anderson, V. & Nimmo-Smith, I. (1998). *The Test of Everyday Attention for Children (TEA-Ch).* San Antonio, TX: Pearson.

Masia-Warner, C., Nangle, D.W. & Hansen, D.J. (2006). Bringing evidence-based child mental health services to the schools: General issues and specific populations. *Education and Treatment of Children, 29,* 165–172.

Masten, A.S. (2006). Developmental psychology: Pathways to the future. *International Journal of Behavioral Development, 30,* 47–54. http://dx.doi.org/10.1177/0165025406059974

Masten, A.S., Roisman, G.I., Long, J.D., Burt, K.B., Obradovic, J., ... Riley, J.R. (2005). Developmental cascades: Linking academic achievement and externalizing and internalizing symptoms over 20 years. *Developmental Psychology, 41,* 733–746. http://dx.doi.org/10.1037/0012-1649.41.5.733

McLaughlin, M. (2000). *Community counts: How youth organizations matter for youth development.* Washington, DC: Public Education Network.

McMahon, S.D., Washburn, J., Felix, E.D., Yakin, J. & Childrey, G. (2000). Violence prevention: Program effects on urban preschool and kindergarten children. *Applied and Preventative Psychology, 9,* 271–281. http://dx.doi.org/10.1016/S092-1849(00)80004-9

McNeil, D.A., Wilson, B.N., Siever, J.E., Ronca, M. & Mah, J.K. (2009). Connecting children to recreational activities: Results of a cluster randomized trial. *American Journal of Health Promotion, 23,* 376–387. http://dx.doi.org/10.4278/ajhp.071010107

McPherson, A.C., Glazebrook, C., Forster, D., James, C. & Smyth, A. (2006). A randomized, controlled trial of an interactive educational computer package for children with asthma. *Pediatrics, 117,* 1046–1054. http://dx.doi.org/10.1542/peds.2005-0666

Mevarech, Z.R. & Kramarski, B. (1993). Vygotsky and Papert: Social-cognitive interactions within Logo environments. *British Journal of Educational Psychology, 63,* 96–109. http://dx.doi.org/10.1111/j.2044-8279.1993.tb01044.x

Miles, J., Espiritu, R.C., Horen, N., Sebian, J. & Waetzig, E. (2010). *A public health approach to children's mental health: A conceptual framework.* Washington, DC: Georgetown University Center for Child and Human Development, National Technical Assistance Center for Children's Mental Health.

Miller Kuhaneck, H., Henry, D., Glennon, T., Parham, L.D. & Ecker, C. (2008). *The Sensory Processing Measure.* Los Angeles: Western Psychological Services.

Minnesota Association for Children's Mental Health. (2009). *Mental Health Fact Sheets-Fact Sheets for the Classroom.* Retrieved June 15, 2012, from www.schoolmentalhealth.org/resources/educ/macmh/macmh.html

Missiuna, C., Pollock, N. & Law, M. (2004). *Perceived efficacy and goal setting system (PEGS).* San Antonio, TX: Psychological Corporation.

Moherek Sopko, K. (2006). *School mental health services in the United States.* Retrieved June 15, 2012, from http://www.projectforum.org/docs/SchoolMentalHealthServicesintheUS.pdf

Molineux, M.L. & Whiteford, G. (1999). Prisons: From occupational deprivation to occupational enrichment. *Journal of Occupational Science, 6,* 124–130. http://dx.doi.org/10.1080/14427591.1999.9686457

Monga, S., Young, A. & Owens, M. (2009). Evaluating a cognitive-behavioral therapy group program for anxious five- to seven-year-old children: A pilot study. *Depression and Anxiety, 26,* 243–250. http://dx.doi.org/10.1002/da.20551

Moody, K.A., Childs, J.C. & Sepples, S.B. (2003). Intervening with at-risk youth: Evaluation of the youth empowerment and support program. *Pediatric Nursing, 29,* 263–270.

Morris, T.L., Messer, S.C. & Gross, A.M. (1995). Enhancement of the social interaction and status of neglected children: A peer-pairing approach. *Journal of Clinical Child Psychology, 24,* 11–20. http://dx.doi.org/10.1207/s15374424jccp2401_2

Mrazek, P.J. & Haggerty, R J. (Eds.). (1994). *Reducing risks for mental disorders.* Washington, DC: National Academies Press.

Mu, K. & Gabriel, L. (2001). Comprehensive behavior support: Strategies to cope with severe challenging behavior. *OT Practice, 6,* 12–17.

Mulcahy, G.A. & Schachter, J.G. (1982). Cognitive self-modeling, conventional group counseling, and change in interpersonal skills. *Genetic Psychology Monographs, 106,* 117–175.

Nansel, T.R., Overpeck, M., Pilla, R.S., Ruan, W.J., Simons-Morton, B. & Scheidt, P. (2001). Bullying behaviors among U.S. youth: Prevalence and associations with psychosocial adjustment. *Journal of the American Medical Association, 285,* 2094–2100. http://dx.doi.org/10.1011/jama.285.16.2094

National Research Council, & Institute of Medicine. (2009). *Preventing mental, emotional, and behavioral disorders among young people: Progress and possibilities.* Washington, DC: National Academies Press.

National Survey on Drug Use and Health. (2005). *Youth prevention-related measures.* Retrieved June 15, 2012, from http://www.oas.samhsa.gov/nsduh/2k4nsduh/2k4results/2k4results.htm#ch6

O'Connell, M.E., Boar, T. & Warner, K.E. (2009) Using a developmental framework to guide prevention and promotion. In M.E. O'Connell, T. Boar & K.E. Warner (Eds.), *Preventing mental, environmental, and behavioral disorders.* Washington, DC: National Academic Press.

O'Connor, M.J., Frankel, F., Paley, B., Schonfeld, A.M., Carpenter, E., ... Laugeson, E.A. (2007). A controlled social skills training for children with fetal alcohol spectrum disorders. *Journal of Consulting and Clinical Psychology, 74,* 639–648. http://dx.doi.org/10.1037/0022-006X.74.4.639

O'Dea, J.A. (2005). Prevention of child obesity: „First, do no harm." *Health Education Research, 20,* 259–265. http://dx.doi.org/10.1093/her/cyg116

Ohl, M., Mitchell, K., Cassidy, T. & Fox, P. (2008). The Pyramid Club primary school-based intervention: Evaluating the impact on children's social-emotional health. *Child and Adolescent Mental Health, 13,* 115–121. http://dx.doi.org/10.1111/j.1475-3588.2007.00476.x

Olson, L. (2011). Development and implementation of groups to foster social participation and mental health. In S. Bazyk (Ed.), *Mental health promotion, prevention, and intervention with children and youth: A guiding framework for occupational therapy* (pp. 95–115). Bethesda, MD: AOTA Press.

OSEP Technical Assistance Center on Positive Behavioral Interventions and Supports. (2010). *Positive behavioral interventions and supports.* Retrieved June 15, 2012, from http://www.pbis.org/main.htm

Owens, G., Granader, Y., Humphrey, A. & BaronCohen, S. (2008). LEGO® therapy and the social use of language programme: An evaluation of two social skills interventions for children with high functioning autism and Asperger syndrome. *Journal of Autism and Developmental Disorders, 38,* 1944–1957. http://dx.doi.org/10.1007/s10803-008-0590-6

Ozonoff, S. & Miller, J.N. (1995). Teaching theory of mind: A new approach to social skills training for individuals with autism. *Journal of Autism and Developmental Disorders, 25,* 415–433. http://dx.doi.org/10.1007/BF02179376

Passmore, A. (1998). Does leisure have an association with creating cultural patterns of work? *Journal of Occupational Science, 5,* 161–165. http://dx.doi.org/10.1080/14427591.1998.9686445

Petrenchik, T.M., King, G.A. & Batorowicz, B. (2011). Children and youth with disabilities: Enhancing mental health through positive experiences of doing and belonging. In S. Bazyk (Ed.), *Mental health promotion, prevention, and intervention with children and youth: A guiding framework for occupational therapy* (pp. 189–205). Bethesda, MD: AOTA Press.

Pinto-Foltz, M., Logsdon, C. & Myers, J.A. (2011). Feasibility, acceptability, and initial efficacy of a knowledge-contact program to reduce mental illness stigma and improve mental health literacy in adolescents. *Social Science and Medicine, 72,* 2011–2019. http://dx.doi.org/10.1016/j.socscimed.2011.04.006

Poulsen, A. (2011). Children with attention deficit hyperactivity disorder, developmental coordination disorder, and learning disabilities. In S. Bazyk (Ed.), *Mental health promotion, prevention, and intervention with children and youth: A guiding framework for occupational therapy* (pp. 231–265). Bethesda, MD: AOTA Press.

Poulsen, A., Rodger, S. & Ziviani, J. (2006). Understanding children's motivation from a self-determination theoretical perspective: Implications for practice. *Australian Occupational Therapy Journal, 6,* 78–86. http://dx.doi.org/10.1080/08856250802387398

Powell, L., Gilchrist, M. & Stapley, J. (2008). A journey of self-discovery: An intervention involving massage, yoga, and relaxation for children with emotional and behavioural difficulties attending primary schools. *European Journal of Special Needs Education, 23,* 403–412. http://dx.doi.org/10.1080/08856250802387398

President's New Freedom Commission on Mental Health. (2003). *Achieving the promise: Transforming mental health care in America.* Retrieved June 15, 2012, from http://www.mentalhealthcommission.gov

Puhl, R.M. & Later, J.D. (2007). Stigma, obesity, and health of the nation's children. *Psychological Bulletin, 133,* 557–580. http://dx.doi.org/1037/0033-2909.133.4.557 Rehabilitation Act of 1973, § 504 (amended, 29 U.S.C. § 794).

Rickel, A.U., Eshelman, A.K. & Loigman, G.A. (1983). Social problem solving training: A follow-up study of cognitive and behavioral effects. *Journal of Abnormal Child Psychology, 11,* 15–28. http://dx.doi.org/10.1007/BF00912174

Rimmer, J.H., Rowland, J.L. & Yamaki, K. (2007). Obesity and secondary conditions in adolescents with disabilities: Addressing the needs of an underserved population. *Journal of Adolescent Health, 41,* 224–229. http://dx.doi.org/10.1016/j.jadohealth.2007.05.005

Robertson, S.B. & Weistmer, S.E. (1997). The influence of peer models on the play scripts of children with specific language impairment. *Journal of Speech, Language, and Hearing Research, 40,* 49–61.

Rogers, J.C. & Holm, M.B. (2009). The occupational therapy process. In E.B. Crepeau, E.S. Cohn & B.A.B. Schell (Eds.), *Willard and Spackman's occupational therapy* (11th ed., pp. 479–518). Philadelphia: Lippincott Williams & Wilkins.

Sachs, J.J. & Miller, S.R. (2001). The impact of a wilderness experience on the social interaction and social expectations of behaviorally disordered adolescents. *Behavioral Disorders, 17,* 89–98.

Sackett, D.L., Rosenberg, W.M., Muir Gray, J.A., Haynes, R.B. & Richardson, W.S. (1996). Evidence-based medicine: What it is and what it isn't. *British Medical Journal, 312,* 71–72. http://dx.doi.org/10.1136/bmj.312.7023.71

Safran, S.P. & Oswald, K. (2003). Positive behavior supports: Can schools reshape disciplinary practices? *Exceptional Children, 69,* 361–373.

Santomier, J. & Kopczuk, W. (1981). Facilitation of interactions between retarded and nonretarded students in a physical education setting. *Education and Training of the Mentally Retarded, 16*(1), 20–23.

Santor, D.A., Poulin, C., Leblanc, J. & Kusumakar, V. (2007). Adolescent help seeking behavior on the Internet: Opportunities for health promotion and early identification of difficulties. *Journal of the American Academy of Child and Adolescent Psychiatry, 46,* 50–59. http://dx.doi.org/10.1097/01.chi.0000242247.45919.ee

Schery, T.K. & O'Connor, L.C. (1992). The effectiveness of school-based computer language intervention with severely handicapped children. *Language, Speech, and Hearing Services in Schools, 23,* 43–47.

Schilling, E.A., Aseltine, R.H., Glanovsky, J.L., James, A. & Jacobs, D. (2009). Adolescent alcohol use, suicidal ideation, and suicide attempts. *Journal of Adolescent Health, 44,* 335–341. http://dx.doi.org/10.1016/j.jadohealth.2008.08.006

Schleien, S.J., Mustonen, T. & Rynders, J.E. (1995). Participation of children with autism and nondisabled peers in a cooperatively structured community art program. *Journal of Autism and Developmental Disorders, 25,* 397–413. http://dx.doi.org/10.1007/BF02179375

Schleien, S.J., Rynders, J.E., Mustonen, T. & Fox, A. (1990). Effects of social play activities on the play behavior of children with autism. *Journal of Leisure Research, 22,* 317–328.

Schwartz, C., Garland, O., Waddell, C. & Harrison, E. (2006). *Mental health and developmental disabilities in children.* Vancouver: British Columbia Ministry of Children and Family Development, Children's Health Policy Centre.

Schwartzberg, S.L. (2003). Group process. In E.B. Crepeau, E.S. Cohn & B.A. Boyt Schell (Eds.), *Willard and Spackman's occupational therapy* (10th ed., pp. 171–184). Philadelphia: Lippincott Williams & Wilkins.

Sebian, J., Mettrick, J., Weiss, C., Stephan, S., Lever, N. & Weist, M. (2007). *Education and system-of-care approaches: Solutions for educators and school mental health professionals.* Baltimore: Center for School Mental Health Analysis and Action, Department of Psychiatry, University of Maryland School of Medicine.

Seligman, M.E.P. (2002). *Authentic happiness.* New York: Free Press.

Seligman, M.E.P. & Csikszentmihalyi, M. (2000). Positive psychology: An introduction. *American Psychologist, 55,* 5–14.

Serna, L., Nielsen, E., Lambros, K. & Forness, S. (2000). Primary prevention with children at risk for emotional or behavioral disorders: Data on a universal intervention for Head Start classrooms. *Behavioral Disorders, 26,* 70–84.

Shechtman, Z. (2000). An innovative intervention for treatment of child and adolescent aggression: An outcome study. *Psychology in the Schools, 37,* 157–167. http://dx.doi.org/10.1002/(SICI)1520-6807(200003)37:2<157::AID-PITS7>3.0.CO:2-G

Shechtman, Z. & Ben-David, M. (1999). Group and individual treatment of childhood aggression: A comparison of outcomes and process. *Group Dynamics, 3,* 1–12. http://dx.doi.org/10.1037/1089-2699.3.4.263

Shure, M.B. (2001). *Raising a thinking preteen: The I Can Problem Solve program for eight-totwelve-year-olds.* New York: Owl/Holt.

Smallfield, S. & Anderson, A.J. (2009). Using after-school programming to support health and wellness: A physical activity engagement program description. *Early Intervention Special Interest Section Quarterly, 16*(3), 1–4.

Sparling, J.W., Walker, D.F. & Singdahlsen, J. (1984). Play techniques with neurologically impaired preschoolers. *American Journal of Occupational Therapy, 38,* 603–612. http://dx.doi.org/10.5014/ajot.38.9.603

Spencer, K.C., Turkett, A., Vaughan, R. & Koenig, S. (2006). School-based practice patterns: A survey of occupational therapists in Colorado. *American Journal of Occupational Therapy, 60,* 81–90. http://dx.doi.org/10.5014/ajot.60.1.81

Stein, B.D., Jaycox, L.H., Kataoka, S.H., Wong, M., Tu, W., ... Elliott, M.N. (2003). A mental health intervention for school children exposed to violence: A randomized controlled trial. *Journal of the American Medical Association, 290,* 603–611. http://dx.doi.org/10.1001/jama.290.5.603

Steinberg, L. (2004). Risk-taking in adolescence: What changes, and why? *Annals of the New York Academy of Sciences, 1021,* 51–58. http://dx.doi.org/10.1196/annals.1308.005

Steinberg, L. (2007). Risk taking in adolescence: New perspectives from brain and behavioral science. *Current Directions in Psychological Science, 16,* 55–59. http://dx.doi.org/10.1111/j.1467-8721.2007.00475.x

Stermac, L. & Josefowitz, N. (1985). A board game for teaching social skills in institutionalized adolescents. *Journal of Child Care, 2,* 31–37.

Stevahn, L., Johnson, D.W., Johnson, R.T., Oberle, K. & Wahl, L. (2000). Effects of conflict resolution training integrated into a kindergarten curriculum. *Child Development, 71,* 772–784. http://dx.doi.org/10.1111/1467-8624.00184

Stiffman, A.R., Stelk, W., Horwitz, S.M., Evans, M.E., Outlaw, F.H. & Atkins, M. (2010). A public health approach to children's mental health services: Possible solutions to current service inadequacies. *Administration and Policy in Mental Health, 37,* 120–124. http://dx.doi.org/10.1007/s10488-009-0259-2

Stiller, B., Ross, S. & Horner, R. (n.d.-a). *Bully prevention manual—Elementary school level.* Retrieved June 15, 2012, from http://www.pbis.org/common/pbisresources/publications/bullyprevention_ES.pdf

Stiller, B., Ross, S. & Horner, R. (n.d.). *Bully prevention manual—Middle school level.* Retrieved June 15, 2012, from http://www.pbis.org/common/pbisresources/publications/BullyPrevention_PBS_MS.pdf

Substance Abuse and Mental Health Services Administration. (2012). *Caring for every child's mental health.* Retrieved June 15, 2012, from http://www.samhsa.gov/children

Sugai, G., Horner, R.H., Dunlap, G., Hieneman, M., Lewis, T., ... Nelson, C.M. (2000). Applying positive behavioral support and functional behavioral assessment in schools. *Journal of Positive Behavior Intervention, 2,* 1–25.

Sussman, J.E. (2009). The effect of music on peer awareness in preschool age children with developmental disabilities. *Journal of Music Therapy, 46,* 53–68.

Swearer, S.M., Espelage, D.L., Love, K.B. & Kingsbury, W. (2008). School-wide approaches to intervention for school aggression and bullying. In B. Doll & J.A. Cummings (Eds.), *Transforming school mental health services* (pp. 187–212). Thousand Oaks, CA: Corwin Press.

Tankersley, M., Kamps, D., Mancina, C. & Weidinger, D. (1996). Social interventions for Head Start children with behavioral risks: Implementation and outcomes. *Journal of Emotional and Behavioral Disorders, 4,* 171–181. http://dx.doi.org/10.1177/106342669600400304

Toblin, R.L., Paulozzi, L.J., Gilchrist, J. & Russell, P.J. (2008). Unintentional strangulation deaths from the „Choking Game" among youths aged 6–19 years: United States, 1995–2007. *Journal of Safety Research, 39,* 445–448. http://dx.doi.org/10.1016/j.jsr.2008.06.002

Tomb, M. & Hunter, L. (2004). Prevention of anxiety in children and adolescents in a school setting: The role of school-based practitioners. *Children and Schools, 26,* 87–101

Topolski, T.D., Patrick, D.L., Edwards, T.C., Huebner, C.E., Connell, F.A. & Mount, K.K. (2001). Quality of Life and health-risk behaviors among adolescents. *Journal of Adolescent Health, 29*(6), 426–435.

Townsend, S., Carey, P.D., Hollins, N.L., Helfrich, C., Blondis, M., ... Hoffman, A. (1999). *The Occupational Therapy Psychosocial Assessment of Learning (OT PAL) Version 2.0.* Chicago: Model of Human Occupation Clearinghouse. Department of Occupational Therapy, University of Illinois.

Trombly, C.A. (1995). Occupation: Purposefulness and meaningfulness as therapeutic mechanisms. *American Journal of Occupational Therapy, 49,* 960–972.

Tse, J., Strulovitch, J., Tagalakis, V., Meng, L. & Fombonne, E. (2007). Social skills training for adolescents with Asperger syndrome and highfunctioning autism. *Social Journal of Autism and Developmental Disorders, 37,* 1960–1968. http://dx.doi.org/10.1007/s10803-006-0343-3

Ttofi, M.M. & Farrington, D.P. (2009). What works in preventing bullying: Effective elements of anti- bullying programs. *Journal of Aggression, Conflict and Peace Research, 1,* 13–24. http://dx.doi.org/10.1108/17596599200 90003

Tuttle, J., Campbell-Heider, N. & David, T.M. (2006). Positive adolescent life skills training for high-risk teens: Results of a group intervention study. *Journal of Pediatric Health Care, 20,* 184–191. http://dx.doi.org/10.1016/j.pedhc.2005.10.011

Tyndall-Lynd, A., Landreth, G. & Giordano, M. (2001). Intensive play therapy with child witnesses of domestic violence. *International Journal of Play Therapy, 10,* 53–83. http://dx.doi.org/10.1037/h0089443

Udwin, O. (1983). Imaginative play training as an intervention method with institutionalized preschool children. *British Journal of Educational Psychology, 53,* 32–39. http://dx.doi.org/10.1111/j.2044-8279.1983.tb02533.x

U.S. Department of Health and Human Services. (1999). *Mental health: A report of the Surgeon General.* Rockville, MD: Author.

VanderWaal, C.J., Powell, L.M., Terry-McElrath, Y.M., Bao, Y. & Flay, B.R. (2005). Community and school drug prevention strategy prevalence: Differential effects by setting and substance. *Journal of Primary Prevention, 26,* 299–320. http://dx.doi.org/10.1007/s10935-005-539 0-6

Vaughn, S.R. & Ridley, C.A. (1983). A preschool interpersonal problem solving program: Does it affect behavior in the classroom? *Child Study Journal, 13,* 1–11.

Vogel, C.L. (2008). Classroom design for living and learning with autism. *Autism: Asperger's Digest Magazine.* Retrieved June 15, 2012, from http://www.autismdigest.com/Portals/0/docs/Classroom(2)-AADMay08.pdf

Vreeman, R.C. & Carroll, A.E. (2007). A systematic review of school-based interventions to prevent bullying. *Archives of Pediatric Adolescent Medicine, 161,* 78–88. http://dx.doi.org/10.1001/archpedi.161.1.78

Waddell, C., Hua, J.M., Garland, O.M., Peters, R.D. & McEwan, K. (2007). Preventing mental disorders in children: A systematic review to inform policy-making. *Canadian Journal of Public Health, 98,* 166–173.

Wade, S.I., Carey, J. & Wolfe, C.R. (2006). An online family intervention to reduce parental distress following pediatric brain injury. *Journal of Consulting and Clinical Psychology, 74,* 445–454.

Wahler, R.G. & Meginnis, K.L. (1997). Strengthening child compliance through positive parenting practices: What works? *Journal of Clinical Child Psychology, 26,* 433–440. http://dx.doi.org/1207/s15374424jccp2604_12

Walker, H.M., Kavanagh, K., Stiller, B., Golly, A., Severson, H.H. & Feil, E.G. (1998). First step to success: An early intervention approach for preventing school antisocial behavior. *Journal of Emotional and Behavioral Disorders, 6,* 66–80. http://dx.doi.org/10.1177/106342669800600 201

Walsh, R.T., Kosidoy, M. & Swanson, L. (1991). Promoting social-emotional development through creative drama for students with special needs. *Canadian Journal of Community Mental Health, 10,* 153–166.

Walsh-Bowers, R. & Basso, R. (1999). Improving early adolescents' peer relations through classroom creative drama: An integrated approach. *Social Work in Education, 21,* 23–32. http://dx.doi.org/10.1080/02165470120 106997

Waters, E., de Silva-Sanigorski, A., Hall, B.J., Brown, T., Campbell, K.J., ... Gao, Y. (2011). Interventions for preventing obesity in children. *Cochrane Database of Systematic Reviews, Issue 12,* Article No. CD001871. http://dx.doi.org/10.1002/14651858.CD001871.pub3

Waters, E., Salmon, L. & Wake, M. (2000). The parent-form Child Health Questionnaire in Australia: Comparison of reliability, validity, structure and norms. *Journal of Pediatric Psychology, 25*(6), 381–91.

Watling, R., Koenig, K.P., Davies, P.L. & Schaaf, R.C. (2011). *Occupational therapy practice guidelines for children and adolescents with challenges in sensory processing and sensory integration.* Bethesda, MD: AOTA Press.

Wehmeyer, M.L. & Bolding, N. (1999). Selfdetermination across living and working environments: A matched samples study of adults with mental retardation. *Mental Retardation, 37,* 353–363. http://dx.doi.org/10.1352/00 47-6765(1999)037<0353:SALAWE>2.0.CO:2

Weist, M.D. & Paternite, C.E. (2006). Building an interconnected policy-training-practice-research agenda to advance school mental health. *Education and Treatment of Children, 29,* 173–196.

Wells, J., Barlow, J. & Stewart-Brown, S. (2003). A systematic review of universal approaches to mental health promotion in schools. *Health Education, 103,* 197–220. http://dx.doi.org/10.1108/09654280310485546

Wentzel, K., Baker, S. & Russell, S. (2009). Peer relationships and positive adjustment in school. In R. Gilman, E.S. Huebner & M.J. Furlong (Eds.), *Handbook of positive psychology in schools* (pp. 229–244). New York: Routledge.

Wiener, J. & Harris, P.J. (1997). Evaluation of an individualized, context-based social skills training program for children with learning disabilities. *Learning Disabilities Research and Practice, 12,* 40–53.

Wilcock, A.A. (2006). *An occupational perspective of health* (2nd ed.). Thorofare, NJ: Slack.

Wilcock, A.A. & Townsend, E.A. (2008). Occupational justice. In E.B. Crepeau, E.S. Cohn & B.B. Schell (Eds.), *Willard and Spackman's occupational therapy* (11th ed., pp. 192–199). Baltimore: Lippincott Williams & Wilkins.

Wilfley, D.E., Tibbs, T., L., Van Buren, D.J., Reach, K.P., Walker, M.S. & Epstein, L.H. (2007). Lifestyle interventions in the treatment of childhood overweight: A meta-analytic review of randomized controlled trials. *Health Psychology, 26,* 521–532. http://dx.doi.org/10.1037/0278-6133.26.5.521

Williams, M.S. & Shellenberger, S. (1996). *„How does your engine run?": A leader's guide to the Alert Program for self-regulation.* Albuquerque, NM: TherapyWorks.

Witt, W.P., Kasper, J.D. & Riley, A.W. (2003). Mental health services use among school-aged children with disabilities: The role of sociodemographics, functional limitations, family burdens, and care coordination. *Health Services Research, 38,* 1441–1466. http://dx.doi.org/10.1111/j.1475-6773.2003.00187.x

Wood, J., Drahota, A., Sze, K., Van Dyke, M., Decker, K., ... Fujii, C. (2009). Effects of cognitive behavioral therapy on parent-reported autism symptoms in school-age children with high-functioning autism. *Journal of Autism and Developmental Disorders, 39,* 1608–1612. http://dx.doi.org/10.1007/s10803-009-0791-7

Woodard, W. (2009). Psychometric properties of the ASPeCT-DD: Measuring positive traits in persons with Developmental Disabilities. *Journal of Applied Research in Intellectual Disabilities, 22*(5), 433–444.

World Health Organization. (1986, November 21). *Ottawa charter for health promotion.* Retrieved June 15, 2012, from www.who.int/healthpromotion/conferenced/previous/ottawa/en/

World Health Organization. (2001). *International classification of functioning, disability and health.* Geneva: Author

World Health Organization. (2004). *Promoting mental health: Concepts, emerging evidence, practice: Summary report*. Geneva: Author.

Wright, R., John, L., Ellenbogen, S., Offord, D.R., Duku, E.K. & Rowe, W. (2006). Effect of a structured arts program on the psychosocial functioning of youth from low-income communities: Findings from a Canadian longitudinal study. *Journal of Early Adolescence, 26,* 186–205. http://dx.doi.org/10.1177/0272431605285717

Young, R.L. (2007). The role of the occupational therapist in attention deficit hyperactivity disorder: A case study. *International Journal of Therapy and Rehabilitation, 14,* 454–459.

Ziviani, J., Poulsen, A. & Hansen, C. (2009). Movement skills proficiency and physical activity: A case for Engaging and Coaching for Health (EACH)-Child. *Australian Occupational Therapy Journal, 56,* 259–265. http://dx.doi.org/10.1111/j.1440-1630.2008.00758

Glossar

Adaptation (adaptation): Ergotherapeuten ermöglichen Teilhabe, indem sie Aufgaben, Methoden zur Aufgabenbewältigung und die Umwelt verändern, um das Beteiligen an Betätigung zu fördern (James, 2008).

Aktivitäten (activities): Aktionen, entworfen und ausgewählt zur Unterstützung der Entwicklung von Performanzfertigkeiten und Performanzmustern, um das Beteiligen an Betätigung zu fördern.

Aktivitäten des täglichen Lebens (ADLs) (activities of daily living): Aktivitäten, die darauf gerichtet sind, den eigenen Körper zu versorgen (nach Rogers & Holm, 1994). ADLs werden auch als Basis-Aktivitäten des täglichen Lebens (BADLs) und persönliche Aktivitäten des täglichen Lebens (PADLs) bezeichnet. Diese Aktivitäten sind „grundlegend für das Leben in einer sozialen Welt; sie ermöglichen elementares Überleben und Wohlbefinden" (Christiansen & Hammecker, 2001, S. 156)

Aktivitätsanalyse (activity analysis): Analyse der „typischen Anforderungen einer Aktivität, der für die Performanz benötigten Fertigkeiten und der verschiedenen kulturellen Bedeutungen, die ihnen beigemessen werden" (Crepeau, 2003, S. 192).

Aktivitätsanforderungen (activity demands): Aspekte einer Aktivität oder Betätigung, die für die Ausführung benötigt werden, einschließlich Relevanz und Wichtigkeit für den Klienten, der verwendeten Gegenstände und deren Eigenschaften, der räumlichen Anforderungen, sozialen Anforderungen, von Sequenzieren und Timing, benötigter Aktionen und Performanzfertigkeiten und benötigter zugrundeliegender Körperfunktionen und -strukturen.

Arbeit (work): „Körperliche Arbeit oder Anstrengung; Gegenstände machen, konstruieren, herstellen, bilden, gestalten, formen; Dienstleistungen oder Lebens- oder Leitungsprozesse planen, strukturieren oder evaluieren; engagierte Betätigungen, die mit oder ohne Vergütung ausgeführt werden" (Christiansen & Townsend, 2010, S. 423).

Assessments (assessments): „Spezielle Werkzeuge oder Instrumente, die im Evaluationsprozess eingesetzt werden" (American Occupational Therapy Association [AOTA], 2010, S. 107).

Aufgabe (task): Was Menschen tun oder getan haben (z. B. Autofahren, einen Kuchen backen, sich anziehen, das Bett machen; A. Fisher[18]).

Betätigung (occupation): Alltägliche Aktivitäten, an denen sich Menschen beteiligen. Betätigung geschieht im Kontext und wird vom Zusammenspiel zwischen den Klientenfaktoren, Performanzfertigkeiten und Betätigungsmustern beeinflusst. Betätigungen geschehen im Lauf der Zeit; sie haben einen Zweck, Bedeutung und empfundenen Nutzen für den Klienten, und sie können von anderen beobachtet werden (z. B. Mahlzeitzubereitung) oder nur der Person selbst bekannt sein (z. B. Lernen durch Lesen eines Lehrbuchs). Betätigungen können die abschließende Ausführung mehrerer Aktivitäten beinhalten und zu verschiedenen Ergebnissen führen. Das Framework nennt eine Anzahl von Betätigungen, eingeteilt in Aktivitäten des täglichen Lebens, instrumentelle Aktivitäten des täglichen Lebens, Ruhe, Schlaf, Bildung, Arbeit, Spiel, Freizeit und soziale Teilhabe.

Betätigungsanalyse (occupational analysis): Siehe Aktivitätsanalyse.

18 persönliche Mitteilung an die Übersetzerin Barbara Dehnhardt am 16.12.2013

Betätigungsanforderungen (occupational demands): Siehe Aktivitätsanforderungen.

Betätigungsidentität (occupational identity): „Zusammenfassung des Gefühls davon, wer man von der eigenen Betätigungsvorgeschichte her als sich betätigendes Wesen ist und wer man werden möchte" (Boyt Schell et al., 2014a, S. 1238).

Betätigungsgerechtigkeit (occupational justice): „Eine Gerechtigkeit, die Betätigungsrecht für alle Personen in der Gesellschaft anerkennt, unabhängig von Alter, Fähigkeit, Geschlecht, sozialer Klasse oder sonstigen Unterschieden" (Nilsson & Townsend, 2010, S. 58). Zugang zu und Teilhabe an der vollen Bandbreite von bedeutungsvollen und bereichernden Betätigungen für andere, einschließlich Gelegenheit zu sozialer Inklusion und von Ressourcen zur Befriedigung von persönlichen, Gesundheits- und gesellschaftlichen Bedürfnissen (nach Townsend & Wilcock, 2004).

Betätigungsperformanz (occupational performance): Der Akt des Tuns und Ausführens einer ausgewählten Aktion (Performanzfertigkeit), Aktivität oder Betätigung (Fisher, 2009; Fisher & Griswold, 2014, Kielhofner, 2008), der aus der dynamischen Transaktion zwischen Klient, Kontext und Aktivität resultiert. Betätigungsfertigkeiten und -muster zu verbessern oder dazu zu befähigen, führt dazu, sich an Betätigungen oder Aktivitäten zu beteiligen (nach Law et al., 1996, S. 16).

Betätigungsprofil (occupational profile): Zusammenfassung der Betätigungsvorgeschichte, der Erfahrungen, Alltagsmuster, Interessen, Werte und Bedürfnisse eines Klienten.

Beteiligung an Betätigung (engagement in occuption): Ausführung von Betätigungen als Ergebnis von Auswahl, Motivation, und Bedeutung innerhalb von unterstützendem Kontext und unterstützender Umwelt.

Bildung (education):

Als Betätigung: Aktivitäten für Lernen und Teilhaben in der Bildungsumwelt (siehe Tabelle 1).

Als Intervention: Aktivitäten, die Kenntnisse und Informationen zu Betätigung, Gesundheit, Wohlbefinden und Teilhabe umfassen und deren Aneignung durch den Klienten in hilfreichem Verhalten, Gewohnheiten und Alltagsroutinen resultieren, die zur Zeit der Intervention möglicherweise gebraucht werden.

Dienstleistungsmodell (service delivery model): Set von Methoden zum Bereitstellen von Dienstleistungen für oder im Namen von Klienten.

Ergotherapie (occupational therapy): Der therapeutische Einsatz von alltäglichen Aktivitäten (Betätigungen) mit Einzelpersonen oder Gruppen zum Zwecke der Förderung oder Ermöglichung von Teilhabe an Rollen, Gewohnheiten und Routinen zuhause, in der Schule, am Arbeitsplatz, in der Gemeinde oder in anderem Setting. Ergotherapeuten wenden ihre Kenntnisse über die wechselseitigen Beziehungen zwischen der Person, ihrer Beteiligung an wertvollen Betätigungen und dem Kontext an, um betätigungsbasierte Interventionspläne zu erstellen. Diese bahnen Veränderungen oder Entwicklung der Klientenfaktoren (Körperfunktionen, Körperstrukturen, Werte, Überzeugungen und Spiritualität) und Fertigkeiten (motorische, prozessbezogene und soziale Interaktion) an, die für erfolgreiche Teilhabe erforderlich sind. Ergotherapeuten geht es um Partizipation als Endergebnis, sie ermöglichen deshalb Beteiligung durch Adaptation und Modifikation der Umwelt oder von Gegenständen bzw. Objekten innerhalb der Umwelt wenn notwendig. Ergotherapeutische Dienstleistungen werden zu Gesundheitsaufbau und -erhalt (habilitation), Rehabilitation und Förderung von Gesundheit und Wohlbefinden für Klienten mit behinderungsbedingten und nicht-behinderungsbedingtem Bedarf angeboten. Zu diesen Dienstleistungen gehören die Aneignung und der Erhalt der Betätigungsidentität für Menschen, die Krankheit, Verletzung, Störung, Schädigung, Behinderung, Aktivitätseinschränkung oder Eingrenzung der Teilhabe erfahren haben oder die davon bedroht sind (nach AOTA, 2011).

Evaluation (Evaluation): „Prozess des Sammelns und Interpretierens von Daten, die für die Intervention notwendig sind. Dazu gehört das Planen und Dokumentieren des Evaluationsprozesses und der Outcomes" (AOTA, 2011, S. 107).

Freizeit (leisure): „Nicht verpflichtende Aktivität, die intrinsisch motiviert ist und an der man sich in frei verfügbarer Zeit beteiligt, also in der Zeit, die keinen obligatorischen Betätigungen wie Arbeit, Selbstversorgung oder Schlaf dient" (Parham & Fazio, 1997, S. 250).

Fürsprache (advocacy): Bemühungen, Betätigungsgerechtigkeit und Empowerment von Klienten zu fördern, Ressourcen zu suchen und zu finden, damit Klienten ganz an ihren täglichen Betätigungen teilhaben. Anstrengungen des Ergotherapeuten werden als Fürsprache bezeichnet, und diejenigen des Klienten als Vertreten der eigenen Interessen; diese können auch durch den Ergotherapeuten gefördert und unterstützt werden.

Gegenstandsbereich (Domain): Geltungs- und Gegenstandsbereich des Berufes, in dem seine Mitglieder ein gesammeltes Wissen und Erfahrung haben.

Gemeinsame Vorgehensweise (collaborative approach): Ausrichtung, in der die Ergotherapeutin und der Klient im Geiste von Gleichheit und beiderseitiger Teilhabe arbeiten. Gemeinsames Vorgehen beinhaltet, die Klienten zu ermutigen, ihre therapeutischen Anliegen zu beschreiben, ihre eigenen Ziele zu benennen und zu Entscheidungen zu ihrer therapeutischen Intervention beizutragen (Boyt Schell et al., 2014a).

Gesundheit (health): „Zustand kompletten körperlichen, mentalen und sozialen Wohlbefindens und nicht nur die Abwesenheit von Krankheit oder Gebrechen" (WHO, 2006, S. 1).

Gesundheitsaufbau und -erhalt (habilitation): Gesundheitsdienstleistungen, die Menschen helfen, Fertigkeiten, Funktionen oder Performanz zur Partizipation an Betätigungen und alltäglichen Aktivitäten (ganz oder teilweise) aufrecht zu erhalten, zu erwerben, zu verbessern, deren Abbau möglichst klein zu halten oder eine Schädigung zu kompensieren (AOTA policy staff[19]).

Gesundheitsförderung (health promotion): „Prozess, Menschen zu befähigen, ihre Gesundheit stärker selbst zu steuern und zu verbessern. Um einen Zustand kompletten körperlichen, mentalen und sozialen Wohlbefindens zu erreichen, muss eine Einzelperson oder eine Gruppe fähig sein, das eigene Streben zu erkennen und zu erfassen, Bedürfnisse zu befriedigen und die Umwelt zu verändern oder mit ihr zurecht zu kommen" (WHO, 1986).

Gewohnheiten (habits): „Erworbene Tendenz, in vertrauter Umwelt oder Situation zu reagieren und auf gleichbleibende Weise zu handeln; spezifisches automatisches Verhalten, das wiederholt, relativ automatisch und mit wenig Variation gezeigt wird" (Boyt Schell et al., 2014a, S. 1234). Gewohnheiten können nützlich, dominierend oder verkümmert sein und Performanz in Betätigungsbereichen entweder unterstützen oder behindern (Dunn, 2000).

Gruppe (group): Ansammlung von Einzelpersonen (z. B. Familienmitglieder, Arbeiter, Studenten, Bürger einer Gemeinde).

Gruppenintervention (group intervention): Praktische Kenntnisse und Einsatz von Führungstechniken in unterschiedlichem Setting, um Lernen und Erwerb von Fertigkeiten zur Partizipation durch Klienten über das gesamte Leben anzubahnen, einschließlich grundlegender sozialer Interaktionsfertigkeiten, Instrumenten zur Selbstregulierung, Zielsetzung und positivem Auswählen durch die Dynamik der Gruppe und durch soziale Interaktion. Gruppen können als Methode der Dienstleistung verwendet werden.

Hoffnung (hope): „Empfundene Fähigkeit, Wege zu finden, um erwünschte Ziele zu erreichen und sich selbst zu motivieren, diese Wege zu gehen" (Rand & Cheavens, 2009, S. 323).

Instrumentelle Aktivitäten des täglichen Lebens (IADLs) (instrumental ADLs): Aktivitäten, die das tägliche Leben zuhause und in der Öffentlichkeit unterstützen und die oft komplexere Interaktionen erfordern als ADLs.

Interessen (interests): „Was man gerne und zufriedenstellend macht" (Kielhofner, 2008, S. 42).

Intervention (intervention): „Gemeinsamer Prozess und praktische Aktionen von Ergotherapeuten und Klienten, um das Beteiligen an Betätigung in Bezug auf die Gesundheit und Partizipation anzubahnen. Eingeschlossen darin sind der Plan, dessen Umsetzung und Überprüfung" (AOTA, 2010, S. 107).

Interventionsansätze (intervention approaches): Spezifische Strategien zur Lenkung des Interventionsprozesses auf der Basis der vom Klienten erwünschten Outcomes, Evaluationsdaten und Evidenz.

---

19 persönliche Mitteilung an die Übersetzerin Barbara Dehnhardt, 17.12.2013

Klient (client): Person oder Personen (einschließlich derjenigen, die den Klienten versorgen), Gruppe (Ansammlung von Einzelpersonen, z. B. Familien, Arbeitnehmer, Studenten oder Gemeindemitglieder) oder Populationen (Ansammlung von Gruppen oder Einzelpersonen, die in einer ähnlichen Gegend wohnen, z. B. Stadt, Land oder Staat, oder die die gleichen oder ähnliche Anliegen haben).

Klientenzentrierte Versorgung/Praxis (client-centered care/practice): Dienstleistungsansatz, der Respekt für die Klienten und Partnerschaft mit ihnen als aktive Teilnehmer am Therapieprozess umfasst. Dieser Ansatz betont das Wissen und die Erfahrung, Stärken, Auswahlvermögen und allgemeine Autonomie der Klienten (Boyt Schell et al., 2014a, S. 1230).

Klientenfaktoren (client factors): Spezielle Fähigkeiten, Merkmale oder Überzeugungen, die der Person innewohnen und Betätigungsperformanz beeinflussen. Zu Klientenfaktoren gehören Werte, Überzeugungen und Spiritualität, Körperfunktionen und Körperstrukturen.

Klinisches Reasoning (Clinical Reasoning): „Prozess, den Ergotherapeuten zum Planen, Ausrichten, Durchführen und Reflektieren über die Klientenversorgung nutzen" (Boyt Schell et al., 2014a, S. 1231). Der Begriff *professionelles Reasoning* wird gelegentlich genutzt und wird als allgemeinerer Begriff angesehen.

Körperfunktionen (body functions): „Physiologische Funktionen von Körpersystemen (einschließlich psychischer Funktionen)" (World Health Organization [WHO], 2010, S. 107).

Körperstrukturen (body structures): „Anatomische Teile des Körpers wie Organe, Gliedmaßen und ihre Komponenten", die Körperfunktionen unterstützen (WHO, 2001, S. 10).

Ko-Betätigung (co-occupation): Betätigung, die zwei oder mehr Personen umfasst (Boyt Schell et al., 2014a, S. 1232).

Kontext (Kontext): Eine Reihe von miteinander verbundenen Gegebenheiten innerhalb des und um den Klienten herum, die Performanz beeinflussen, auch den kulturellen, personenbezogenen, zeitlichen und virtuellen Kontext.

Kultureller Kontext (cultural context): Von der Gesellschaft, deren Teil der Klient ist, akzeptierte Sitten, Überzeugungen, Aktivitätsmuster, Verhaltensstandards und Erwartungen. Der kulturelle Kontext beeinflusst Identität und Aktivitätsauswahl des Klienten.

Lebensqualität (quality of life): Dynamische Bewertung der Lebenszufriedenheit (Wahrnehmung von Fortschritt in Richtung der herausgefundenen Ziele), des Selbstkonzepts (Überzeugungen und Empfinden über sich selbst), von Gesundheit und Funktionsfähigkeit (z. B. Gesundheitsstatus, Selbstversorgungsfähigkeiten) und von sozioökonomischen Faktoren (z. B. Beruf, Bildung, Einkommen; nach Radomski, 1995).

Motorische Fertigkeiten (motor skills): „Fertigkeiten der Betätigungsperformanz, beobachtet wenn die Person sich selbst und Gegenstände der Aufgabe innerhalb der Aufgabenumwelt bewegt oder mit ihnen interagiert" (z. B. motorische ADL-Fertigkeiten, motorische Schulfertigkeiten; Boyt Schell et al., 2014a, S. 1237).

Organisation (organization): Eine Gesamtheit von Einzelpersonen mit einem gemeinsamen Zweck oder Vorhaben wie eine Gesellschaft, Industrie oder Agentur.

Outcome/Ergebnis (outcome): Endergebnis des ergotherapeutischen Prozesses; was Klienten durch ergotherapeutische Intervention erreichen können (siehe Tabelle 9).

Partizipation (participation): „Eingebunden-sein in eine Lebenssituation" (WHO, 2001, S. 10).

Performanzanalyse (analysis of occupational performance): Der Schritt der Evaluation, in dem die positiven Aspekte des Klienten und seine Probleme bzw. seine potentiellen Probleme genauer untersucht werden, und zwar mit Hilfe von Assessment-Instrumenten, die beobachten, messen und nach den Faktoren fragen, die Betätigungsperformanz unterstützen oder behindern und mit denen anvisierte Outcomes herausgefunden werden.

Performanzfertigkeiten (performanceskills): Zielgerichtete Aktionen, die als kleine Einheiten der Ausführung von Beteiligung an alltäglichen Betätigungen beobachtbar sind. Sie werden im Laufe der Zeit erlernt und entwickelt und gehören in bestimmte Kontexte oder Umwelten (Fisher & Griswold, 2014).

Performanzmuster (performance patterns): Gewohnheiten, Routineabläufe, Rollen und Rituale bei Betätigungen oder Aktivitäten; diese Muster können Betätigungsperformanz unterstützen oder behindern.

Person (person): Ein Mensch, auch Familienmitglied, Versorger, Lehrer, Angestellter oder wichtige Bezugsperson.

Personenbezogener Kontext (personal context): „Merkmale eines Menschen, die nicht Teil seines Gesundheitszustandes oder -status sind" (WHO, 2001, S. 17). Zum personenbezogenen Kontext gehören Alter, Geschlecht, sozioökonomischer und Bildungsstatus, er kann auch Gruppenmitgliedschaft (z.B. Ehrenamtlicher, Angestellter) oder einer Populationsmitgliedschaft einschließen (z.B. Gesellschaftsmitglied).

Physische Umwelt (physical environment): Natürliche oder hergestellte Umgebung und die Gegenstände darin. Zur natürlichen Umwelt gehören sowohl geografisches Land, Pflanzen und Tiere als auch sensorische Qualitäten der natürlichen Umgebung. Zur hergestellten Umwelt gehören Gebäude, Möbel, Werkzeuge und Geräte.

Population (population): Ansammlung von Gruppen von Einzelpersonen, die an einem ähnlichen Schauplatz leben (z.B. Stadt, Staat, Land) oder die die gleichen oder ähnliche Merkmale oder Anliegen haben.

Prävention (prevention): Bemühungen zur Schulung über oder Förderung von Gesundheit, die das Entstehen oder Auftreten von ungesunden Bedingungen, Risikofaktoren, Krankheiten oder Verletzungen erkennen, reduzieren oder verhüten sollen (AOTA, 2013b).

Prozess (process): Art und Weise, wie Ergotherapeuten ihr Fachwissen für Klienten als Dienstleistung operationalisieren. Zum ergotherapeutischen Prozess gehören Evaluation, Intervention und anvisierten Outcomes; er geschieht auf dem Gebiet des ergotherapeutischen Gegenstandsbereiches und stützt sich auf die Zusammenarbeit zwischen Ergotherapeutin, Ergotherapie-Assistenten und Klient.

Prozessbezogene Fertigkeiten (process skills): „Fertigkeiten der Betätigungsperformanz (z.B. prozessbezogene ADL-Fertigkeiten, Schul-Prozessfertigkeiten), beobachtet, wenn eine Person 1. Werkzeuge der Aufgabe auswählt, mit ihnen interagiert und sie verwendet; 2. einzelne Aktionen und Schritte ausführt; und 3. die Ausführung modifiziert, wenn sich Probleme ergeben" (Boyt Schell et al., 2014a, S. 1239).

Re-Evaluation (re-evaluation): Erneute Bewertung der Performanz und der Ziele eines Klienten, um die Art und das Ausmaß von stattgefundenen Veränderungen festzustellen.

Rehabilitation (rehabilitation): Rehabilitation wird für Klienten bereitgestellt, die Defizite in Schlüsselbereichen von physischen und anderen Funktionen oder Einschränkungen bei Partizipation an alltäglichen Aktivitäten haben. Interventionen werden erstellt, um zum Erreichen und zum Erhalt einer optimalen physischen, sensorischen, intellektuellen, psychischen und sozialen Funktionsebene zu befähigen. Rehabilitation bietet Instrumente und Techniken, die nötig sind, um die erwünschte Ebene von Selbständigkeit und Selbstbestimmung zu erreichen.

Rituale (rituals): Gruppen von symbolischen Aktionen mit spiritueller, kultureller und sozialer Bedeutung, die zur Identität des Klienten beitragen und seine Werte und Überzeugungen stärken. Rituale haben eine starke affektive Komponente (Fiese, 2007; Fiese et al., 2002, Segal, 2004; siehe Tabelle 4).

Rollen (roles): Sets von Verhalten, die von der Gesellschaft erwartet und von Kultur und Kontext geformt werden; sie können durch den Klienten erweitert und definiert werden.

Routinen (routines): Verhaltensmuster, die beobachtbar und regelmäßig sind, sich wiederholen und den Alltag strukturieren. Sie können befriedigen, fördern oder schädigen. Alltagsabläufe erfordern [nur] kurzen Zeiteinsatz und sind in kulturellen und ökologischen Kontext eingebettet (Fiese, 2007; Segal, 2004).

Soziale Interaktionsfertigkeiten (social interaction skills): „Fertigkeiten der Betätigungsperformanz, beobachtet während des fortlaufenden Stroms von sozialem Austausch" (Boyt Schell et al., 2014a S. 1241).

Soziale Umwelt (social environment): Anwesenheit von, Beziehungen zu und Erwartungen von Personen, Gruppen oder Populationen, mit denen Klienten im Kontakt stehen (z.B. Verfügbarkeit und Erwartungen von wichtigen Menschen wie Ehepartner, Freunde und Betreuer).

Soziale Partizipation/Teilhabe (social participation) : „Das Verflechten von Betätigungen, um erwünschte Beteiligung an Gemeinde- und Familienaktivitäten sowie an solchen mit Freunden und Bekannten zu unterstützen“ (Gillen & Boyt Schell, 2014, 607); eine Untergruppe von Aktivitäten, die soziale Situationen mit anderen beinhalten (Bedell, 2012) und die soziale Wechselbeziehung unterstützen (Magasi & Hammel, 2004). Soziale Teilhabe kann persönlich oder durch Techniken auf die Entfernung wie Telefonanruf, Computerinteraktion oder Videokonferenz stattfinden.

Spiel (play): „Jegliche spontane oder organisierte Aktivität, die Spaß, Unterhaltung, Vergnügen oder Ablenkung bietet“ (Parham & Fazio, 1997, S. 525).

Spiritualität (spirituality): „Der Aspekt von Humanität, der sich darauf bezieht, wie Menschen Bedeutung und Zweck suchen und ausdrücken und auf die Art und Weise, wie sie ihre Verbundenheit mit der Gegenwart, mit sich selbst, mit der Natur und mit dem Wesentlichen oder Heiligen erfahren“ (Puchalski et al. 2009, S. 887; siehe Tabelle 2).

Transaktion (transaction): Prozess zwischen zwei oder mehr Personen oder Elementen, die sich fortlaufend und wechselseitig durch die fortdauernde Beziehung beeinflussen (Dickie, Cutchin & Humphry, 2006).

Umwelt (environment): Externe physische und soziale Gegebenheiten um den Klienten herum, in denen sich der Alltag des Klienten abspielt.

Unabhängigkeit/Selbstständigkeit (independence): „Selbstgesteuerter Zustand, gekennzeichnet durch die Fähigkeit eines Menschen, an notwendigen und bevorzugten Betätigungen auf befriedigende Weise teilzuhaben, unabhängig von der Menge oder Art externer erwünschter oder notwendiger Hilfe“ (AOTA, 2002a, S. 660).

Vorbereitende Methoden und Aufgaben (preparatory methods and tasks): Methoden und Aufgaben, die den Klienten auf Betätigung vorbereiten, eingesetzt entweder als Teil der Behandlung zur Vorbereitung oder gleichzeitig mit Betätigungen und Aktivitäten oder als häusliche Aktivität zur Unterstützung der täglichen Betätigungsperformanz. Oft sind vorbereitende Methoden Interventionen, die an Klienten vorgenommen werden, ohne dass diese aktiv beteiligt sind; dabei werden Modalitäten, Geräte oder Techniken eingesetzt.

Vertreten eigener Interessen (self-advocacy): Die eigenen Interessen vertreten, einschließlich Entscheidungen über das eigene Leben treffen; lernen, Informationen zu besorgen, um Dinge von persönlichem Interesse oder Wichtigkeit zu verstehen; ein unterstützendes Netzwerk aufbauen; eigene Rechte und Pflichten kennen, anderen bei Bedarf Hilfe anbieten und etwas lernen über Selbstbestimmung.

Virtueller Kontext (virtual context): Umwelt, in der die Kommunikation durch Wellen oder Computer stattfindet, in Abwesenheit von physischem Kontakt. Der virtuelle Kontext schließt simulierte, Echtzeit-, oder zeitnahe Umwelten ein wie Chat-Räume, E-Mail, Videokonferenzen oder Radioübertragungen; Fernüberwachung durch drahtlose Sensoren und computergestützte Datenerhebung.

Wechselbeziehung/Interdependenz (interdependence): „Der Verlass der Menschen untereinander als natürliche Folge des Lebens in Gruppen“ (Christiansen & Townsend, 2010, S. 419). „Interdependenz erzeugt ein Gefühl von sozialer Inklusion, gegenseitiger Hilfe und moralischem Einstandspflicht und Verantwortung, Unterschiede anzuerkennen und zu unterstützen“ (Christiansen & Townsend, 2010, S. 187).

Wellness (wellness): „Wahrnehmung von und Verantwortlichkeit für psychisches und physisches Wohlbefinden, weil dies zur allgemeinen Zufriedenheit mit der eigenen Lebenssituation beiträgt“ (Boyt Schell et al., 2014a, S. 1243).

Werte (values): Erworbene, aus der Kultur abgeleitete Überzeugungen und Selbstverpflichtungen, was gut, richtig und wichtig zu tun ist (Kielhofner, 2008); Prinzipien, Standards oder Qualität, die als lohnend oder wünschenswert von dem Klienten angesehen werden, der sie vertritt (Moyers & Dale, 2007).

Wohlbefinden (well-being): Allgemeiner Begriff für den gesamten menschlichen Lebensbereich mit physischen, mentalen und sozialen Aspekten (WHO, 2006, S. 211).

Zeitlicher Kontext (temporal context): Das Zeiterleben, wie es durch Beteiligung an Betätigungen geformt wird. Die zeitlichen Aspekte von Betätigung, die „zum Muster täglicher Betätigungen beitragen“, schließen

„Rhythmus ... Tempo ... Synchronisation ... Dauer ... und Sequenz“ ein (Larson & Zemke, 2003, S. 82; Zemke, 2004, S. 610). Zum zeitlichen Kontext gehören Lebensstadium, Tages- oder Jahreszeit, Dauer und Rhythmus von Aktivität und die Vorgeschichte.

Ziel (goal): Messbares und bedeutungsvolles, betätigungsbasiertes lang- oder kurzfristiges Ziel, unmittelbar bezogen auf die Fähigkeiten und Bedürfnisse des Klienten, sich an erwünschten Betätigungen zu beteiligen (AOTA, 2013a, S. 35).

Literturhinweise zum Glossar

American Occupational Therapy Association. (2002a). Broadening the construct of independence [Position Paper]. *American Journal of Occupational Therapy, 56,* 660. http://dx.doi.org/10.5014/ajot.56.6.660

American Occupational Therapy Association. (2010). Standards of practice for occupational therapy. *American Journal of Occupational Therapy, 64*(Suppl.), S106–S111. http://dx.doi.org/10.5014/ajot.2010.64S106

American Occupational Therapy Association. (2011). *Definition of occupational therapy practice for the AOTA Model Practice Act.* Retrieved from http://www.aota.org/~/media/Corporate/Files/Advocacy/State/Resources/PracticeAct/Model%20 Definition%20of%20OT%20Practice%20 %20Adopted%20 41411.ashx

American Occupational Therapy Association. (2013b). Occupational therapy in the promotion of health and wellbeing. *American Journal of Occupational Therapy, 67* (Suppl.), S47–S59. http://dx.doi.org/10.5014/ajot.2013.67S47

Bedell, G.M. (2012). Measurement of social participation. In V. Anderson & M.H. Beauchamp (Eds.), *Developmental social neuroscience and childhood brain insult: Theory and practice* (pp. 184–206). New York: Guilford Press.

Boyt Schell, B.A., Gillen, G., & Scaffa, M. (2014a). Glossary. In B.A. Boyt Schell, G. Gillen, & M. Scaffa (Eds.), *Willard and Spackman's occupational therapy* (12th ed., pp. 1229–1243). Philadelphia: Lippincott Williams & Wilkins.

Christiansen, C.H., & Hammecker, C.L. (2001). Self care. In B.R. Bonder & M.B. Wagner (Eds.), *Functional performance in older adults* (pp. 155–175). Philadelphia: F.A. Davis.

Christiansen, C.H., & Townsend, E.A. (2010). *Introduction to occupation: The art and science of living* (2nd ed.). Cranbury, NJ: Pearson Education.

Crepeau, E. (2003). Analyzing occupation and activity: A way of thinking about occupational performance. In E. Crepeau, E. Cohn, & B.A. Boyt Schell (Eds.), *Willard and Spackman's occupational therapy* (10th ed., pp. 189–198). Philadelphia: Lippincott Williams & Wilkins.

Dickie, V., Cutchin, M., & Humphry, R. (2006). Occupation as transactional experience: A critique of individualism in occupational science. *Journal of Occupational Science, 13,* 83–93. http://dx.doi.org/10.1080/14427591.2006.9686573

Dunn, W. (2000). Habit: What's the brain got to do with it? *OTJR: Occupation, Participation and Health, 20*(Suppl. 1), 6S–20S.

Fiese, B.H. (2007). Routines and rituals: Opportunities for participation in family health. *OTJR: Occupation, Participation and Health, 27,* 41S–49S.

Fiese, B.H., Tomcho, T.J., Douglas, M., Josephs, K., Poltrock, S., & Baker, T. (2002). A review of 50 years of research on naturally occurring family routines and rituals: Cause for celebration. *Journal of Family Psychology, 16,* 381–390. http://dx.doi.org/10.1037/0893-3200.16.4.381

Fisher, A.G., & Griswold, L.A. (2014). Performance skills: Implementing performance analyses to evaluate quality of occupational performance. In B.A. Boyt Schell, G. Gillen, & M. Scaffa (Eds.), *Willard and Spackman's occupational therapy* (12th ed., pp. 249–264). Philadelphia: Lippincott Williams & Wilkins.

Gillen, G., & Boyt Schell, B. (2014). Introduction to evaluation, intervention, and outcomes for occupations. In B.A. Boyt Schell, G. Gillen, & M. Scaffa (Eds.), *Willard and Spackman's occupational therapy* (12th ed., pp. 606–609). Philadelphia: Lippincott Williams & Wilkins.

James, A.B. (2008). Restoring the role of independent person. In M.V. Radomski & C.A. Trombly Latham (Eds.), *Occupational therapy for physical dysfunction* (pp. 774–816). Philadelphia: Lippincott Williams & Wilkins.

Kielhofner, G. (2008). *The model of human occupation: Theory and application* (4th ed.). Philadelphia: Lippincott Williams & Wilkins.

Larson, E., & Zemke, R. (2003). Shaping the temporal patterns of our lives: The social coordination of occupation. *Journal of Occupational Science, 10,* 80–89. http://dx.doi.org/10.1080/14427591.2003.9686514

Law, M., Cooper, B., Strong, S., Stewart, D., Rigby, P., & Letts, L. (1996). Person-Environment-Occupation Model: A transactive approach to occupational performance. *Canadian Journal of Occupational Therapy, 63,* 9–23. http://dx.doi.org/10.1177/000841749606300103

Magasi, S., & Hammel, J. (2004). Social support and social network mobilization in African American woman who have experienced strokes. *Disability Studies Quarterly, 24*(4). Retrieved from http://dsq-sds.org/article/view/878/1053

Moyers, P.A., & Dale, L.M. (2007). *The guide to occupational therapy practice* (2nd ed.). Bethesda, MD: AOTA Press.

Parham, L.D., & Fazio, L.S. (Eds.). (1997). *Play in occupational therapy for children.* St.Louis, MO: Mosby.

Puchalski, C., Ferrell, B., Virani, R., Otis-Green, S., Baird, P., Bull, J.,... Sulmasy, D. (2009). Improving the quality of spiritual care as a dimension of palliative care: The report of the Consensus Conference. *Journal of Palliative*

Medicine, 12, 885–904. http://dx.doi.org/10.1089/jpm.2009.0142

Radomski, M.V. (1995). There is more to life than putting on your pants. *American Journal of Occupational Therapy, 49,* 487–490. http://dx.doi.org/10.5014/ajot.49.6.487

Segal, R. (2004). Family routines and rituals: A context for occupational therapy interventions. *American Journal of Occupational Therapy, 58,* 499–508. http://dx.doi.org/10.5014/ajot.58.5.499

Townsend, E., & Wilcock, A.A. (2004). Occupational justice and client-centred practice: A dialogue in progress. *Canadian Journal of Occupational Therapy, 71,* 75–87. http://dx.doi.org/10.1177/000841740407100203

World Health Organization. (1986, November 21). *The Ottawa Charter for Health Promotion (First International Conference on Health Promotion, Ottawa).* Retrieved from http://www.who.int/healthpromotion/conferences/previous/ottawa/en/print.html

World Health Organization. (2001). *International classification of functioning, disability and health.* Geneva: Author.

World Health Organization. (2006). *Constitution of the World Health Organization* (45th ed.). Retrieved from http://www.afro.who.int/index.php?option=com_docman&task=doc_download&gid=19&Itemid=2111WHO 2006

Zemke, R. (2004). Time, space, and the kaleidoscopes of occupation (Eleanor Clarke Slagle Lecture). *American Journal of Occupational Therapy, 58,* 608–620. http://dx.doi.org/10.5014/ajot.58.6.608

Sachwortverzeichnis

Herausgeberin und Übersetzerin

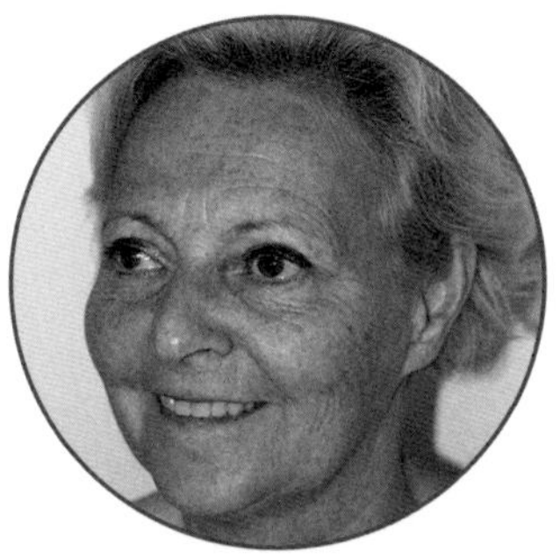

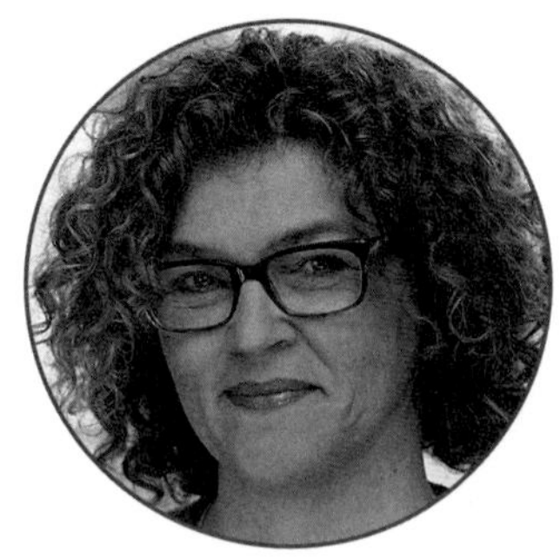

Herausgeberin

Mieke le Granse hat einen Master in Didaktik und den European Master of Science in Occupational Therapy. Nach ihrer beruflichen Tätigkeit als Ergotherapeutin in der Psychiatrie kam sie als Dozentin an die Zuyd Hochschule in Heerlen. Dort war sie von 1999 bis 2017 Koordinatorin der deutschsprachigen Bachelor Studiengänge für deutsche Ergotherapeuten. Im Laufe der Zeit hat sie viel publiziert, national und international. Sie ist Mitherausgeberin und Autorin des niederländischen Buches „Grundlagen der Ergotherapie" und Mitherausgeberin der wissenschaftlichen Zeitschrift „ergoscience", des Weiteren ist sie Reviewerin bei verschiedenen internationalen Zeitschriften der Ergotherapie. Wegen ihres herausragenden Engagements für die Ergotherapie ist sie Ehrenmitglied des deutschen wie auch des niederländischen Verbands der Ergotherapeutinnen. Für die Niederlande ist sie seit 2010 Delegierte des *World Federation of Occupational Therapists (WFOT)* und damit die internationale Stimme der Ergotherapie.

Übersetzerin

Jutta Berding, Ergotherapeutin M.Sc., verwaltet seit 2015 die Professur im dualen Studiengang Ergotherapie Physiotherapie an der Hochschule Osnabrück.
Schwerpunkte in der Lehre sind:
Theoriebildung in der Ergotherapie, Handlungstheoretische Bezüge der Ergotherapie, Reflektierte Praxis Psychiatrie sowie Klinische Urteilsbildung.
Vor ihrer Hochschultätigkeit arbeitete sie praktisch als Ergotherapeutin im psychiatrischen Arbeitsfeld sowie als Lehrkraft an der Ergotherapieschule Osnabrück (ETOS).
Kontakt: j.berding@hs-osnabrueck.de